QUIK-CARD
for Blood Gas Interpretation ©Lawrence Martin, M.D.

正常値(海面位, F_IO_2, 0.21)
- pH   7.35〜7.45
- $PaCO_2$ 35〜45mmHg
- PaO_2 70〜100mmHg(年齢依存性)
- SaO_2 93〜98%
- HCO_3^- 22〜26mEq/L
- %MetHb   < 2.0%
- %COHb   < 3.0%
- Base excess   −2.0〜2.0mEq/L
- CaO_2 16〜22mLO_2/dL

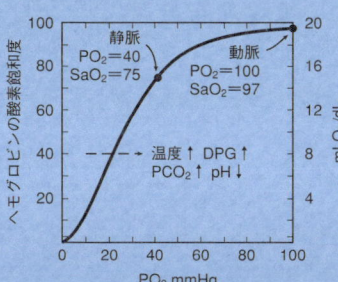

Eq.1)

$$PaCO_2 = \frac{\dot{V}CO_2 \times 0.863}{\dot{V}_A}$$

$\dot{V}CO_2 = CO_2$産生量/分;$\dot{V}_A = \dot{V}_E − \dot{V}_D = f(V_T − V_D)$
$f =$呼吸数, $V_T =$一回換気量, $V_D =$死腔換気量

↑$PaCO_2$の原因

$\dot{V}_E$の減少(↓fおよび/あるいは↓V_T) 中枢神経薬 呼吸筋虚弱 中枢性低換気	$\dot{V}_D$の増加 肺実質疾患($\dot{V}/\dot{Q}$不均等) 浅速呼吸	
$PaCO_2$	血液の状態	肺胞換気のレベル
> 45mmHg	高炭酸ガス血症	低換気状態
35〜45mmHg	正常炭酸ガス血症	正常換気状態
< 35mmHg	低炭酸ガス血症	過換気状態

注意:(1)$PaCO_2$と,呼吸数,V_T,臨床症状との間には明らかな相関関係はない。なぜなら,それらはCO_2産生とも肺胞換気とも無関係であるから。(2)↑$PaCO_2$→↓PaO_2(肺胞気式Eq.2を参照せよ)。(3)↑$PaCO_2$→↓pH(H-H式Eq.4を参照せよ)。

Eq.2) 肺胞気$PO_2(PAO_2) = F_IO_2(P_B − 47) − 1.2(PaCO_2)$
肺胞気-動脈血PO_2較差(A-a勾配)$= PAO_2 − PaO_2 = P(A-a)O_2$

注意:(1)PaO_2はPAO_2次第。したがってPAO_2の変数であるP_B, F_IO_2, $PaCO_2$を知らずにPaO_2を正しく解釈することはできない。(2)F_IO_2↑および年齢↑の場合は$P(A-a)O_2$↑でも正常のことがある。$P(A-a)O_2$の異常は肺疾患か解剖学的シャント。(3)$P(A-a)O_2$の正常値:室内気=(3+0.21×年齢)±5mmHg
F_IO_2 1.0 =正常上限は120mmHg

Eq.3) $CaO_2(O_2$含量)=ヘモグロビン結合酸素+血漿溶存酸素
(mLO_2/dL) = (Hb × 1.34 × SaO_2) + (0.003 × PaO_2)

低酸素血症の原因(low PaO_2, SaO_2, CaO_2)

	PaO_2	$P(A-a)O_2$	SaO_2 [1]	CaO_2
呼吸性				
肺の右→左シャント	減少	増加	減少	減少
換気・血流比($\dot{V}/\dot{Q}$)不均等	減少	増加	減少	減少
拡散障害 [2]	減少	増加	減少	減少
低換気(↑$PaCO_2$)	減少	正常	減少	減少
非呼吸性				
心臓の右→左シャント	減少	増加	減少	減少
P_IO_2の低下 [3]	減少	正常	減少	減少
静脈血O_2含量の低下(CvO_2) [4]	正常	正常	正常	正常
貧血 [5]	正常	正常	減少	減少
一酸化炭素中毒 [6]	正常	正常	減少	減少
メトヘモグロビン血症 [6]	正常	正常	減少	減少

注意:(1)SaO_2とPaO_2とは酸素解離曲線で関連している(上段のグラフを参照せよ;Hb = 15g/dL%の場合のCaO_2)。曲線が右方移動するのはpH↓,PCO_2↑,2,3-DPG↑,温度↑の場合。その逆では曲線は左方移動。(2)肺血流量が増加する時(例えば運動)のみ,臨床的に有意な変化が現われる。(3)大気圧の低下,あるいはF_IO_2の低下によりP_IO_2は下がる。(4)もし静脈血混合が増加しているなら,CvO_2が低下するとPaO_2, SaO_2, CaO_2が低下することがある。(5)静脈血混合が増加していない限り,Hbの減少がPaO_2やSaO_2に影響を及ぼすことはないがCaO_2を低下させる(Eq.3を参照)。(6)COHbやMetHbが増加するとSaOを低下させるがPaO_2は下げない。PaO_2からの計算値やパルスオキシメトリーのSaO_2は誤った値を示すことがある。血液サンプルをCOオキシメトリーで測定してSaO_2を求めなければならない。

QUIK-CARD
for Blood Gas Interpretation

Eq.4)　Henderson-Hasselbalch 式

| $pH = pK + \log\dfrac{[HCO_3^-]}{0.03[PaCO_2]}$ | アシデミア(酸血症)：pH＜7.35
アシドーシス：アシドーシスを惹起する1次性生理学的過程
アルカレミア(アルカリ血症)：pH＞7.45
アルカローシス：アルカレミアを惹起する1次性生理学的過程 |

4つの主要な酸・塩基平衡障害：定義，いくつかの臨床的原因，予想される代償の程度

1次性変化	代償	
$\downarrow pH \cong \dfrac{{}^*HCO_3^-}{\uparrow PaCO_2}$	$\uparrow pH \cong \dfrac{\uparrow HCO_3^-}{\uparrow PaCO_2}$	呼吸性アシドーシス——$PaCO_2$の上昇を第1段階とする1次性酸・塩基平衡障害。その結果 pH が低下する。代償作用はバイカーボネイトの腎性蓄積。

呼吸性アシドーシスの原因：中枢神経系の抑制(例；薬物中毒)，胸部の機能不全(重症筋無力症)，肺実質および／あるいは気道疾患(例；喘息，COPD，肺水腫)。
呼吸性アシドーシスに対する代償：$PaCO_2$ が 10mmHg 上昇する毎に：*急性→HCO_3^- は～1mEg/L だけ上昇(生化学的緩衝による)，pH は～0.07 だけ低下。
代償された状態(数日)→HCO_3^- は 3～4mEg/L 上昇，pH は～0.03 だけ低下。

$\uparrow pH \cong \dfrac{{}^{**}HCO_3^-}{\downarrow PaCO_2}$	$\downarrow pH \cong \dfrac{\downarrow HCO_3^-}{\downarrow PaCO_2}$	呼吸性アルカローシス——$PaCO_2$の低下を第1段階とする1次性酸・塩基平衡障害。その結果 pH が上昇する。代償作用はバイカーボネイトの腎性排泄。

呼吸性アルカローシスの原因：低酸素血症(高地を含む)，肺動脈塞栓症，不安，敗血症，肝不全，すべての急性肺疾患。
呼吸性アルカローシスに対する代償：$PaCO_2$ が 10mmHg 低下する毎に：**急性→HCO_3^- は～2mEg/L だけ低下(生化学的緩衝による)，pH は～0.08 だけ上昇。
代償された状態(数日)→HCO_3^- は～5mEg/L だけ低下，pH は～0.03 だけ上昇。

$\downarrow pH \cong \dfrac{\downarrow HCO_3^-}{PaCO_2}$	$\uparrow pH \cong \dfrac{\downarrow HCO_3^-}{\downarrow PaCO_2}$	代謝性アシドーシス——HCO_3^- の低下を第1段階とする1次性酸・塩基障害。その結果 pH が低下する。代償作用は過換気。

代謝性アシドーシスの原因：アニオンギャップが上昇する場合：乳酸アシドーシス，ケトアシドーシス，中毒(エチレングリコール，メタノール)，薬物過剰(アスピリン，イソニアジド)。
アニオンギャップが正常の場合：下痢，間質性腎炎，腎尿細管アシドーシス。
代謝性アシドーシスに対する代償：完全代償された場合(＞12時間)：
$PaCO_2$ の予測値＝(1.5×血清CO_2)＋(8±2)；
あるいは pH の下2桁＝$PaCO_2$±2　(例えば pH7.25，$PaCO_2$ 25±2)

$\uparrow pH \cong \dfrac{\uparrow HCO_3^-}{PaCO_2}$	$\uparrow pH \cong \dfrac{\uparrow HCO_3^-}{\uparrow PaCO_2}$	代謝性アルカローシス——HCO_3^- の上昇を第1段階とする1次性酸・塩基平衡障害。その結果 pH が上昇する。代償作用は低換気。

代謝性アルカローシスの原因：塩素イオン治療に反応するもの：コントラクションアルカローシス，利尿剤，副腎皮質ステロイド，胃液吸引，嘔吐。塩素イオン治療に抵抗するもの：すべての高アルドステロン状態(例；クッシング症候群，バーター症候群)，重症のカリウム欠乏。
代謝性アルカローシスに対する代償：4つの1次性酸・塩基異常の中で最も代償が生じ難い；HCO_3^- が 1mEq/L 増加する毎に $PaCO_2$ は 0.6～0.7mmHg 増加する。

混合性酸・塩基異常の診断

1. 血清電解質を測定する(Na^+,K^+,Cl^-,CO_2)。アニオンギャップ(AG)，ΔAG，ΔCO_2，バイカーボネイトギャップを計算する。
   AG＝Na^+－(Cl^-＋CO_2)；正常値 12±4mEq/L(検査室によって変動する)
   ΔAG＝AG－12
   ΔCO_2＝27－静脈CO_2
   バイカーボネイトギャップ＝ΔAG－ΔCO_2＝Na^+－Cl^-－39(正常値 0±6mEq/L)
   ＞＋6＝代謝性アルカローシスおよび／あるいは，呼吸性アシドーシスによる HCO_3^- 蓄積。
   ＜－6＝高塩素イオン血症性代謝性アシドーシスおよび／あるいは呼吸性アルカローシスによる HCO_3^- 排泄。
2. 動脈血液ガス検査を行う。単一の酸・塩基異常では血液 pH は正常にはならない。$PaCO_2$ および／あるいは HCO_3^- が異常値を示す正常な pH＝2つ以上の1次性酸・塩基異常。もし，pH が異常なら，他の数値を調べてみてそれが単一の酸・塩基異常に合致するのか，それとも混合性酸・塩基異常が疑われるのか判定する(上記の「考えられる代償」を参照せよ)。
3. 明らかな酸・塩基異常を臨床的原因(上記の原因を参照せよ)に当てはめて説明するためにすべての臨床的評価法(病歴，理学的検査，その他の検査データ)を使用する。
4. 背景にある臨床的原因を治療する。
5. pH を修正することを目的とする。特に pH＜7.30，pH＞7.52([H^+]＞50,＜30nM/L)の場合。

臨床的診断を必ず当てはめること

わかる血液ガス

● 第2版 ●

ステップ方式による検査値の読み方

L.マーチン 著/古賀俊彦 訳

Second Edition

All You Really Need to Know to Interpret Arterial Blood Gases
Lawrence Martin

秀潤社

This is a translation of
All You Really Need to Know to Interpret Arterial Blood Gases 2/E
by Lawrence Martin, MD, FACP, FCCP

© 1999 by Lippincott Williams & Wilkins
All rights reserved.

Published by arrangement with Lippincott Williams & Wilkins Inc., U.S.A. through Tuttle-Mori Agency Inc., Tokyo

本書を
ケースウエスタンリザーブ大学医学部の学生
および
クリーブランド マウント サイナイ医療センターの同僚
に捧げる
私は彼らに教えると同時に，また逆に学ぶことも多かった
そのことに対して謝意をこめて
また
我が愛娘　医学生ジョアンナへ捧げる

賠償責任に対する否認書

　この本の意図は動脈血液ガスの臨床的解釈法を解説することです。ここには多くの症例が掲載されていますが，この本に限らず，特定の症例に関してどのように行動すべきかを教えることは不可能です。同じ血液ガスデータでも，その臨床病態によって，治療戦術は異なります。この本の中の情報に基づいて生じる可能性のある個別的な反応などについては，著者は責任を負わないことを予め宣言しておきます。

序：基礎的な検査

　医療に用いられる基礎的な検査がいくつかあります。ここで基礎的な検査というのは，広い範囲の患者に用いられて，貴重な情報を迅速に提供し，必要に応じて何度も繰り返すことができるものであり，正確な値を得るのに患者の努力をあてにするものではありません。このような必要不可欠な検査をアルファベット順に挙げると次のようになります。

1. 動脈血ガス（arterial blood gases）
2. 胸部X線写真（chest X-ray）
3. 一般検血（complete blood count：CBC）
4. 心電図（electrocardiogram）
5. 細菌のグラム染色（Gram's stain for bacteria）
6. 血清電解質，BUNと血糖値（serum electrolytes, BUN and glucose）
7. 尿検査（urine analysis）

　これらの検査で与えられる情報をよく理解すればするほど，よりよく患者を治療できるのは当然です。CTスキャン，心エコー，肺血流スキャン，エンザイムノアッセイ，ドプラ検査，スパイロメトリーおよびその他の特定臓器（例えば甲状腺，肝，膵）の機能検査にはそれぞれ適応があり，時には診断の決め手になります。しかし，病歴や理学的検査に加えて，上に挙げた7つの検査が，ほとんどすべての入院患者や大多数の慢性疾患の通院患者を治療する基礎となっているのです。

　上の表の中で日常に行われるようになった最も新しい検査は動脈血ガスです。ドイツの医師 Hurter は 1912 年に最初の動脈穿刺を行いました。1919 年には診断手技として初めて動脈血ガス分析が行われました。W.C.Stadie が Hurter の橈骨動脈穿刺を用いて，肺炎患者の酸素飽和度を測定し，重症患者のチアノーゼはヘモグロビンの酸素化が十分でないために起こることを明らかにしました（Stadie 1919）。

　以後40年間，動脈血ガス分析は，医療の日常の検査というよりは，むしろ研究室での研究手法でした。動脈血ガスの測定には，特殊な装置が必要でしたし，操作も容易ではなかったのです。1950年になって初めて，PaO_2，$PaCO_2$，およびpHを迅速確実に測定することができる電極が開発されました。

　1953年に Leland Clark が白金酸素電極を発明しました。これが，現在の血液ガス電極に発展する原型となりました（Clark, et al. 1953，Clark 1956）。すぐにpH電極およびPCO_2電極の商品化に向けての開発が行われ，1960年代の半ばには扱いが面倒で自動化されていない装置を使いながらも，動脈血のpH，$PaCO_2$，PaO_2の測定ができるような大学のセンターもいくつか出てきました。1973年には商品化された自動血液ガス測定器が初めて紹介され（Radiometer社のABL1），その後すぐに他社（Severinghaus, 1986）も測定機器

を売り出しました。今日では，ほとんどすべての救急病院が休日なしの24時間体制で自動血液ガス検査を迅速に行っています。

動脈血ガス分析は，たった1本の動脈血のサンプルを電極で分析できるのですが，今では非侵襲測定という競争相手があります。酸素飽和度を測定するパルスオキシメータやPCO_2を測る呼気終末ガス分析計は特に普及しており，動脈血を採取しないで済むようになっています。新生児や幼児には，PO_2とPCO_2を測定する皮膚電極が広く用いられるようになりました。

もっと素晴らしいのは血管内に入る小さな光ファイバーセンサを使って連続的に血液ガスを測定する新しい方法です。光学測定は侵襲的ですが，これによってpH，$PaCO_2$，PaO_2の変化のモニタリングに新しい要素が加わるという期待もあります。

どんな技術であっても，重要なのは情報とその適正な臨床応用です。血液ガス検査技術はすべて，1つあるいは2つ以上の測定値から酸素化，換気，酸・塩基平衡に関する情報を提供するように設計されています。血液ガスの数値(どのようにしてそれを測定するにせよ)を解釈して上手に利用する方法を教えるのがこの本の目的です。

この本は生理学の教科書ではありません。興味はあっても基本的な血液ガスの解釈の学習に必要ではない生理学の部分は省略しました。例えばシャント式，炭酸ガス解離曲線，酸素摂取量に関するFick式などです。またこの本は臨床のあらゆる状況の要約でもありませんから，新生児の血液ガス，混合静脈血の酸素の測定，高気圧療法中の血液ガスの変化などについては省いてあります。これらや，その他の特殊なトピックスについての論議を参照できるような参考論文を付録Eに挙げてあります。

私はすべてのことに軽くふれる百科事典的な本よりは，むしろ重要な点を詳しく教えて臨床に役立つことを最優先にする本を作るように努めました。動脈血ガスを診療に応用する大多数の人たちが本当に知る必要のあることはすべてこの本に出ています。

Lawrence Martin

第2版の序

血液ガスの解釈法の世界では，1992年にこの本の第1版が出版されて以来，あまり大きな変化はありません。生理学の基本的なところはもちろん，検査のやり方もほとんど変わっていません。にもかかわらず第2版を出版することになったのにはいくつかの理由があります。

第一に，パルスオキシメトリーSpO_2や呼気終末炭酸ガスモニタリング$PetCO_2$に代表される非侵襲的血液ガスデータに関する追加情報を載せる必要があったからです。両者ともに患者管理のルーチン検査になっています。$PetCO_2$は主としてICUで用いられています。これらの検査のおかげで米国では，血液ガス検査のために動脈血サンプルを採取することがめっきり減りました。実際に，人工呼吸器をつけた患者でも，状態が安定していれば，非侵襲的血液ガス検査を優先し，動脈血サンプルをまったく採らないことが当たり前になってきています。PCO_2と酸素飽和度の章にはこの話題をカバーする情報を追加しました。

第2版では，いくつか重要な生理学的事項をより分かりやすく説明できる機会も得られました。今までは学生や医師とPaO_2やSaO_2や酸素含量間の決定的な差に関して論じる場合に，混乱を生じることが少なくなかったからです。例えば，貧血とか，カルボキシヘモグロビンとか，メトヘモグロビン等とそれらがどのような関係にあるのかを理解する場合に生じる混乱でした。このようなテーマについてはより明快に，そして強調するために書き直し，誌面も増やしました。同様に，アニオンギャップや電解質に関する項も誌面を増やしました。混合性酸塩基平衡障害を見つけるためのバイカーボネイトギャップの使用法についていくつかの例を掲載しています。また，「総合的な考察」の章をもう1つ設けました。その「第11章 総合的な考察」では臨床的評価と検査指示を取り扱いました。初版のこれまでの2つの章には解釈するための血液ガスデータは載せていましたが，「どのような場合に血液ガス検査が必要であるのか」とか，「他の検査で代用できるのかどうか」といったことは取り上げていませんでした。新しい第11章では16症例が提示されていて，ほとんどのケースで血液ガスデータが示されていません。そこではどのようなガス交換検査が必要かと問われます。例えば，動脈血液ガス検査のフルセット，COオキシメトリーのみ，パルスオキシメトリーのみ，あるいは検査は不必要といった具合に。

第1版では静脈血ガスについては言及しませんでした。多くの臨床家にとって必ずしも知っておくべきこととは考えなかったからです。しかし多くの学生や医師は，混合静脈血の解釈の必要に曝される機会は非常に少ないにもかかわらず，このトピックを学びたがるのです。彼らのために，「静脈血ガス：本書第1版への追加」という章を追加しました。

他に変わったことといえば図表を増やしたり，プレテストやポストテストを拡充したり，文献欄を増やしたり，我々の呼吸器科のホームページアドレスを載せたことでしょ

う。

　今回も，患者のケアに役立つ基礎的なガス交換生理学に力を注ぎました。鉛筆を手に持ってこの本を読めば，多くのことをこの本から学ぶことができるでしょう。問題を解くのに電卓は必ずしも必要ではありません。もしあなたが，本書の練習問題を解くだけであれば，本書で学ばざるを得ないでしょう。しかしもう一歩進んで，あなたがすべての章を読みこなし，設問に答え，練習問題を解きこなせば，人に教えるだけの十分な専門的知識が身につくはずです。

ローレンス マーチン，M.D., FACP, FCCP
Cleveland
martin@lightstream.net

インターネット

　第1版の発刊以来，多くの人々と同様に，私もインターネットの全体的な仕組みについて学んできました。そしてそれらが可能性に富んだ教育手段であるように感じています。我がマウント サイナイ病院呼吸器部門は広範囲のトピックスをカバーする教育用のホームページを開設し，血液ガス解釈法，肺生理の基礎，そして酸素療法の歴史などを説明しています。ホームページのアドレスはhttp://www.mtsinai.org/pulmonary/で，そこには私のメールアドレス（martin@lightstream.net）も公開しています。

謝 辞

　この本の執筆中に多くの学生や医師に草稿の各部分を査読していただきました。これらの人々の論評はいつも参考になり，この本の仕上げを良くし，焦点を臨床に絞るのに役立ちました。全原稿を精読された Ian Cohen 博士には深く感謝いたします。貴重な援助を頂いた画家の Debra Shirley とマウント・サイナイ病院の AV センターの皆さんにも感謝します。そしてまた，多くの企画にいつもご支援とご協力をいただいている血液ガス検査室の管理者の Brian Jeffreys 氏に感謝を捧げます。

目　次

この本を最大限に利用するために	14
前テスト	15
血液ガス解釈の速修コースについて	18
血液ガス解釈の速修コース	19
4つの式と3つの生理学的プロセス（第1章と第2章の要約）	19
$PaCO_2$と肺胞換気（第3章の要約）	20
PaO_2，P_AO_2と肺胞気式（第4章の要約）	21
SaO_2と酸素含量（第5章と第6章の要約）	23
一酸化炭素ヘモグロビン（カルボキシヘモグロビン）	24
メトヘモグロビン	25
酸・塩基平衡（第7章，第8章の要約）	25
1次性酸・塩基異常	26
4つの1次性酸・塩基平衡障害	28
混合性酸・塩基平衡障害の診断のためのルール	29
要約 — 酸・塩基平衡障害に対する臨床的かつ臨床生化学的アプローチ	31

第1章　動脈血ガスを読むとはどういうことか？　　32

1本の血液サンプル	32
2組の検査値	33
電解質の測定	36
正しく血液ガスを読むためにはどの程度生理学を知る必要があるか？	36
血液ガスデータを読むのに他にどんな情報が必要か？	37
患者の環境：F_IO_2と大気圧	37

第2章　3つの生理学的過程，4つの式　　42

3つの生理学的過程	42
4つの必要な式	42
PCO_2式	43
肺胞気式	44
酸素含量式	45
Henderson-Hasselbalch（H-H）式	47

第3章　$PaCO_2$と肺胞換気　　52

$PaCO_2$の高値と低値	52
ベッドサイドでの換気の評価	55
PCO_2の非侵襲的測定 — カプノグラフィー	58
健常者の$PetCO_2$および患者の$PetCO_2$	60
呼気終末炭酸ガス分圧$PetCO_2$の正しい使用法	62

PetCO$_2$ と PaCO$_2$ との相互関係 ･･･ 62
　　　PetCO$_2$ の解釈に影響する落とし穴を知ること ･･････････････････････････････ 63
　　PetCO$_2$ の臨床的使用法 ･･･ 63
　　PaCO$_2$ が酸素化と酸・塩基平衡に及ぼす関係 ･･････････････････････････････ 66

第4章　PaO$_2$ と肺胞気－動脈血 PO$_2$ 較差 ････････････････ 69
　　平均肺胞気酸素分圧と肺胞気式 ･･･ 69
　　肺胞気－動脈血 PO$_2$ 較差 ･･･ 74
　　肺の酸素移動は適切か？　P(A-a)O$_2$ の臨床的有用性 ･････････････････････ 77
　　PaO$_2$/F$_I$O$_2$ およびその他の低酸素血症の指標 ････････････････････････････ 82
　　P(A-a)O$_2$ の異常，あるいは，PaO$_2$/F$_I$O$_2$ の異常の意味するもの ･･･････ 83

第5章　PaO$_2$，SaO$_2$ と酸素含量 ･･････････････････････････････ 87
　　血中にはどれだけの酸素があるか？ ･･････････････････････････････････････ 87
　　PaO$_2$, SaO$_2$, CaO$_2$ の詳しい説明 ･･･ 88
　　　PaO$_2$ ･･ 88
　　　SaO$_2$ ･･･ 90
　　　CaO$_2$ ･･･ 92
　　Hypoxemia（低酸素血症）vs. Hypoxia（低酸素症）･････････････････････････ 96
　　低酸素血症（hypoxemia）の臨床的評価 ･･････････････････････････････････ 97

第6章　SaO$_2$，ヘモグロビン結合，およびパルスオキシメトリー ･･･ 100
　　酸素化ヘモグロビンと還元ヘモグロビン ･････････････････････････････････ 100
　　SaO$_2$ の測定（そして計算だけに頼らないこと）の大切さ ･････････････････ 101
　　P$_{50}$ と酸素解離曲線のシフト ･･･ 103
　　一酸化炭素ヘモグロビンと酸素解離曲線 ･････････････････････････････････ 107
　　パルスオキシメータ ･･･ 109
　　　パルスオキシメータの臨床応用 ･･･ 110
　　　パルスオキシメトリー：臨床例 ･･･ 115

第7章　pH，PaCO$_2$，電解質と酸・塩基平衡状態 ････････････ 120
　　Henderson-Hasselbalch 式と pH ･･･ 120
　　静脈血の血清 CO$_2$ の臨床的意義 ･･ 123
　　電解質とアニオンギャップ ･･･ 126
　　　混合性代謝障害に関する電解質検査の追加事項：バイカーボネイトギャップ ････ 129
　　　陽性の，あるいは陰性のバイカーボネイトギャップ（ΔAG－ΔCO$_2$）
　　　　に関しての診断の進め方 ･･･ 130
　　　バイカーボネイトギャップの計算のショートカット ･･･････････････････ 131
　　　バイカーボネイトギャップの臨床的な使い方 ･････････････････････････ 132
　　ベースエクセスと重炭酸イオン ･･ 136

第8章　1次性酸・塩基平衡障害と混合性酸・塩基平衡障害 ･･････ 141
　　H-H式の変数間の相互関係 ･･･ 141
　　4通りの酸・塩基平衡障害とその臨床的原因 ･････････････････････････････ 142

　　　　呼吸性アルカローシスと呼吸性アシドーシス ……………………… 142
　　　　代謝性アシドーシス ……………………………………………………… 145
　　　　代謝性アルカローシス …………………………………………………… 146
　　その患者には混合性酸・塩基平衡障害が存在するか？ ……………………… 146
　　要約 — 酸・塩基平衡異常の診断への臨床的および臨床生化学的アプローチ …… 151

第9章　総合的な考察：解答を選ぶ …………………………………… 156
　　Mr.A：急性呼吸困難の1症例 ……………………………………………… 156
　　Mr.B：慢性閉塞性肺疾患（COPD）の1症例 …………………………… 159
　　Mr.C：中毒の1症例 ………………………………………………………… 163
　　Mrs.D：嘔吐と脱水の1症例 ……………………………………………… 167
　　Mr.E：人工呼吸器からのウィーニングが遷延した症例 ………………… 169

第10章　総合的な考察：文章による解答形式問題 ……………………… 180

第11章　すべてを総合して考える：臨床的評価と検査の指示 ………… 195

第12章　静脈血ガス：本書第1版への追加 ……………………………… 207
　　混合静脈血の血液ガス ……………………………………………………… 207
　　酸素運搬量，酸素摂取量，Fick等式 …………………………………… 209
　　　　酸素運搬量 ……………………………………………………………… 209
　　　　酸素摂取量 ……………………………………………………………… 210
　　酸素摂取量を維持するための代償 ………………………………………… 211
　　酸素を評価するためにSvO_2を使用する ……………………………… 212
　　　　異常に低いSvO_2は酸素運搬量が不足していることを示しています …… 212
　　　　正常なSvO_2は酸素化が適切であることを示唆します ……………… 213
　　心肺停止時の静脈血ガス …………………………………………………… 215
　　要約：静脈血ガス …………………………………………………………… 216

第13章　血液ガス解釈のピットフォール ………………………………… 220

付録A：後テスト ………………………………………………………………… 225
付録B：解答 ……………………………………………………………………… 228
付録C：記号と略語 ……………………………………………………………… 231
付録D：用語解説 ………………………………………………………………… 233
付録E：参考文献 ………………………………………………………………… 240

索引 ………………………………………………………………………………… 245

この本を最大限に利用するために

1. 鉛筆を用意しましょう。

　この本は動脈血ガス検査という重要な臨床検査法に関する実用的な本です。この本の重点は血液ガス値を臨床的に解釈することに置かれています。実際の患者と実際の病状については，この観点から触れていきます。

　必ず鉛筆を手に持ってこの本を読んで下さい。電卓は要りませんが，紙についてはお任せします。計算は本に書き込んでも良いのですから。しかし鉛筆だけは用意して下さい。臨床問題やその他の問題に解答するに当たり，答えをチェックする前に鉛筆で書かないと，出された問題をよく考えないで進んでしまいます。そうなると，この本を最大限に利用したことにはなりません。

　多くの章には枠囲いした中に番号をつけた臨床問題があり，その解答は各章末にあります。この他，この教科書にはStep方式の問題もあり，その解答はすぐ次の段落にあります。

> **問題** ▶ の付いている問題：解答は章末
> **Step.** ○ の付いている問題：解答は次の段落

　鉛筆を使ってすべての問題に答え，自分の解答をチェックしましょう。この通りやれば，血液ガスの読み方の基礎をいやでも覚えてしまいます。鉛筆を紙から離すと，知識が（頭の中に）しっかり入ったかどうか，すなわち，重要なことを本当に学習したかどうかが分からなくなってしまいます。鉛筆で書くことこそ，この本が教えようとしていることを学習する唯一の確かな方法です。

　ですから，鉛筆を持ちましょう。

2. 前テストを受けて，自分の答えをチェックしましょう（付録B）。
3. 「血液ガス解釈の速修コースについて（18ページ）」を読んでから，速修コースを勉強するか，第1章から始めるか決めましょう。
4. いつも鉛筆で問題に答えるために，休止しながら自分のペースで各章を読みましょう。
5. 章の問題と解答をすべて理解していることを確かめてから，次の章に進みましょう。
6. なじみのない言葉については，記号表や用語集（付録CおよびD）で確かめましょう。
7. 全章を読み終えたら，後テスト（付録A）を受けましょう。
8. この本で誤りや分からないことやより良くするための提案があったら私宛に手紙かe-mailを下さい。

　もしパソコンを持っていて，血液ガスの読み方や呼吸不全の治療についてさらに知りたい方は，とても良いプログラムがありますので，Mr. Brian Jeffreys, 3842 Northwood Road, University Heights, Ohio 44118, U.S.A.へお問い合わせください。

Lawrence Martin, M. D.
Chief, Division of Pulmonary and Critical Care Medicine
Mt. Sinai Medical Center
One Mt. Sinai Drive Cleveland, Ohio 44106
FAX: 216-421-6952　e-mail: martin@lightstream.net

前テスト

さあ，この前テストを受けてみましょう。もし35問の中で90%以上が正解であればこの本を友達にあげてもよいでしょう。たぶんこの本は必要ないでしょうから。

● 実施方法

次の10の問題の各々について，正しい答えが1つかそれ以上あることも，0であることもあります。正しい答えに○印をつけてから付録Bと付け合わせましょう。

問題

1. $PaCO_2$ の正常範囲は 35〜45mmHg である。$PaCO_2$ が正常値から急に 28mmHg になった。このことは患者がどのようになったことを意味するか？
   a) 過換気をしている
   b) 炭酸ガス産生量に対しては，過剰な肺胞換気をしている
   c) 正常以上に速い呼吸をしているに違いない
   d) 急性呼吸性アルカローシスがあるに違いない
   e) ガス交換に関して新しい恒常状態に入った

2. $PaCO_2$（動脈血 PCO_2）に関して正しい記述は以下のどれか？
   a) $PaCO_2$ は CO_2 産生量と比例し，肺胞換気量と逆比例関係にある
   b) もし $PaCO_2$ が上昇するなら，そして吸入気圧が変化しなければ，PaO_2 は低下する
   c) $PaCO_2 > 120mmHg$ の場合でも，酸素吸入すれば，動脈血酸素飽和度を正常に維持することは可能である
   d) 肺疾患患者では，$PaCO_2$ が高いか低いかを決める有用なベッドサイドパラメータは呼吸数であり，精神状態テストである
   e) エベレスト山頂（大気圧 253mmHg）へ酸素ボンベなしで登頂し生存するためには，$PaCO_2 < 20mmHg$ を維持する必要がある

3. 動脈血 PO_2 がある程度低下すると予測されるのは次のどれか？
   a) 貧血
   b) 換気・血流比（$\dot{V}/\dot{Q}$）の低い肺胞領域が増加しているための $\dot{V}/\dot{Q}$ 比の不均衡
   c) 患者は室内気を吸入しているが，$PaCO_2$ の上昇がある
   d) 一酸化炭素中毒
   e) 高地

4. 患者の血液の酸・塩基平衡状態を正しく判断するためには，次のいずれの数値を知る必要があるか？
   a) pH と $PaCO_2$

b) pH と PaO_2
c) $PaCO_2$ と PaO_2
d) $PaCO_2$ と HCO_3^-
e) pH と SaO_2

5. 酸・塩基平衡について以下の文章のいずれが正しいか？
   a) HCO_3^- は腎性代償が生じる前に，$PaCO_2$ の上昇とともに増加する
   b) 患者は代謝性アルカローシスと代謝性アシドーシスを同時にもつことがある
   c) 高いアニオンギャップ代謝性アシドーシスと高クロル血症代謝性アシドーシスが同時に生じることもある
   d) 他に明らかな証拠がなければアニオンギャップ≧20mEq/Lならば代謝性アシドーシスを疑うヒントになる
   e) 理論的に，Henderson-Hasselbalch 式から計算した重炭酸イオン濃度と，臨床検査室でルーチンの電解質検査で測定した炭酸ガスの値は同等である

6. PaO_2 に関する次の記述のいずれが正しいか？
   a) 血液の右-左シャントがない場合，PaO_2 は肺胞気 PO_2 と肺胞と肺胞毛細管境界のみによって決定される
   b) PaO_2 は SaO_2 の唯一の決定因子である
   c) ヘモグロビンと化学的に結合した酸素分子はガス分圧を示さない
   d) 正常の心肺機能を有する登山家において，高度が増すにつれて生じる PaO_2 の低下は大気圧の低下が唯一の原因である
   e) 大気に開放された水の入ったコップ中の PO_2 は，コップを握っている（室内気を吸入している）健常者の PaO_2 よりも常に高い

7. 患者の動脈血酸素含量が分かった時，次の数値あるいは単位のどれが正しいか，あるいは有用か？
   a) ヘモグロビン 100mL は酸素 1.34mL と結合できる
   b) CaO_2 の正常値は 16 から 22mg/dL の間にある
   c) 正常では，溶存酸素量は CaO_2 の 2%以下である
   d) 正常では，安静時の混合静脈血酸素含量は，CaO_2 より 25%少ない
   e) SaO_2 が 10%低下すると，ヘモグロビン含量が 10%減少するように，同じパーセントだけ CaO_2 の低下が起きる

8. 動脈血ガスデータ(pH，$PaCO_2$，PaO_2，SaO_2)は単純だが重要な事柄に関連している。次のいずれが正しい関係か？
   a) 肺胞気 PO_2 は肺胞気式から $PaCO_2$ と関連がある：$PaCO_2$ が上昇すれば肺胞気 PaO_2

は下がる
   b) PaO_2 は pH と逆相関関係にある：pH が上昇すれば，PaO_2 は低下する
   c) HCO_3^- が変化しない間は，$PaCO_2$ が増加すれば pH は常に低下する
   d) PaO_2 は SaO_2 と直線上の比例関係にある（すなわち，直線関係）
   e) SaO_2 はヘモグロビン結合酸素含量（ヘモグロビンと結合した酸素含量）と直線上の比例関係にある（すなわち直線関係）

9. 血液ガスの正しい解釈には用語法上および生理学上に，明白な事実関係がある．次のどれがそれに相当するか？
   a) 過換気と低換気は臨床用語であって，動脈血ガスでは診断できない
   b) 肺胞気・動脈血 PO_2 較差は加齢につれて増加し，吸入酸素濃度の上昇につれて増加する
   c) 海面位で，室内気の呼吸では動脈血ガス分圧（PaO_2）は 100mmHg を超すことはない
   d) 肺胞気・動脈血 PO_2 較差が陰性の値をずっと続けると生命が持続できない
   e) もし動脈血 pH が正常なら，患者は臨床的に重症の酸・塩基平衡障害を起こすことはあり得ない

10. 非侵襲的血液ガスモニタリングについての次の記述のうち，いずれが正しいか？
    a) 一酸化炭素ヘモグロビンが増加していれば，パルスオキシメータは酸素飽和度を実際値より間違って高く示す
    b) パルスオキシメータは脈拍を検知することができなければ，酸素飽和度を測定できない
    c) 血行動態が安定した患者では，パルスオキシメータは CO オキシメータと同じ程度に正確である
    d) 呼気終末 PCO_2 は通常，同時に測定した $PaCO_2$ と等しいか，あるいは高値である
    e) 心肺蘇生時には，循環の回復を確認するために呼気終末 PCO_2 測定が用いられる

［前テスト終了］

血液ガス解釈の速修コースについて

　第1章から第8章には臨床家のほとんどすべてが血液ガスについて「真に知らねばならないこと」の基本的事項を載せています。内容の理解を助けるために，臨床問題や自己評価形式の設問が随所に配置されています。第9章から第11章は「総合的考察」を促進するように計画されたものです。

　この本の内容は読者が当面勉強したい範囲を超えていることがあるかもしれません。早分かりから始めたい人や，今のところ全章を読む暇のない人に対応するために，速修コース，つまり血液ガスの読み方についての要約を設けました。

　速修コースでは4つの主な式の詳しい説明はありません。また，問題や図版も一切ありません。内容は誰もが知らなければならないことのすべてを尽くしているわけではありませんが，全章の要約にはなっています。そして，あなたの目的に一番沿った方法で利用できるように，一番始めに載せています。

　いよいよ勉強の始まりです。頑張ってください。

血液ガス解釈の速修コース

4つの式と3つの生理学的プロセス（第1章と第2章の要約）

　動脈血ガスデータには，測定値と算出値がある。以下の情報を得るためには，一定量の動脈血サンプルを2種の機器（あるいは，2種の機能を有する1つの機器）に挿入するのである。1つは血液ガス分析装置であり，他はCOオキシメータである。ほとんどの血液ガス検査室ではHCO_3^-，ベースエクセス，動脈血酸素含量（CaO_2）は計算で求められる。

動脈血ガスの正常値*	
pH	7.35 〜 7.45
$PaCO_2$	35 〜 45mmHg
PaO_2	70 〜 100mmHg **
SaO_2	93 〜 98%
HCO_3^-	22 〜 26mEq/L
%MetHb	＜ 2%
%COHb	＜ 3.0%
ベースエクセス	− 2.0 〜 2.0mEq/L
CaO_2	16 〜 22 mLO_2/dL

*海面位，空気呼吸下
**年齢に依存する

　血液ガスデータは，3つの生理学的プロセスについて有用な情報を提供する。すなわち，肺胞換気，酸素化，酸・塩基平衡である。臨床でこれらのプロセスを理解するのに次の4つの式が役立つ。

式	生理学的プロセス
$PaCO_2$式	肺胞換気
肺胞気式	酸素化
酸素含量式	酸素化
Henderson-Hasselbalch式	酸・塩基平衡

PaCO₂ と肺胞換気（第 3 章の要約）

　肺胞換気とは，肺胞に到達しガス交換に関与する空気の量であり，L/分で表す。肺胞換気は，体内で代謝産物として産生される膨大な量の炭酸ガスを排泄する唯一のプロセスである。炭酸ガスは体組織の毛細血管に入り，肺へ運ばれ，肺胞に到達した新鮮な空気の中へ排泄される（肺胞換気）。恒常状態（steady state）では，血液に負荷される炭酸ガスの量は，肺から排泄される炭酸ガス量と等しい。健常者の安静位では約 200mLCO₂/分である。

　非恒常状態では（non-steady state），もし炭酸ガス産生が，肺胞換気を上回れば $PaCO_2$ は上昇し，もし肺胞換気が炭酸ガス産生を上回れば $PaCO_2$ は低下する。このように $PaCO_2$ は炭酸ガス産生量（$\dot{V}CO_2$）に正比例し，肺胞換気（$\dot{V}_A$）に反比例する。この非常に重要な関係は $PaCO_2$ 式に表されている。

$$PaCO_2 = \frac{\dot{V}CO_2 \times 0.863}{\dot{V}_A}$$

　0.863 という定数は $\dot{V}CO_2$（mL/分）と $\dot{V}_A$（L/分）の異なる単位を整理して，$PaCO_2$ を mmHg の単位に変換するためのものである。臨床的には $\dot{V}CO_2$ あるいは $\dot{V}_A$ を知る必要はなく，その比だけを知ればよい。それは $PaCO_2$ で得られる。$PaCO_2$ 値が高い場合，正常の場合，低い場合には以下の用語が用いられる。

$PaCO_2$	血液の状態	肺胞換気の状態
＞45mmHg	高炭酸ガス血症 （hypercapnia）	低換気 （hypoventilation）
35～45mmHg	正常炭酸ガス血症 （eucapnia）	正常換気 （normal ventilation）
＜35mmHg	低炭酸ガス血症 （hypocapnia）	過換気 （hyperventilation）

　低換気とか過換気とかいう用語は，$PaCO_2$ の特定の値を参考に決めている。それは患者の呼吸数や呼吸の深さ，あるいは呼吸努力を表現するのに用いるべきではない。

　高炭酸ガス血症は珍しくない呼吸異常である。炭酸ガス産生量に対して不十分な肺胞換気が，$PaCO_2$ の上昇に関する唯一の生理学的理由であることを，$PaCO_2$ 式は説明している。肺胞換気量（$\dot{V}_A$）は全換気量（$\dot{V}_E$）から死腔換気量（$\dot{V}_D$）を引いたものと等しいので，高炭酸ガス血症は不十分な $\dot{V}_E$，$\dot{V}_D$ の増加，あるいはその組み合わせによって生じる。

不十分な $\dot{V}_E$ の例： 鎮静剤過量
　　　　　　　　　　呼吸筋麻痺
　　　　　　　　　　中枢性低換気
$\dot{V}_D$ の増加の例： 慢性閉塞性肺疾患（COPD）
　　　　　　　　　　重症拘束性肺疾患（浅く，急速な呼吸を伴っている）

　$PaCO_2$ 式は，$PaCO_2$ がなぜ，臨床的に確実に評価できないかを示している。患者の $\dot{V}CO_2$ や $\dot{V}_A$ を知ることはできないのだから，その比率を決めることはできないはずである。$PaCO_2$ が分かればその比も分かるのだが，$PaCO_2$ と臨床所見の間には，頼りになる相関関係はない。呼吸数や，呼吸の深さや，呼吸努力をどんなに組み合わせても，一定の $PaCO_2$ 値を示すということはない。その逆のこともいえる。深刻な呼吸困難にある患者の $PaCO_2$ は，高い値も，正常な値も低い値もとり得るのである。臨床的には明らかな呼吸器疾患を持っていない患者も，$PaCO_2$ は高い値も，正常な値も，低い値もとり得るのである。

　ベッドサイドで全排気量ないし分時換気量（一回換気量×呼吸数）を測定しても，患者の $\dot{V}CO_2$ や $\dot{V}_D$ は分からない。だから $\dot{V}_A$ や $PaCO_2$ に関する情報は何も得られない。患者の換気が適正かどうかに関心がある時は，$PaCO_2$ を測らねばならない。つまり侵襲的手段としては $PaCO_2$ を採り，非侵襲的には呼気終末 PCO_2（$P_{et}CO_2$）を測るべきである。さらに言えば，PCO_2 を測定したら，それは全臨床所見と照らし合わせてこそ解釈できるのである。

　高炭酸ガス血症は呼吸器系に重大な障害があることを示すとともに，さらに，次の3つの理由で患者を危険に曝しているのである。

- $PaCO_2$ の増加は P_AO_2（肺胞気 PO_2）の減少をもたらす
- $PaCO_2$ の増加は pH の減少をもたらす
- 通常の安静時の $PaCO_2$ が高ければ高いほど，$\dot{V}_A$ の一定の低下に対して大きく上昇する（例えば，$PaCO_2$ が 40mmHg の時よりも 50mmHg の時の方が，$\dot{V}_A$ が 1L/分低下する場合の $PaCO_2$ の上昇は大きい）。

　$PaCO_2$ は酸素化や，酸・塩基状態を決定する式の一要素である。例えば，P_AO_2 に関する肺胞気式であり，pH に関する Henderson-Hasselbalch 式である。両式とも次のセクションで論じる。

PaO_2，P_AO_2 と肺胞気式（第4章の要約）

　PaO_2 は動脈血の酸素分圧であり，mmHg で表す（mmHg を torr ということもある。1mmHg = 1torr）。PaO_2 は，血中にどれだけの量の酸素があるか示すのではなく（第5章，第6章参照），測定用電極に示す溶存酸素分子の圧力を表しているに過ぎない。PaO_2 は普通は換気・血流比の不均衡の存在下で低下するのである。それは気道や肺胞を広範に

損なう多くの病態に特徴的な生理学的プロセスである（例えば喘息，無気肺，気管支炎，肺炎，肺水腫，肺塞栓症）。

PaO_2の上限はP_AO_2によって決まる。恒常状態でPaO_2の測定値はP_AO_2の計算値を超えるはずはない。$P_{(A-a)}O_2$がマイナスであり続けることは，生存がおぼつかないことである。PaO_2の下限はいくつかの要因で決まる。主として無数の肺胞・毛細管単位の$\dot{V}/\dot{Q}$不均衡の程度による。正常なPaO_2は年齢依存性である。標高0mで，室内気を呼吸中の人では，子供ならば100mmHg，80歳代なら70mmHg台の値となる。

すなわち，

$$PaO_2 = 109 - 0.43 \times (年齢)$$

年齢によるPaO_2の低下の正常勾配は，主として，肺のコンプライアンスの自然な損失によるものであり，これは換気・血流比の不均衡を助長するものである。

PaO_2は検査室での測定値であるが，P_AO_2は肺胞気式から導かれる計算値である。本質的には，P_AO_2は吸入気PO_2（P_IO_2）から肺胞気PCO_2（P_ACO_2）に1.2をかけたものを差し引いたものに等しい。P_ACO_2は$PaCO_2$と等しいので，この重要な式の簡略式として次のものが使用されている。

$$P_AO_2 = P_IO_2 - 1.2(PaCO_2)$$

ここで，$P_IO_2 = F_IO_2(P_B - 47)$

P_IO_2はF_IO_2と大気圧との関数であり，47mmHgは正常体温時での水蒸気圧なので，P_B（大気圧）から差し引かねばならない。P_AO_2はPaO_2とは異なり，年齢依存性はなく，この式の他の変数が変化しない限り，一定なのである。

肺の酸素交換は適切に行われているだろうか？　その答えはP_AO_2の算出値とPaO_2の測定値との差によって見出せるのである。この較差$P_{(A-a)}O_2$は一般に「A-a勾配」と呼ばれているが，実際は真の勾配を表してはおらず，むしろ肺内の換気・血流比の不均衡状態を表しているのである。正常$P_{(A-a)}O_2$の値は，年齢とF_IO_2の増加に伴って増える。F_IO_2が1.00の時，$P_{(A-a)}O_2$は110mmHgまで正常である。

P_AO_2を知らなければ，どんなPaO_2をも解釈できない。PaO_2 90mmHgは正常か？　PaO_2 28mmHgは異常か？　PaO_2値を臨床的に正しく解釈するには，肺胞気式中の変数を知らねばならない。標高0mで，室内気を呼吸して，$PaCO_2$が正常な人のPaO_2 90mmHgは正常値である。$PaCO_2$が25mmHgの人のPaO_2 90mmHgは異常である。肺胞気式によれば以下のようになる。健常者が$PaCO_2$ 25mmHgの時，P_AO_2は120mmHgが正常で，PaO_2は15mmHg低いはずなので，PaO_2は105mmHgとなる。海面位で100％酸素吸入の患者では，PaO_2 90mmHgでも異常値であり，重症な肺障害を示していることになる。この条件下では正常な肺のP_AO_2は600mmHg以上，PaO_2は少なくとも500mmHgはあるべきである。

酸素移動の立場からは，エベレスト山頂(8,912m)で山の空気だけを吸っている登山家では，PaO_2 28mmHgは正常である。この高度の大気圧を測定したところ，わずか253mmHgしかないことが分かった。最高の過換気（PCO_2が7.5mmHgに達するまで）によって生ずるP_AO_2とPaO_2は，それぞれわずか35mmHgと28mmHgと評価された。8％

に過ぎない濃度の酸素を吸入している人では，PaO_2 28mmHgもまた正常値である．どちらの人も低酸素血症であるが，これは肺疾患によるものではなく，酸素交換の障害があるわけではない．

　要約すると，PaO_2 を解釈する場合には P_AO_2 を求める必要がある．そのためには肺胞気式の変数である $PaCO_2$, F_IO_2, 大気圧を知る必要がある．$P_{(A-a)}O_2$ が増加していて PaO_2 が低下しているのは，換気・血流比の不均衡であり，肺そのものの病気によるものである．PaO_2 が低い患者の大半は換気・血流比の不均衡があり，$P_{(A-a)}O_2$ は増加している．次の表はこれらの関係を挙げ，PaO_2 低値の生理学的原因と $P_{(A-a)}O_2$ 増加の原因を示している．

PaO_2 低値の原因	$P_{(A-a)}O_2$
非呼吸性	
心臓の右－左シャント	増加
P_IO_2 の低下	正常
混合静脈血の酸素含量低下	増加
呼吸性	
肺の右－左シャント	増加
換気・血流比不均衡	増加
拡散障害	増加
低換気（$PaCO_2$ の増加）	正常

SaO_2 と酸素含量（第5章と第6章の要約）

　体組織は代謝のために必要量の酸素分子を要求する．PaO_2 も SaO_2 も，血中にどれだけ酸素が存在するかは表していない．どれだけの量というのは酸素含量 CaO_2(mLO_2/dL) が示す．CaO_2 は以下のように計算する．

　　CaO_2 ＝ヘモグロビン結合酸素＋血漿中溶存酸素

　　$CaO_2 = (Hb \times 1.34 \times SaO_2) + (0.003 \times PaO_2)$

　ヘモグロビンと結合している酸素は，ヘモグロビン含量(Hb, g/dL)，ヘモグロビンの酸素結合能力(1.34mLO_2/gHb)，動脈血中のヘモグロビンの酸素飽和度(SaO_2)によって決まる．血漿に溶存した酸素の量は，溶解係数(0.003mLO_2/dL/mmHg)と PaO_2(mmHg) で決まる．

　PaO_2, SaO_2, CaO_2 は酸素化の異なる側面を表している．PaO_2 は P_AO_2 と肺胞－毛細血管境界によって決まる．そして，血中の溶存酸素の割合を示しているが，ヘモグロビン含量やヘモグロビンの性状とは無関係である．SaO_2 は PaO_2 の関数であり，酸素解離曲線の位置でも変わる．その曲線の位置は，温度，pH，$PaCO_2$，2,3-DPG によって変化する．CaO_2 は SaO_2 やヘモグロビン含量の影響はやや少ないが，PaO_2 によって決まる．

低酸素血症（hypoxemia）は血液の「低酸素」と広い意味で定義することができる。もっとはっきりと定義すると，PaO_2，SaO_2 あるいは CaO_2 の低値となる。低酸素症（hypoxia）は低酸素血症より，もっと一般的用語である。概して，身体への酸素供給の低下を意味しており，低酸素血症の原因のすべてを含んでいる。

低酸素血症の原因：一般的な分類

1. 低酸素血症
    a. PaO_2 の低下：ほとんどの場合，肺疾患によって起きる（生理学的機序：$\dot{V}/\dot{Q}$ 比不均衡）
    b. SaO_2 の低下：ほとんどの場合，PaO_2 の低下によって起きる。その他に起きるものとしては一酸化炭素中毒，メトヘモグロビン血症，酸素解離曲線の右方偏位
    c. ヘモグロビン含量の低下 – 貧血
2. 体組織への酸素供給の低下
    a. 心拍出量の低下：ショック，うっ血性心不全
    b. 体組織における左 – 右シャント（敗血症性ショックにみられる）
3. 体組織の酸素摂取の低下
    a. ミトコンドリア中毒（例えばシアン中毒）
    b. ヘモグロビンの酸素解離曲線の左方シフト
        （例えば急性アルカローシス，一酸化炭素過剰，異常ヘモグロビン）

●一酸化炭素ヘモグロビン（カルボキシヘモグロビン）

血液ガス検査室ではどこでも，PaO_2 は測定するが，SaO_2 は必ずしも測定しない。ある検査室は，PaO_2 と標準酸素解離曲線（患者のpH測定値と温度について調整した）に基づいて SaO_2 を計算で求める。SaO_2 の算出値は2つの重要な低酸素血症の原因を見落とす危険性がある。1つは一酸化炭素中毒で，もう1つはメトヘモグロビン血症であり，それらは PaO_2 には関係なく SaO_2 低下の原因になりうる。

一酸化炭素は無色，無臭のガスで，炭化水素の不完全燃焼によって生じる。それが低酸素血症を起こすには2通りの道筋がある。まず第一に一酸化炭素はヘモグロビンから酸素を追い出し，一酸化炭素ヘモグロビン（COHb）を形成し，SaO_2 と酸素含量を下げる。第二に一酸化炭素は酸素解離曲線を左方にシフトする。左方シフトの結果として，ヘモグロビンに取り込まれた酸素は正常な場合より，より強固に結合し，一定の PaO_2 でみると酸素を体組織へ与え難くなる。

COHbの正常値は都市居住者では3％未満である。紙巻タバコや葉巻を吸う人では，％COHbは5％〜10％の間にある。高濃度で症状が出現し，％COHbが50％を超えると昏睡や死をもたらす。PaO_2 から予測されるよりも SaO_2 の測定値が有意に低ければ，いつもCOHb過剰を疑うべきである（例えば，PaO_2 80mmHgで SaO_2 が75％と測定される場合）。

その診断は％COHbの直接測定である。最新のCOオキシメータはSaO$_2$と％COHbの両者を測定できる。

また，COHbは静脈血サンプルでも測定できるので，一酸化炭素中毒の診断確定のためには必ずしも動脈血サンプルは必要ないことを覚えておくこと。

パルスオキシメータはオキシヘモグロビンと一酸化炭素ヘモグロビンを区別することはできない。それで一酸化炭素中毒を発見するために用いることはできない。30％COHbと真のSaO$_2$（COオキシメータで測定すれば）が65％の患者はパルスオキシメータの読みが95％となる。

●メトヘモグロビン

正常ヘモグロビンはFe^{2+}（ferrous）の状態にある鉄原子を含んでいる。肺毛細血管で酸素とヘモグロビンが結びつくのはこの状態なのである。メトヘモグロビンは酸化された状態にあるFe^{3+}（ferric）の鉄原子を含んでおり，それはヘモグロビンが酸素と結合するのを不可能にしている。この「酸化された」ヘモグロビンの状態は普通，薬物の反応で引き起こされ（硝酸塩，局麻剤など），時間の経過で回復する（重症な症例は還元剤メチレンブルーで治療されている）。COHbのように，過剰なメトヘモグロビンはPaO$_2$を低下させないがSaO$_2$だけを低下させる。メトヘモグロビンはCOオキシメータによってのみ測定できるので，正常なPaO$_2$をもつ患者が強いチアノーゼを示す時は疑うべきである。炭酸ガスとは異なり，過剰のメトヘモグロビンはSaO$_2$の読みを少し下げる。しかし直線的ではない（この話題について，より詳しいことを知りたい場合は第6章を参照せよ）。

■酸・塩基平衡（第7章，第8章の要約）

水素イオン濃度は炭酸や重炭酸イオンの濃度と関係がある。Henderson-Hasselbalch式は水素イオン濃度を以下のごとくpHという用語を用いて定義している（訳注：[ ]は濃度を表す）。

$$pH = pK + \log \frac{[HCO_3^-]}{0.03 \times PaCO_2}$$

pHは，酸度に関していえば混乱をもたらす概念である。というのはpHの数値のわずかな変化が，水素イオン濃度［H$^+$］の変化と反対の方向で表され，そして大きな変化を表すのである。pHが1.00変化すると［H$^+$］が10倍変化するのである。

臨床的な酸・塩基異常や生理学的な酸・塩基異常が，血液に予測通りの変化を起こすとは限らない。ある血液ガスの組み合わせ（例えば，低pH，低PaCO$_2$，低HCO$_3^-$）はいくつもの理由が考えられるし，多くの異なる臨床病態を表す可能性がある。簡単に言えば，"emia"で終る用語は血液の変化のみに応用される。"osis"で終る用語は生理学的プロセスに応用される。それは血液に特定の変化をきたすかもしれないし，きたさないかもし

れない。次の用語法は，酸・塩基異常を述べたり論じたりする場合に，今や広く用いられているものである。

pH	$[H^+]$ nM/L
7.00	100
7.10	80
7.30	50
7.40	40
7.52	30
7.70	20
8.00	10

酸血症（アシデミア，acidemia）：血液のpH＜7.35
アシドーシス（acidosis）：単独の機序で生じ，酸血症に至る一次的な生理学的プロセス。
例：体組織低灌流に由来する，乳酸アシドーシスによる代謝性アシドーシス。急性低換気による呼吸性アシドーシス。もしその患者が同時にアルカローシスを持っていたら，その結果として血液のpHは，低くも，高くも，あるいは正常でもあり得る。

アルカリ血症（アルカレミア，alkalemia）：血液のpH＞7.45
アルカローシス（alkalosis）：単独の機序で起こり，アルカリ血症に至る一次的な生理学的プロセス。
例：利尿剤の使いすぎによる代謝性アルカローシス。急性過換気による呼吸性アルカローシス。もしその患者が同時にアシドーシスを持っていたら，その結果として血液のpHは高くも，低くも，あるいは正常でもあり得る。

1次性酸・塩基異常：HCO_3^-あるいは$PaCO_2$が初めに変化することによって生じる4つの酸・塩基障害の1つ。もしHCO_3^-が最初に変化すれば，その異常は代謝性アシドーシス（HCO_3^-の減少と酸血症）か，代謝性アルカローシス（HCO_3^-の上昇とアルカリ血症）である。もし$PaCO_2$が最初に変化すれば，その異常は呼吸性アルカローシス（$PaCO_2$の低下とアルカリ血症）か，呼吸性アシドーシス（$PaCO_2$の上昇と酸血症）である。

代償：1次性障害の結果として生じる，HCO_3^-の変化あるいは$PaCO_2$の変化。代償性の変化は，4つの1次性酸・塩基障害に使われる用語では分類できない。例えば，代謝性アシドーシスの代償として，ただ単に過換気している（$PaCO_2$を下げる）患者に，呼吸性アルカローシスがあるとは言わない。呼吸性アルカローシスが1次性異常ならば，それだけでアルカリ血症になるだろう。しかし，単独の複雑化していない代謝性アシドーシスは，決してアルカリ血症にはならない。

●1次性酸・塩基異常

4つの1次性酸・塩基異常を以下のごとく定義する。また，下の表にはそれぞれについ

て臨床的要因を列挙している。

呼吸性アルカローシス：最初の変化が$PaCO_2$の低下であり，その結果としてpHが上昇する。代償は腎臓からHCO_3^-を排泄して2次的にHCO_3^-を減少することである。HCO_3^-の減少は代謝性アシドーシスではない。なぜなら，1次性のプロセスではないからである。

呼吸性アシドーシス：最初の変化が$PaCO_2$の上昇であり，その結果としてpHが低下する。代償は腎臓からのHCO_3^-の排泄を抑制し，2次的にHCO_3^-を貯溜しようとする働きである。このHCO_3^-の上昇は代謝性アルカローシスではない。なぜなら1次性のプロセスではないからである。

代謝性アシドーシス：最初の変化がHCO_3^-の低下であり，その結果としてpHが減少する。代償は2次的な過換気である。この$PaCO_2$の低下は呼吸性アルカローシスではない。なぜなら1次性のプロセスではないからである。代謝性アシドーシスはアニオンギャップが上昇したものと，正常なものに分けるのが便利である。アニオンギャップ

4つの1次性酸・塩基異常の臨床的原因

代謝性アシドーシス：
 アニオンギャップの上昇を伴うもの
 ・ 乳酸アシドーシス
 ・ ケトアシドーシス
 アニオンギャップが正常なもの
 ・ 下痢
 ・ 幾種類かの腎不全

代謝性アルカローシス：
 ・ 利尿剤
 ・ コルチコイド
 ・ 経鼻胃管吸引ないし胃内容物の嘔吐

呼吸性アシドーシス（＝呼吸不全）：
 ・ 中枢神経系の抑制（例えば薬物過剰）
 ・ 胸郭の機能不全（例えば重症筋無力症）
 ・ 肺および上気道の疾患（例えば慢性閉塞性肺疾患，重症気管支喘息，重症肺水腫）

呼吸性アルカローシス：
 ・ 低酸素血症（高地も含む）
 ・ 不安
 ・ 敗血症
 ・ その他の急性肺疾患，例えば，肺炎，軽度の喘息発作，軽度の肺水腫

(AG)は次のように計算する。

$$AG = Na^+ - (Cl^- + CO_2)$$

このように計算したAGの算出値の正常値は12±4mEq/Lである（この式のCO₂は「total CO₂」のことで，これは生化学検査室で血清電解質の一部分として測定されたものであり，ほとんどがHCO_3^-から成り立っている。もしAGがK^+を用いて計算するなら，AGの正常値は16±4mEq/Lとなる）。（AGの正常値は臨床生化学検査室ごとに異なることがあるので，AGに基づいて臨床的決定を下す際にはその施設特有の値を用いるように心がけるべきである。）AGが高いAGアシドーシスは，例えば，乳酸アシドーシス（乳酸イオン）のように，非測定陰イオンを持つ血液に酸が過剰に入る場合である。正常なAGの代謝性アシドーシスは，Cl^-のような測定イオンを持つ血液に酸が過剰に入る場合や，HCO_3^-が腎臓や消化管から失われる場合である。

代謝性アルカローシス：最初の変化がHCO_3^-の上昇による酸・塩基異常であり，その結果としてpHの上昇をきたす。代謝性アルカローシスは過剰のHCO_3^-が血液に入るか，HClが喪失することによって起きる。前者はアルカリの投与，あるいは腎臓におけるHCO_3^-の再吸収過剰（利尿剤治療でよく見られる）で起こり得る。消化管からのHCl喪失は，経鼻胃管からの吸引や嘔吐で生じる。代償は2次的な低換気である。この$PaCO_2$の上昇は呼吸性アシドーシスではない。なぜなら1次性のプロセスではないからである。代謝性アルカローシスの代償は，他の3つの酸・塩基異常の代償よりも分かりにくい（より詳しいことは第8章を参照）。

4つの1次性酸・塩基平衡障害

代謝性アシドーシス
    アニオンギャップの上昇：乳酸アシドーシス，ケトアシドーシス，薬物中毒（アスピリン，エチレングリコール，メタノール）
    アニオンギャップは正常：下痢，数種の腎疾患（腎尿細管性アシドーシス，間質性腎炎）

代謝性アルカローシス
    塩素イオンに反応性，すなわち，NaClやKClによる治療に反応する：
        コントラクションアルカローシス，利尿剤，副腎皮質ホルモン，胃液吸引，嘔吐
    塩素イオンに反応しない：すべての高アルドステロン状態（クッシング症候群，バーター症候群，高度のK^+欠乏）

呼吸性アシドーシス（＝呼吸不全）
    中枢神経系の抑制（薬物中毒）
    胸郭の機能不全（ギラン・バレー症候群，重症筋無力症）
    肺および／あるいは上気道の疾患（慢性閉塞性肺疾患，重度の喘息発作，高度の肺気腫）

呼吸性アルカローシス
　低酸素血症（高地も含む）
　不安
　敗血症
　すべての急性肺疾患（肺炎，軽度の喘息発作，肺水腫の初期，肺塞栓症）

混合性酸・塩基平衡障害の診断のためのルール

　同一患者に，同時に，複数の酸塩基平衡障害が存在することはまれではない。混合性酸・塩基平衡障害の診断に関して次に示す観察事項は有用である。

ルール1　酸・塩基平衡異常の診断に際しては，期日をあけないで調べた血清電解質値，例えばNa^+，Cl^-，CO_2を無視して動脈血液ガスだけで解釈しようとしてはいけない。

- 血清CO_2の値が正常値を外れていたら，必ずあるタイプの酸塩基平衡障害を表している（検査室のミス，あるいは転記ミス）。

　　　高いCO_2：代謝性アルカローシス，および／あるいは呼吸性アシドーシスの代償としてのバイカーボネイトの蓄積

　　　低いCO_2：代謝性アシドーシス，および／あるいは呼吸性アルカローシスの代償としてのバイカーボネイトの排泄

　2つ以上の酸・塩基異常が存在する場合は，血清CO_2の値は正常を示すことがあることを覚えておくこと。

- 「代謝性アシドーシス」について議論する時はアニオンギャップ（AG）を計算しなさい。もし，AG≧20mEq/Lなら，その患者はアニオンギャップ代謝性アシドーシスの可能性が高い（原因については上記を参考に）。

- もし，AGが上昇していたらバイカーボネイトギャップ（BG）を計算しなさい。

　　　$BG = \Delta AG - \Delta CO_2 = [AG - 12] - [27 - CO_2]$

　　　これは次のように簡略化できる。

　　　$BG = Na^+ - Cl^- - 39$

- BGに関して合意された正常値はない。しかし，値が±6mEq/Lだけ外れる時は，AGの上昇を考慮しても血清CO_2の値はラインを外れていることが強く疑われ，もう1つ他の酸・塩基異常が存在する可能性が高い。

　　　BG＞＋6mEq/L：代謝性アルカローシス，および／あるいは呼吸性アシドーシスの代償としてのバイカーボネイトの蓄積（高い血清CO_2の場合と同じ）。

　　　BG＜－6mEq/L：高塩素イオン血症性代謝性アシドーシス，および／あるいは呼吸性アルカローシスの代償としてのバイカーボネイトの排泄。

ルール2　単純性酸・塩基障害では血液中のpHは正常値をとることはない。軽度の単純

性酸・塩基障害ではpHは正常範囲(7.35～7.45)に入ることはあるが，HCO_3^-やPaCO$_2$が明らかな異常値を示す時の正常なpHは，2つ以上の酸・塩基平衡異常が存在することを強く疑う。例：敗血症の患者に見られる次のような所見である。pH = 7.40，PaCO$_2$ = 20 mmHg，HCO_3^- = 12mEq/L。この正常なpHは2つの共存する，不安定な酸・塩基障害，すなわち急性呼吸性アルカローシスと代謝性アシドーシスである。

ルール3 ある一定のPaCO$_2$の変化に対してpHおよびHCO_3^-を予測することのできる簡単なルールがある。もしも，pHやHCO_3^-がPaCO$_2$の変化に対して予測できるよりも高い，あるいは低い値をとる時は，その患者には多分，代謝性酸・塩基平衡障害も共存しているだろう。下記のルールが示しているのは，1次性の低換気(呼吸性アシドーシス)や1次性の過換気(呼吸性アルカローシス)において，PaCO$_2$が10 mmHg変化するごとのpHやHCO_3^-の変化の大きさである。

条件	急性	慢性
呼吸性アシドーシス	pHは0.07だけ低下	pHは0.03だけ低下
	HCO_3^-は1だけ上昇	HCO_3^-は3～4だけ上昇
呼吸性アルカローシス	pHは0.08だけ上昇	pHは0.03だけ上昇
	HCO_3^-は2だけ低下	HCO_3^-は5だけ低下

　これらのルールは，呼吸性アシドーシスと呼吸性アルカローシスが共存する混合性酸・塩基平衡障害の診断に極めて有用である。急性CO$_2$蓄積(例えば急性低換気)は水化反応(hydration reaction)を右方へ促す(第7章参照)。その結果として，HCO_3^-は若干増加する。急性CO$_2$排泄(例えば急性過換気)は水化反応を左方へ促す。その結果として，HCO_3^-は若干減少する。これらのHCO_3^-の変化は瞬時に生じるものであり，腎臓とか腎性代償とは無縁である。このようにして，

・高炭酸ガス血症があるのにHCO_3^-が正常ないし軽度減少を示す場合は代謝性アシドーシスの共存を示している。例えば，pH = 7.27，PaCO$_2$ = 50 mmHg，HCO_3^- = 22mEq/L。

・低炭酸ガス血症があるのにHCO_3^-が正常ないし軽度増加を示す場合は代謝性アルカローシスの共存を示している。

例えば，pH = 7.56，PaCO$_2$ = 30 mmHg，HCO_3^- = 26mEq/L。

ルール4 最大に代償された代謝性アシドーシスでは，PaCO$_2$の数値は動脈血のpHの数値の下2桁と等しくなる(あるいは，近似する)はずである。このような観察は代謝性アシドーシスに呼吸性代償性変化が生じたと想定した次式を反映している。

想定されるPaCO$_2$ = (1.5 × CO$_2$) + (8 ± 2)

　これと比べると，代謝性アルカローシスの代償性変化は非常にバラツキがあって，症例によっては，PaCO$_2$は増加しないか，したとしてもわずかなものである。

要約 — 酸・塩基平衡障害に対する臨床的かつ臨床生化学的アプローチ

- 動脈血ガス，および／あるいは血清電解質の測定値から酸・塩基平衡障害の存在を決定しなさい。血清 CO_2 をチェックしなさい。もしも，異常値ならば，酸・塩基平衡障害がある。もしも，アニオンギャップが有意に増加しているならば，代謝性アシドーシスが存在する。もしも，バイカーボネイトギャップがゼロから大きく外れているならば，アニオンギャップアシドーシス以外に他の酸・塩基平衡障害が存在している。

- pH，$PaCO_2$，および HCO_3^- をチェックして，明らかな1次性酸・塩基平衡障害の有無や，混合性酸・塩基平衡障害を示唆する値のズレの有無を見なさい（ルール2〜4）。

- 各症例ごとの酸・塩基平衡異常を説明するには，万全の臨床的評価（病歴，理学的検査，過去の動脈血ガスや血清電解質を含めた他の臨床生化学検査）が欠かせない（前述のチャートを参照）。共存する臨床病態は酸・塩基平衡障害に対抗して反対の動きをすることがある。つまり，明らかなアシドーシスがあればpHは高くなることがあるし，明らかなアルカローシスがあればpHは低くなることがある。

- 潜在している臨床病態を治療しなさい。普通，ほとんどの酸・塩基平衡障害はこれで十分修正できる。もしも，アルカレミアやアシデミアが生命を危機に陥れる心配があるなら，pHを7.30〜7.52の範囲に入るように修正しなさい（$[H^+]$= 50〜30nM/L）。

- いつも臨床的判定を適用しなければならない。

第 1 章　動脈血ガスを読むとはどういうことか？
1本の血液サンプルを，2つの検査機器で

1本の血液サンプル

　この本は，1本の動脈血液サンプルから得られた検査データをどう読み，どう使うかについて述べてあります。普通，橈骨動脈，上腕動脈，大腿動脈からヘパリナイズされた注射器で採取した血液は，氷冷して検査室に運ばれ，直ちに測定されます。採血から結果報告まで10〜20分間かかるのが普通です。

Step. 1　厳密に言えば，「血液ガス」とは，通常の状態ではガス状態の元素や化合物であり，血液にある程度溶存するものを指している。この定義を頭に入れて，次の用語のいずれが「血液ガス」であるか答えよ（次に進む前に答えに○印をつけて確かめなさい）。

a) 炭酸ガス　　　g) pH
b) 一酸化炭素　　h) 重炭酸イオン
c) ヘリウム　　　i) ベースエクセス
d) クリプトン　　j) ブドウ糖
e) 窒素　　　　　k) ヘモグロビン
f) 酸素

　炭酸ガス，一酸化炭素，ヘリウム，クリプトン，窒素および酸素は普通の状態ではガスであり，血液に溶存しますから，これらはすべて「血液ガス」です。pHはガスではありませんが，ルーチンに動脈血ガスと一緒に測定され，今や「血液ガス検査」の一部分として定着しています。同様に，重炭酸イオンも血液ガスではなく炭酸の陰イオンですが，すべての血液ガス検査の一部としてルーチンに算出されています。ベースエクセスとは血液中の全緩衝塩基を正常化するにはどれだけの酸，または塩基が必要かを表す1つの計算値です（第7章参照）。

　ブドウ糖も血中に溶けますが，室温の条件下ではガスではなく，顆粒状の物質です。赤血球中の酸素運搬体であるヘモグロビン分子もまたガスではありません。

　窒素，クリプトン，ヘリウムは不活性ガスであり，血中に溶存しています（後の2つはごく微量）。不活性ガスは臨床的に問題にならないので，動脈血ガス検査の一部として測定されることはありません（潜水時には窒素も潜函病などの障害を起こすことがありますが，このような障害は，医学の1つの専門領域になっており，いずれにせよ動脈血ガス

測定では診断できません)。

したがって，10%という一酸化炭素ヘモグロビンの値はヘモグロビンの酸素結合可能部位の10%がCOで占拠されているということを意味しているのです。一酸化炭素はガスの一種であり，ヘモグロビンと結合した状態で測定され，パーセントカルボキシヘモグロビン(%COHb)で表されます。一酸化炭素はその溶存状態で(CO分圧として)測定することもできますが，この成分は微量で，測定しても%COHbの間接的な指標にしかなりませんので，検査室では，%COHbの方をいつでも測れるようにしてあるのです。

要約すると，すべての「血液ガス」が日常的に測定されているわけでもなく，すべての「血液ガス」測定が真の血液ガスについて行われているわけでもありません。炭酸ガスと酸素はいつも分圧(それぞれ$PaCO_2$，PaO_2)として測定されていますが，もう1つの血液ガスである一酸化炭素は%COHbとして測定されています。窒素，ヘリウムおよびクリプトン(他の不活性ガスも同様)を測定することはまったくありません。

2組の検査値

すべての動脈血検査室にはpH，$PaCO_2$，およびPaO_2を直接測定し，バイカーボネイトの値を算出する機器が備えてあります。さらに，全部とはいかないまでも，COオキシメータと呼ばれる機器も備えています(図1-1)。

COオキシメータは微量の動脈血サンプルを用いてヘモグロビン含量(g/dL)とヘモグロビンの結合に関する諸数値を測定することができます。すなわち，SaO_2，%COHb，およびパーセントメトヘモグロビン(%MetHb)です。この情報を基にして，動脈血酸素

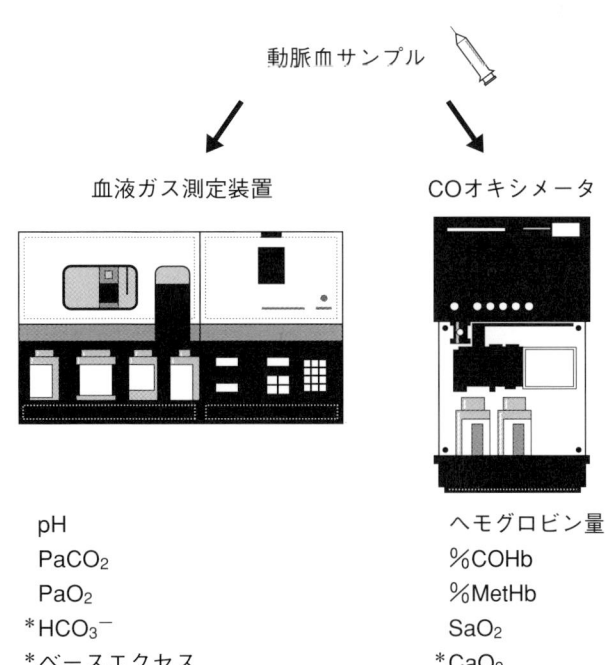

■図1-1　2つの検査機器：測定項目と計算値によって得られる項目(*のついているもの)

含量を算出できます。

　1種類の機器を揃えている検査室もあれば，あるいは別の検査室では2種類の機器を揃えているというのが現状です。しかし，新しい技術的進歩は2種類の機器の機能を1つの機器に組み込むことに成功しました。その結果，1回のサンプル注入で2組の測定（狭義の動脈血ガスと，COオキシメトリー）が可能になりました（図1-2）。

　なぜ私は2種類の検査機器と2組の検査値を強調するのでしょうか？　その答えは，動脈血ガスを日常的に解釈している多くの人が，次の事実を知らないからです。すなわち，

・COオキシメトリーはその機器では測定不可能な特殊な検査である。
・測定可能だとしても，医師がその検査の指示を出していないので測定することはできない特殊な検査である。

ということです。COオキシメトリーが設置してないとか，設置していても医師の指示がないならば，一酸化炭素中毒やメトヘモグロビン血症など生命を危機に陥れる病態を見逃すかもしれません。このような病態では肺疾患がない限り，患者のPaO_2は正常です。さらに，PaO_2の計算で求められたSaO_2は偽りの高い値を示すでしょう。そして，重大な誤診を生むことになるのです（第6章参照）。

　あなたの所属する施設の血液ガス検査室にどのような機器が設置されているにせよ，完全な「血液ガス分析」という用語には2組の検査値が含まれます。すなわち，血液ガスと，ヘモグロビン含量やヘモグロビン結合に関係のある測定値です。

　血液ガス検査室に設置されている機器の配置状況は，次のように3つのタイプに分けることができます。

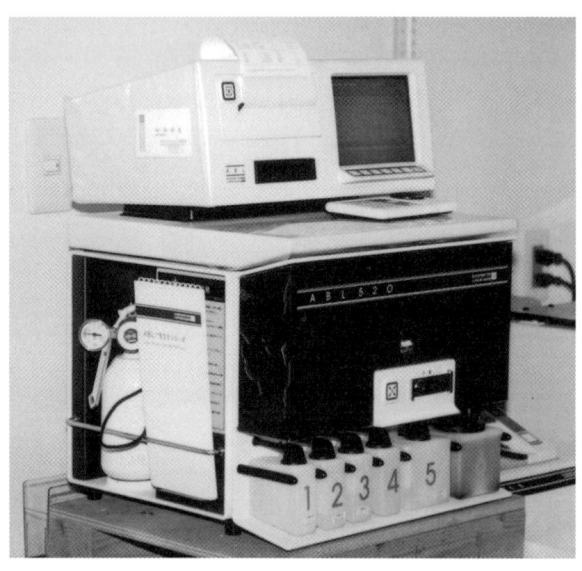

■図1-2　血液ガス分析装置とCOオキシメータを組み込んだ分析装置（ラジオメーター社）
わずかな血液量から表1-1に示したすべての情報が得られる。

- 血液ガス測定器のみ。これらの検査室ではCOオキシメトリー（ヘモグロビン関連）の測定ができません。
- 血液ガス測定器と別個のCOオキシメータ（図1-1）。完全な血液ガス分析を行うには動脈血サンプルを2つの機器に分別して注入する必要があります。
- 血液ガス測定とCOオキシメトリーが同一サンプルで測定できるように統合された1つの機器（図1-2）。

Step. 2

下線上に，あなたの施設の血液ガス検査室にはどのような測定機器が配置されているか述べなさい。動脈血サンプルについてCOオキシメトリーの測定をする際にあなたがしなければならないことを述べなさい（日常的に検査されているのでしょうか？あるいは，別の伝票が必要でしょうか？）。

_____
_____

さて，一緒に答えを考えてみましょう。

Step. 3

1個の血液サンプルからのSaO_2，%COHb，%MetHbの測定値の加算で得られた最大値は？
 a) 100%
 b) 200%
 c) ヘモグロビンの含量によって変化する

%COHbはヘモグロビンの分子のある部位が一酸化炭素と化学的に結合したものの割合であるのと同じように，SaO_2はヘモグロビンの分子のある部位が酸素と化学的に結合（飽和）した割合で，%O_2Hbあるいは%オキシヘモグロビンのことです（SaO_2のほうがよく使われる用語です）。ヘモグロビンの結合部位は，同時には1つ以上のガス分子を取り入れることはできませんから，%COHbとSaO_2とは足し算に意味があります。

メトヘモグロビンとは，その鉄原子が通常の鉄イオン（Fe^{2+}）の状態とは異なる，酸化された状態（Fe^{3+}）となっているヘモグロビンのことです。Fe^{3+}を持つヘモグロビンは酸素とも一酸化炭素とも結合できません。このように，SaO_2，%COHb，%メトヘモグロビンは，それぞれヘモグロビン総量の別々の部分を表していますから，全部足しても100%を超すことはあり得ません。

要約すると，血液ガス測定装置は酸素と炭酸ガスの分圧（PO_2とPCO_2）とpHを測定し，このデータに基づいていくつかの計算をするのに使われています。COオキシメータ（単体の機器あるいは組み込まれた測定機器）はヘモグロビンの色々な状態とその量，すなわち酸素含量を計算するために必要な数値を測定するのに用いられています（第2章参照）。

■表1-1 動脈血の正常値*

pH	7.35〜7.45
$PaCO_2$	35〜45 mmHg
PaO_2	＞70 mmHg**
HCO_3^-	22〜26 mEq/L
SaO_2	93〜98%**
%MetHb	＜2%
%COHb	＜3%
ベースエクセス	−2.0〜2.0 mEq/L
CaO_2	16〜22 mLO_2/dL

＊海面位で空気を吸入した値
＊＊年齢によって異なる

すべての血液ガス検査室はPO_2, PCO_2, pHを測定するようにできており,多くの検査室では動脈血サンプルをCOオキシメータに通して,さらに別な値を測定しています(図1-1,図1-2)。血液ガス測定値や計算値の正常値は表1-1に示してあります。

電解質の測定

過去10年間に,多くの血液ガス検査室は動脈血ガス分析の他に動脈血の電解質測定(ナトリウムイオン,カリウムイオン,塩素イオン,重炭酸イオン,そして時にはカルシウムやマグネシウムイオン)も引き受けてきました。血液ガス分析装置に特定の電極を組み込むことによって,このようなことが可能になりました。図1-2に示すモデルは血液ガス分析とCOオキシメトリーと同一動脈血サンプルで電解質を測定することができます。酸・塩基平衡障害診断の補助になる電解質については第7章で論じています。

正しく血液ガスを読むためにはどの程度生理学を知る必要があるか？

動脈血ガスデータの理解には,ある程度の肺生理学の知識が欠かせないことは疑いの余地がありません。次章では血液ガスを読むのに大切な3つの生理学的過程と4つの式について述べます。

生理学の教科書は基礎を教えていますが,ほとんどの教科書ではその内容は特定の血液ガスデータ,あるいは臨床病態と結びつけられていません。しかし,臨床をしっかり理解するにはどうしても基礎が必要です。もし標準的な生理学の教科書を持っているなら,この本を読み進むとき,その教科書の酸素化,換気および酸・塩基平衡の部分を復習したくなることでしょう。(もし必要ならば)復習のために特に優れた教科書を文献目録(付録E)に挙げてあります。本書は,すべての呼吸療法学校や4年コースの看護大学はもちろん,すべての医学部で教えられている基礎生理学に基づいて書きました。もう

一度復習する必要があるかどうかはあなたが一番よく知っています。

血液ガスデータを読むのに他にどんな情報が必要か？

　本書の大部分は，肺胞換気，酸素化および酸・塩基平衡を上手に評価するために血液ガス値を他の情報とどのようにして組み合わせるかということに当てられています。それができた時，はじめて血液ガスデータを正しく読むことを習得したことになります。血液ガスを読むには，ある程度の肺生理学の基礎知識の他に，次の種類の情報が必要です。

1. 患者のいるその場の環境に関する情報
    - 吸入気酸素濃度（F_IO_2）
    - 大気圧
2. その他の臨床検査データ
    - 以前の血液ガス（測定）値
    - 電解質，血糖，BUN
    - ヘモグロビン含量ないしヘマトクリット
    - 胸部X線検査
    - 肺機能検査
3. 臨床情報：その患者に焦点を当てた病歴と理学的検査
    - 呼吸数と他のバイタルサイン
    - 呼吸努力の程度
    - 精神状態
    - 組織の血液灌流の状態

　血液ガスデータが与えられたとき，いつも「自分はこのデータを正しく読むのに必要な臨床情報と検査情報を持っているのだろうか」と自問してみましょう。患者の精神状態や呼吸努力を考慮しなければ，$PaCO_2$単独では情報としてほとんど役に立たないことは明らかです。低いPaO_2の意味は，その患者が酸素吸入を受けている場合とそうでない場合とではまったく異なります。同様に，胸部X線写真の知見が，低いPaO_2の解釈の決め手になることがあります。pHとHCO_3^-は，血清電解質を参照して初めて理解できることがしばしばあります。血液ガスデータを正しく解釈するためには，十分な臨床情報と検査データを知るべきです。

患者の環境：F_IO_2と大気圧

　PaO_2の正常値は，患者の年齢の他，F_IO_2値と大気圧とによって決まります。空気は，21％の酸素，78％の窒素と1％の不活性ガスからなる混合気体です。大気中であればどこでも，このガス組成は一定です。どんな高所でも吸入気の酸素濃度（F_IO_2）は0.21です

```
                    P_B=253mmHg
エベレスト           PO_2=52mmHg
                         P_B=380mmHg
         アンデス        PO_2=80mmHg

                              P_B=677mmHg
                              PO_2=142mmHg
                   軽井沢              P_B=760mmHg
                                       PO_2=160mmHg
                                   海面
```

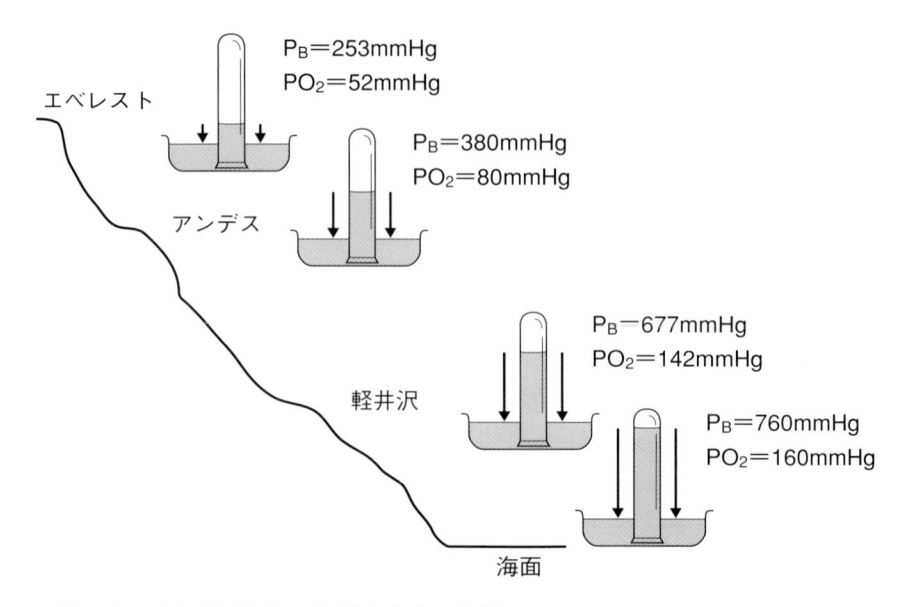

■図1-3 大気圧(P_B)に及ぼす高度の影響

空気で支えられた水銀柱の高さは，高度が増すにつれP_Bが下がるため減少する。この図ではPO_2は乾燥空気の酸素分圧である。$PO_2 = 0.21 \times P_B$であるからPO_2は高度に従って減少する（Martin L：Pulmonary Physiology in Clinical Practice, Copyright 1987 by the C. V. Mosby CO., St. Louis より引用）。

（F_IO_2は例えば，21％のようにパーセントで表されることもあります。どちらの書き方でもかまいません）。

　大気圧とは，測定点での大気の重量を示すものです。海面での大気圧は平均的に760mmHgです。いいかえると，海面での大気圧は高さ760mm水銀柱を支える強さです。高くなるにつれて，空気の重さは軽くなり大気圧は低くなります。地上の最高地点であるエベレスト山頂では，大気圧は253mmHgしかありません（図1-3）。大気圧はすべての構成ガスの圧力の合計です。各ガスはそれぞれ「分圧」をもっています。分圧というのは他のガスがなくなった場合に示すのと同じ圧力のことです。表1-2は海面における乾燥空気を構成するガスの分圧を示します。

　乾燥空気中のあるガスの分圧は空気中のガスの構成比（％）と大気圧との積です。

> P_{GAS}（乾燥空気の）＝そのガスの構成比（％）× P_B
> P_B：大気圧

なぜ乾燥空気にするのでしょうか？　空気は多くの場合，水蒸気を含み，その水蒸気は分圧を持っています。酸素とか窒素とかの分圧を求めるためには，まず大気圧から水蒸気圧を差し引かねばなりません。というのは水蒸気はすべての乾燥ガスを希釈しているからです。気候に依存して，大気中の水蒸気量は0から完全飽和までの差があり，分圧では0から50mmHgまでの拡がりがあります。例えば，大気が部分的に飽和されていてP_{H_2O}が27mmHgであったとすれば

P_{GAS} ＝ そのガスの構成比（％）×（P_B − 27）

■表1-2　海面における乾燥空気の成分

	空気中のガスの割合(%)	海面における分圧(mmHg)
窒素	78.08	593.41
酸素	20.95	159.22
炭酸ガス	00.03	0.23
その他*	00.94	7.14
合計	100.00	760.00

*主にアルゴン

となります。

　大気中のP_{H_2O}がどんな値であっても，空気がいったん気道に吸入されると，上気道は完全に飽和され，すべての吸入気は47mmHgの水蒸気分圧になります(ただし，37℃での値。水蒸気圧は体温によって微妙に変化します)。そのために大気中のP_{H_2O}を知っても臨床的意味はありません。

　表1-2には，大気中の主なガスとその乾燥空気中の分圧を挙げてあります。臨床で使うときには，端数を切り捨てて吸入気中酸素濃度は0.21 (21%)とします。これが大気中ないし室内で吸入するときのF_IO_2です(大気中にはごくわずかな炭酸ガスが含まれていますが，臨床的目的から吸入気中の炭酸ガス分圧PCO_2は0とします)。

　呼吸できる大気はどこに行っても酸素の濃度は一定ですが，大気圧は高さとともに下がるので，酸素分圧は高い所に行くほど，低下するはずです(図1-3)。極端な高所で，許容できる酸素濃度を維持するためには，2通りの選択があります。すなわち，環境を変えるか生理学的に適応するかです。

　環境を変えるということはF_IO_2を増やすか，気圧を上げるかです。飛行機の機内は7,000～8,000フィート(2,100～2,400m)相当の気圧に保たれており，飛行機が上昇しても気圧は不変で，飛行中はF_IO_2は0.21になっています。一方，登山家は酸素ボンベを携行し，極端な高所では(例えば6,000m以上)では自分のF_IO_2を上昇させています

　高さが変わるとそれに応じた生理学的適応が生じますが，極端な高所では，それをあてにしてはいけません。とはいっても，第4章で述べるように，ヒトが酸素の補給なしにエベレスト山頂へ到達できたのは生理学的適応のためです。

問題　1-1.　1978年に2人の登山家が無酸素吸入でエベレスト山頂を制した。どんな生理学的適応が，その登頂を可能にしたと考えるか？

　気圧について考えるとき，最後に強調しておかねばならないポイントがあります。それは肺の平均気道圧は周囲の気圧ないしは大気圧に等しいということです(これは自発呼吸，すなわち人工呼吸器の助けを借りていない時についていえることです。人工呼吸器を装着している時には，平均気道圧は大気圧よりやや高値です。それは人工呼吸器に加

えられる陽圧によるためです)。酸素吸入をしている時,増加した余分な酸素は身体の組織から窒素を追い出します。置換される窒素の量はF_IO_2と酸素吸入時間に依存します。F_IO_2の値がどう変わっても,ガスの全圧は依然として周囲の気圧(すなわち大気圧)のままです。酸素分圧が窒素の分圧と入れ替わるだけです。100%酸素をかなり長い時間呼吸すると,組織から完全に窒素を洗い出してしまいます。それは肺胞気のPO_2(第4章)を考えるときに重要になります。

問題 1-2. 以下のそれぞれの平均気道圧はいくつか？

  a) 軽井沢の住人

  b) 東京都江東区(標高0m)の住人

  c) アンデスの登山家

  d) エベレスト山頂の登山家

  e) 2気圧に維持した高気圧療法室内で呼吸している者

1-3. 軽井沢はおよそ1,000mの標高にある。大気圧が標高と直線的に変化すると仮定したら,日光(標高およそ1,300m)における乾燥空気中のPO_2はいくらか？

1-4. 水蒸気分圧を引いた残りの肺内のすべてのガスの総圧は以下の条件ではいくつか？

  a) $P_B = 760$mmHg,正常体温(37℃)では？

  b) $P_B = 253$mmHg,正常体温(37℃)では？

  c) $P_B = 760$mmHg,体温が39℃では？(1-4aに対するあなたの解答より多いか少ないか？)

1-5. 米国東岸からカリフォルニアへ飛行機で旅行する時,飛行機の室内では生理学的にはどんな結果が生じるか？ 言葉で説明せよ。

  a) 健康人でPaO_2が95mmHgの人では？

  b) 軽度の慢性閉塞性肺疾患(COPD)があり,PaO_2が75mmHgの人では？

  c) 重症のCOPDがあり,PaO_2が58mmHgの人では？

1-6. あなたは海抜0mから熱気球に乗って4,000フィート(1,200m)の高さに到達したとする。この高度での以下の数値は,海抜0mの数値と比べて高いか,低いか,あるいは同じか？

  a) F_IO_2

  b) 大気圧

  c) PaO_2

  d) あなたの肺の水蒸気圧

  e) あなたの平均気道圧

  f) 肺胞内の個々のガス分圧の総計(水蒸気圧を含む)

問題 の解答

1-1. 次章で紹介する肺胞気式によれば，肺胞気 PO_2（P_AO_2）は吸入気酸素分圧と正比例し，$PaCO_2$ とは反比例する。吸入気酸素分圧は F_IO_2 と大気圧で決定される。登山家は，普通，$PaCO_2$ を下げて P_AO_2（そして PaO_2）を上げることで高地に順応している。

1-2. 平均気道圧はどこの場所であれ，その場所の大気圧と等しい（図1-2）。大気圧にはわずかな日内変動があるが，特定の高地の平均大気圧を知っておけば，血液ガスの解釈に十分役立つ。軽井沢では平均気道圧は 677mmHg，海面位にある東京都江東区では 760mmHg である。アンデスについては，もちろんこの山脈の山々の高さのバラツキはあるが，一応，大気圧を 380mmHg（そして平均気道圧でもある）としておこう。エベレスト山頂の大気圧は 253mmHg が測定値である。最後に，高気圧室では環境圧はその室内で決まる。2気圧では，環境圧は，$2 \times 760\text{mmHg} = 1520\text{mmHg}$ となる。それはまた，その室内にいる人達の平均気道圧でもある。

1-3. 日光の大気圧を知る必要はない。図1-3から，標高差 100m ごとに P_B が 8.3mmHg ずつ低下することで算出できる。日光は標高が約 1,300m であり，P_B は約 652mmHg になる。F_IO_2 は 0.21 であるから日光の乾燥気の PO_2 は約 137mmHg（海面位の 160mmHg と比較せよ）となる。

1-4. a) 気道圧＝大気圧＝760mmHg，水蒸気圧は 37℃ で 47mmHg であり，これを 760 から差し引けば全ガスの総圧 713mmHg が得られる（海面位での肺内における酸素分圧，窒素分圧，炭酸ガス分圧の総和）。
b) a と同じ理由で全乾燥ガス圧は $(253 - 47)$ mmHg，すなわち 206mmHg となる。
c) 有熱患者は正常より高い飽和水蒸気圧をもっている。39℃ では約 52.4mmHg であり，正常より 5.4mmHg 高い。760mmHg の大気圧からこの圧を引けば，約 707.6mmHg の乾燥大気ガス圧が得られる（39℃ の飽和水蒸気圧を覚えておく必要はないが，この設問に対する満足な解答は，「713 より少し低いだろう」ということである。体温が変化する場合のほとんどにおいて，乾燥気圧（酸素分圧，窒素分圧，炭酸ガス分圧の合計）の変化はわずかなものなので，臨床的には（飽和）水蒸気圧は普通の場合 47mmHg と等しいとみなしてよい）。

1-5. 3例のすべてにおいて，PaO_2 は，P_B の低下により低くなることが予測される。しかし，その低下は軽度の過換気で柔げられる。飛行機がいかに高く飛ぼうが，P_B の低下は約 1,800m の高度と等しい機内圧に制限されている。そのため健常者にとっては，生理学的結果は，明らかに些細なものである。軽度の COPD 患者にとっては PaO_2 の低下はより重要であるが，海面位での安静時 PaO_2 が 75mmHg ならば臨床的な問題は起きないはずである。一方，重症肺障害患者は飛行機による旅行には注意を払う必要があり，50mmHg 台の PaO_2 の患者は飛行機に乗らないか，飛行機から供給される酸素を吸入すべきである。

1-6. a) 同じ
b) 低い
c) 低い：過換気がある程度生じるだろう。しかし大気圧が低いので PaO_2 の低下を代償するのに十分ではない。
d) 同じ
e) 低い
f) 低い（これは本質的には e と同じ質問である。）

第2章 3つの生理学的過程，4つの式

3つの生理学的過程

　学生が初めて動脈血ガスの検査について知るようになるのは，おそらく「あの人のPO_2を確かめなさい」とか，「この人のPCO_2はいくつですか？」という話が出てくるときでしょう。たしかに，血液ガス検査をするのは基本的には患者のPaO_2，$PaCO_2$あるいはpHを知るためです。しかし，なぜこの数値が必要なのでしょうか？　その値から何が分かるのでしょうか。pH，PaO_2と$PaCO_2$は，他の検査値や臨床情報と組み合わせると，次の3つの重要な生理学的過程を評価するのに役立つのです。

- ・肺胞換気
- ・酸素化
- ・酸・塩基平衡

　血液ガスを測定する唯一の理由は，肺胞換気，酸素化，酸・塩基平衡（あるいはそのうちの前2者）を評価することにあります。血液ガスを読むということは，すべてこれに関わっているのです。もっと迅速で容易な評価方法があれば，動脈血ガス検査は廃れてしまうでしょう。

　pH，$PaCO_2$，PaO_2を測定するのに非侵襲的方法（例えばSaO_2から計算する方法，第6章参照）が広く使われるようになりましたが，臨床的な読み方は依然として必要です。臨床検査の方法は頻繁に変わりますが，肺胞換気，酸素化および酸・塩基平衡の生理は自然法則によって決まっていて，変わるものではありません。臨床目的からいえば，データを作り出す特定の検査法についての説明は，患者側に立つ情報の理解や，利用に比べて重要ではありません。

4つの必要な式

動脈血ガスを理解したり解釈したりするために4つの必要な式があります。

式	評価される生理学的過程
1. PCO_2式	肺胞換気
2. 肺胞気式	酸素化
3. 酸素含量式	酸素化
4. Henderson-Hasselbalch式	酸・塩基平衡

これらの式は計算して数値が得られるからではなく，むしろ定性的な関係を示すものだから臨床的に有用なのです。これらの式を暗記するのは重要ではありません。式の中の変数同士の関係を学ぶことが大切なのです。この本を読み進み，問題を解くにつれて，各式とその臨床的利用法が身につくようになります（これらの式やこの本全体で使われている記号は付録Cに定義されています）。

● PCO_2 式

これは，最も普通の臨床検査データである患者の呼吸数，呼吸努力を，生理学的立場でとらえています。この式は，肺胞気 PCO_2（P_ACO_2）が，代謝で生まれ，肺に運ばれる炭酸ガスの産生量（$\dot{V}CO_2$）に正比例し，肺胞換気量（$\dot{V}_A$）とは反比例していることを示しています。$PaCO_2$ は P_ACO_2 と等しいと見なし得るので，この式は次のように表すことができます。

$$PaCO_2 = \frac{\dot{V}CO_2 \times 0.863}{\dot{V}_A}$$

ここで

$PaCO_2$ ＝動脈血 PCO_2（mmHg）

$\dot{V}CO_2$ ＝細胞代謝で産生され，肺に運ばれる炭酸ガスの量（$mLCO_2$/分 at STPD）

0.863 ＝ $\dot{V}CO_2$（$mLCO_2$/分 at STPD）と $\dot{V}_A$（L/分 at BTPS）の異なる単位を $PaCO_2$ の圧単位（mmHg）とそろえるための定数

$\dot{V}_A$ ＝肺胞換気（L/分 at BTPS）＝ $\dot{V}_E - \dot{V}_D$

$\dot{V}_E$ ＝分時換気量，あるいは全換気量（L/分）＝呼吸数×一回換気量

$\dot{V}_D$ ＝死腔換気量（L/分）＝呼吸数×死腔気量

問題

2-1. もし炭酸ガス産生量は不変で肺胞換気量が増加すれば，$PaCO_2$ はどうなるか？
 a) 上昇
 b) 低下
 c) 不変

2-2. もし肺胞換気量が一定で，炭酸ガス産生量が増加すれば，$PaCO_2$ はどうなるか？
 a) 上昇
 b) 低下
 c) 不変

2-3. トレッドミルを走行中の患者の呼吸数，脈拍数，炭酸ガス産生量，および分時換気量と肺胞換気量がすべて2倍になった。安静時の $PaCO_2$ が40mmHgとすれば運動時の $PaCO_2$ はいくつか？

a) 20mmHg

b) 30mmHg

c) 40mmHg

d) この与えられた情報からは決定し難い

2-4. 重症の肺気腫患者の一秒量が0.5L（予測値の25%）である。安静時のPaCO₂ は45mmHgである。運動する時，もし分時換気量も増えないと仮定すると，PaCO₂ にどのような変化が現われるか？

a) $\dot{V}CO_2$ の増加につれて $PaCO_2$ は上昇する

b) 不変である

c) 運動による過換気の結果として $PaCO_2$ は低下する

d) 変化は酸素摂取量に依存する

● 肺胞気式

これは，PaO_2 がどんな値であれ，肺胞から正しく血液に酸素が移動しているかどうかを評価するのに必要不可欠です。28mmHgの PaO_2 は異常か？ 50mmHgは？ 95mmHgは？ PaO_2 値を理解するためには，肺胞気式のすべての構成要素であるPCO₂，F_IO_2（吸入気酸素濃度），および大気圧を知る必要があります。

$P_AO_2 = P_IO_2 - 1.2(PaCO_2)$ *

ここで

P_AO_2 = 肺胞気 PO_2 の平均値（mmHg）

P_IO_2 = 吸入気（気管レベルの）の酸素分圧（mmHg）

   = $F_IO_2(P_B - P_{H_2O})$

   F_IO_2 = 吸入気酸素濃度（例えば0.21などの数値）

   P_B = 大気圧（mmHg）

   P_{H_2O} = 水蒸気圧（mmHg）

$PaCO_2$ = 動脈血 PCO_2（mmHg）

脚注 *ここに示した式は臨床的目的で広く用いられています。この式は正式に導かれた次の肺胞気式の省略式です。

$P_AO_2 = P_IO_2 - (PaCO_2)[F_IO_2 + (1 - F_IO_2)/R]$

PCO₂式と同様に，P_AO_2 は $PaCO_2 = P_ACO_2$ と仮定して算出されています。

問題 2-5. もし P_IO_2 が不変で $PaCO_2$ が上昇するなら，P_AO_2 はどうなるか？

a) 増加

b) 減少

c) 不変

2-6. もし $PaCO_2$ が不変で F_IO_2 が増加するなら，P_AO_2 はどうなるか？
   a) 増加
   b) 減少
   c) 不変

2-7. もし標高0mでの大気圧が半分になり，正常 $PaCO_2$ が半分になるなら，P_AO_2 はどうなるか？
   a) 増加
   b) 減少
   c) 不変

2-8. もし P_AO_2 が正常より増加すれば PaO_2 はどうなるか？
   a) もし肺が正常なら，増加する
   b) 肺が正常で，患者が過換気（$PaCO_2$ の低下）の時だけ増加する
   c) 常に増加する

2-9. もし P_AO_2 が減少すれば，PaO_2 はどうなるか？
   a) 同様に減少するのが常である
   b) 肺が異常な場合のみ減少する
   c) 肺が異常で，患者が低換気（$PaCO_2$ の増加）の時のみ減少する

2-10. もし高度だけが変動する要因とすると仮定すれば，P_AO_2 はどうなるか？
   a) 増加する
   b) 減少する
   c) 不変

P_AO_2 と PaO_2 の関係と，この「A-a O_2 較差」の臨床応用については第4章に述べてあります。

● 酸素含量式

酸素はガスであり，もちろん圧力を及ぼします。また酸素は，血液中にも存在し，含量は CaO_2 で表され，その単位は mLO_2/dL 動脈血です。CaO_2 は次の酸素含量式で算出されます。

CaO_2 ＝ ヘモグロビンと結合した酸素 ＋ 血漿に溶存した酸素

$CaO_2 = (SaO_2 \times Hb \times 1.34) + 0.003 (PaO_2)$

ここで

CaO_2 ＝ mLO_2/dL 動脈血

SaO_2 ＝動脈血のヘモグロビンが酸素と結合した比率，小数で表す（例えば0.98）
Hb ＝ヘモグロビン含量（g/dL 動脈血）
1.34 ＝ヘモグロビンの酸素結合能力（mLO_2/gHb）
0.003 ＝血漿中へ溶ける酸素の溶解係数
　　　 ＝ 0.003mLO_2/mmHg PaO_2/dL

PaO_2（酸素圧）とCaO_2（酸素含量）の差は**第5章**で詳しく説明します。身体は毎分ある一定量の酸素を要求しますが，これは心拍出量と動脈血酸素含量で決められることをしっかり覚えておきましょう（動脈血酸素含量と心拍出量を掛け合わせたものは動脈血酸素含量 mLO_2/分です）。

問題

2-11. ヘモグロビン含量が25%低下すればCaO_2はどれだけ下がるか？
　　a) より小さいパーセントだけ下がる
　　b) より大きなパーセントだけ下がる
　　c) ほぼ同じパーセントだけ下がる

2-12. もしSaO_2が25%下がれば，CaO_2はどれだけ下がるか？
　　a) ほぼ同じパーセントだけ下がる
　　b) より小さいパーセントだけ下がる
　　c) より大きいパーセントだけ下がる

2-13. PaO_2が50mmHgから100mmHgへと2倍になると，ヘモグロビン含量に変化がなければCaO_2はどうなるか？
　　a) CaO_2が2倍になる
　　b) CaO_2は25%以上増加する
　　c) CaO_2は25%以下だけ増加する

2-14. もしPaO_2が100mmHgで酸素含量が約20mLO_2/dL なら，溶存酸素量は全体の何%か？
　　a) 1.5%
　　b) 3.0%
　　c) 4.5%

2-15. 患者のPaO_2は100mmHgだが酸素含量は10mLO_2/dL（貧血のため）の場合は，溶存酸素量は全体の何%か？
　　a) 1.5%
　　b) 3.0%
　　c) 4.5%

●Henderson-Hasselbalch(H-H)式

これは，血液ガスの読み方の基本に使われる4つの式のうちで一番よく出てくるものでしょう。H-H式は細胞外液中の最大の緩衝系である重炭酸緩衝系の各要素とpHの関係を示しています。血液の酸・塩基平衡に乱れがあれば，それは重炭酸緩衝系の要素（[HCO_3^-]と$PaCO_2$）のいずれか，あるいは両方にすぐ反映されます。その比は常に血液の酸度を示し，次のH-H式でpHとして定義されます。

$$pH = pK + \log \frac{[HCO_3^-]}{0.03(PaCO_2)}$$

ここで

  pH＝水素イオン濃度の対数にマイナスをつけたもの
  pK＝6.1（炭酸の解離定数の対数にマイナスをつけたもの）
  HCO_3^-＝重炭酸イオン濃度（mEq/L）
  $PaCO_2$＝動脈血中の炭酸ガス分圧（mmHg）
  0.03＝炭酸ガスの血漿への溶解係数（mEq/L/mmHg）

Henderson-Hasselbalch式は対数を使っていますから，[H^+]や[HCO_3^-]を速く計算するために，短縮型が広く使われています（第7章参照）。しかし他の3つの式の場合と同様に，実際に計算することは変数間の関係の理解ほどには重要ではありません。

問題

2-16. もしHCO_3^-と$PaCO_2$が最初の基準値の2倍になったら，pHはどうなるか？

  a) 変化なし
  b) 2倍になる
  c) 緩衝系のpKの変化に依存する

2-17. もしHCO_3^-が半分になり$PaCO_2$が不変ならpHはどうなるか？

  a) 不変
  b) 増加する
  c) 低下する

2-18. 7.40というpHは何を意味するか？

  a) HCO_3^-は正常
  b) $PaCO_2$は正常
  c) HCO_3^-/$PaCO_2$比が正常

2-19. もし$PaCO_2$が40mmHgから60mmHgとなるとき，Henderson-Hasselbalch式によるとどうなるか？

  a) pHは低下する

b) HCO_3^-は低下する
c) HCO_3^-は上昇する
d) 何も起きない。1つの変数の変化では，他の2つの変数の変化は予測できない

血液ガスの読み方を勉強するときに使うことのできる式は他にもたくさんあります。要点は，式の計算にこだわらずに，重要な変数の間の定性的な関係を重視することです。これら4つの式に表れている関係をしっかりと学習しておけば，ほとんど計算の必要はないでしょう。

問題 鉛筆を手に持って次の文章を完成させよ。

2-20. もし炭酸ガス産生，P_IO_2，HCO_3^-が一定なら，肺胞換気の減少につれて（　　　　）と（　　　　）は低下するだろう。

2-21. もしP_IO_2とHCO_3^-が一定なら，$PaCO_2$が上昇する時，（　　　　）と（　　　　）は低下するだろう。

2-22. PaO_2とCaO_2の相互関係については，まだこの本では述べていないが，この関係について記述せよ。直線的関係か？　曲線的関係か？　逆比例関係か？

2-23. P_AO_2に影響を及ぼさないのは以下のいずれか？（ヒント；式に基づけ）
   a) $PaCO_2$
   b) SaO_2
   c) ヘモグロビン含量
   d) HCO_3^-
   e) 標高
   f) 大気圧
   g) F_IO_2
   h) 患者の年齢

次の空白に4つの式を記せ。そして前のページを参照して答えをチェックせよ。相互関係を正しく書くことは，定数の暗記や実際の計算より重要であることを銘記せよ。第3章に進む前に，各式ごとに各変数の正しい相互関係を把握しておくこと。

PCO_2式
　　$PaCO_2 =$

4つの必要な式

肺胞気式

  $P_AO_2 =$

酸素含量式

  $CaO_2 =$

Henderson-Hasselbalch 式

  $pH =$

Answer

問題 の解答

この章の設問の目的は，計算そのものよりも相互関係の変化に読者の目を向けさせることにある。前述の4つの式の1つかそれ以上を参照すれば，全問の解答が得られる。

2-1. 解答はb：$PaCO_2$式は，$PaCO_2$が炭酸ガス産生と正比例し，肺胞換気量と反比例することを述べたものである。したがって，もし炭酸ガス産生が不変で肺胞換気が上昇したら，$PaCO_2$は低下するはずである。

2-2. 解答はa：問題2-1の場合の理由と同じく，もし肺胞換気量が一定で炭酸ガス産生が増加したら，$PaCO_2$は増加する。

2-3. 解答はc：この問題では，炭酸ガス産生量と肺胞換気量とが2倍になっている。両者の数値が2倍であるから，運動時の$PaCO_2$は変化なく40mmHgのままである。

2-4. 解答はa：この問題は問題2-2と同質である。定義によれば，分時換気量と死腔換気量が一定であれば肺胞換気量は不変である。運動負荷により炭酸ガス産生が増加する。そして（この症例では）肺胞換気量は不変であるから，$PaCO_2$は増加する。$PaCO_2$式においては，酸素消費量は変数の1つではない。

2-5. 解答はb：肺胞気式は，P_AO_2はP_IO_2に伴って上昇し，$PaCO_2$の上昇に伴って減少することを表している。したがって，もしP_IO_2が不変で$PaCO_2$が増加するなら肺胞気PO_2は減少する。

2-6. 解答はa：もし$PaCO_2$が不変でF_IO_2が増加するなら，肺胞気PO_2は増加する。

2-7. 解答はb：この例では，海面位の大気圧（760mmHg）と基準値の$PaCO_2$（40mmHg）がともに半分だけ低下する。P_Bの低下はP_AO_2を減少させ，一方で$PaCO_2$の低下はこれを上昇させる。簡単に計算しても，$PaCO_2$の減少が大気圧の減少を補えないことは明らかである。この例ではP_AO_2は減少する。

2-8. 解答はa：もし肺が正常なら，P_AO_2が上昇すると，PaO_2も増加する。正常肺の人が過換気をしようがすまいが，この関係は存在するので，答えbは正しくない。もしそれが障害肺なら，PaO_2はP_AO_2の増加に伴って増加はしない。したがって答えcは正しくない。

2-9. 解答はa：酸素は受動的拡散により血中に入るから，P_AO_2はPaO_2の上限を決める。P_AO_2の低下はPaO_2の低下をもきたす。その逆は真ならずということを銘記せよ。なぜならPaO_2の下限は肺の状態（換気・血流比）で決まるからである。

2-10. 解答はb：高度が上がるということは，大気圧が下がるということであり，したがってP_AO_2は減少する。

2-11. 解答はc：もしヘモグロビン含量が25%減少すると，CaO_2はほぼ同じパーセントだけ低下する（「ほぼ」というのは，溶存酸素の割合は酸素含量のごく一部にしかすぎないし，ヘモグロビンの低下によって変化はないからである）。

Answer

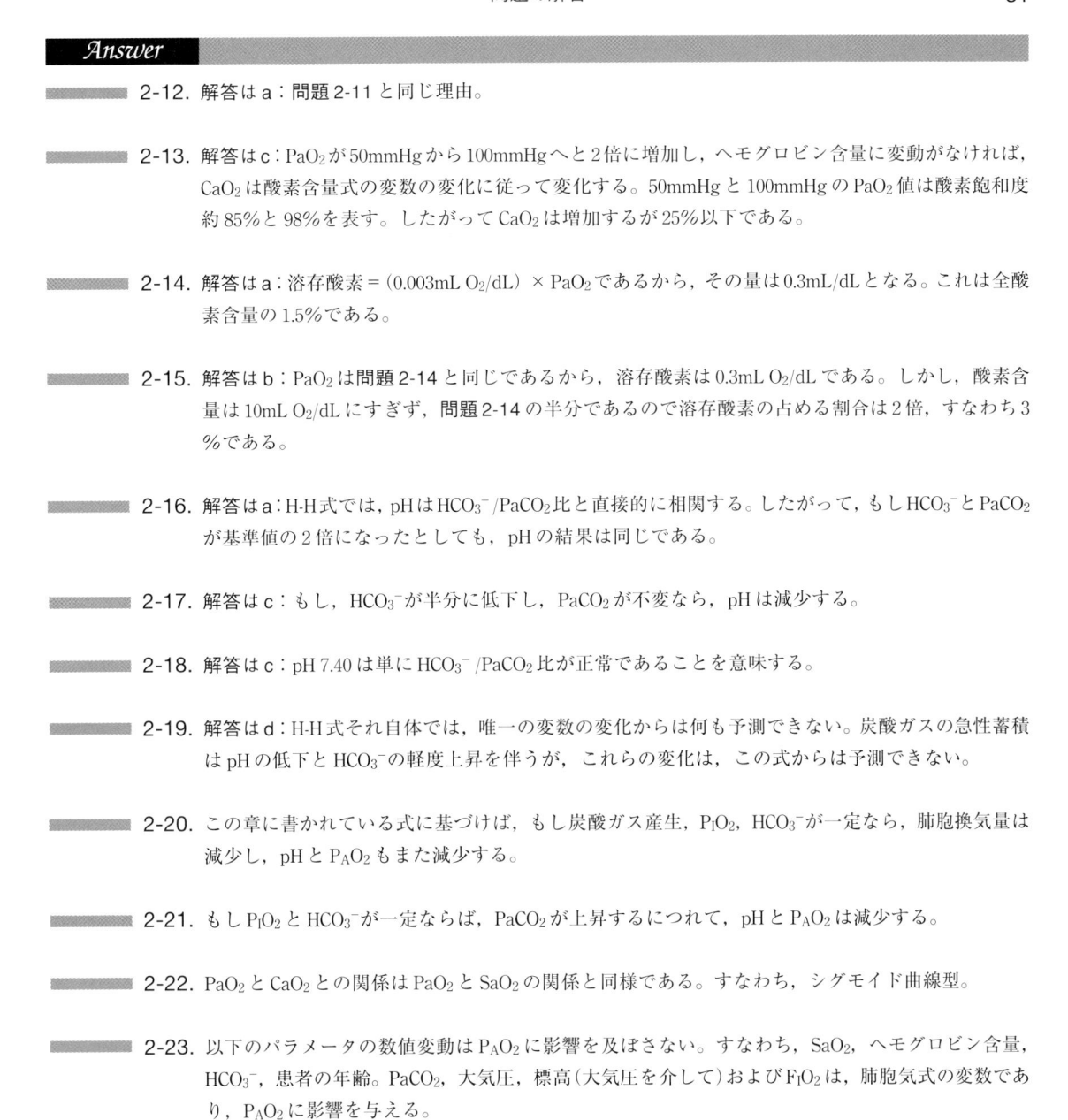

2-12. 解答は a：問題 2-11 と同じ理由。

2-13. 解答は c：PaO_2 が 50mmHg から 100mmHg へと 2 倍に増加し，ヘモグロビン含量に変動がなければ，CaO_2 は酸素含量式の変数の変化に従って変化する。50mmHg と 100mmHg の PaO_2 値は酸素飽和度約 85％ と 98％ を表す。したがって CaO_2 は増加するが 25％ 以下である。

2-14. 解答は a：溶存酸素 = $(0.003\text{mL } O_2/\text{dL}) \times PaO_2$ であるから，その量は 0.3mL/dL となる。これは全酸素含量の 1.5％ である。

2-15. 解答は b：PaO_2 は問題 2-14 と同じであるから，溶存酸素は 0.3mL O_2/dL である。しかし，酸素含量は 10mL O_2/dL にすぎず，問題 2-14 の半分であるので溶存酸素の占める割合は 2 倍，すなわち 3％ である。

2-16. 解答は a：H-H 式では，pH は HCO_3^-/$PaCO_2$ 比と直接的に相関する。したがって，もし HCO_3^- と $PaCO_2$ が基準値の 2 倍になったとしても，pH の結果は同じである。

2-17. 解答は c：もし，HCO_3^- が半分に低下し，$PaCO_2$ が不変なら，pH は減少する。

2-18. 解答は c：pH 7.40 は単に HCO_3^-/$PaCO_2$ 比が正常であることを意味する。

2-19. 解答は d：H-H 式それ自体では，唯一の変数の変化からは何も予測できない。炭酸ガスの急性蓄積は pH の低下と HCO_3^- の軽度上昇を伴うが，これらの変化は，この式からは予測できない。

2-20. この章に書かれている式に基づけば，もし炭酸ガス産生，P_IO_2，HCO_3^- が一定なら，肺胞換気量は減少し，pH と P_AO_2 もまた減少する。

2-21. もし P_IO_2 と HCO_3^- が一定ならば，$PaCO_2$ が上昇するにつれて，pH と P_AO_2 は減少する。

2-22. PaO_2 と CaO_2 との関係は PaO_2 と SaO_2 の関係と同様である。すなわち，シグモイド曲線型。

2-23. 以下のパラメータの数値変動は P_AO_2 に影響を及ぼさない。すなわち，SaO_2，ヘモグロビン含量，HCO_3^-，患者の年齢。$PaCO_2$，大気圧，標高（大気圧を介して）および F_IO_2 は，肺胞気式の変数であり，P_AO_2 に影響を与える。

第3章　$PaCO_2$ と肺胞換気

$PaCO_2$ の高値と低値

　1回の検査データをとっただけでは，$PaCO_2$の値は高いとも，低いとも言いかねます。$PaCO_2$の正常値は35～45mmHgですから，$PaCO_2 > 45$mmHgでは「高い」，< 35mmHgでは「低い」のです。もちろん正しい$PaCO_2$の解釈はこんな簡単なものではありません（もしそうでなければ，この本を読むこともないわけです！）。

　$PaCO_2$を論議する場合，用語法についていくつか申し合わせておかなければないことがあります。高炭酸ガス血症（hypercapnia）や低炭酸ガス血症（hypocapnia）はそれぞれ高い$PaCO_2$値，低い$PaCO_2$値を表す言葉です。相反する接頭語が肺胞換気のそれぞれの状態を表しています。

$PaCO_2$（mmHg）	血液の状態	肺胞換気の状態
＞45	高炭酸ガス血症	低換気状態
35～45	正常炭酸ガス血症（eucapnia）	正常換気状態
＜35	低炭酸ガス血症	過換気状態

　高炭酸ガス血症が低換気状態を示す理由は，第2章で初めて示された$PaCO_2$式を見れば分かります。

$$PaCO_2 = \frac{\dot{V}CO_2(\text{mL}/\text{分}) \times 0.863}{\dot{V}_A(\text{L}/\text{分})}$$

　肺胞換気量（$\dot{V}_A$）は1分間の全換気量（$\dot{V}_E$：呼気換気量，あるいは分時換気量）から死腔換気量（$\dot{V}_D$：1分間に死腔へ行く換気量）を差し引いたものです。

　　$\dot{V}_A = \dot{V}_E - \dot{V}_D$

　ここで

　　$\dot{V}_E =$ 呼吸数×一回換気量

　　$\dot{V}_D =$ 呼吸数×死腔換気量

　図3-1は死腔と肺胞腔に分けた肺のシェーマとそれぞれの換気量を示しています。教科書によく引用される図3-1のシェーマを見ると，気量が固定されているように思えますが，実際は違います。死腔（この図では150mL）は換気のない部分，すなわちガス交換には直接関与しない部分（上気道，気管支，細気管支）を表しています。肺の病気でよく起きる肺胞への血液灌流停止あるいは灌流低下のときには，肺胞が死腔に変わることも

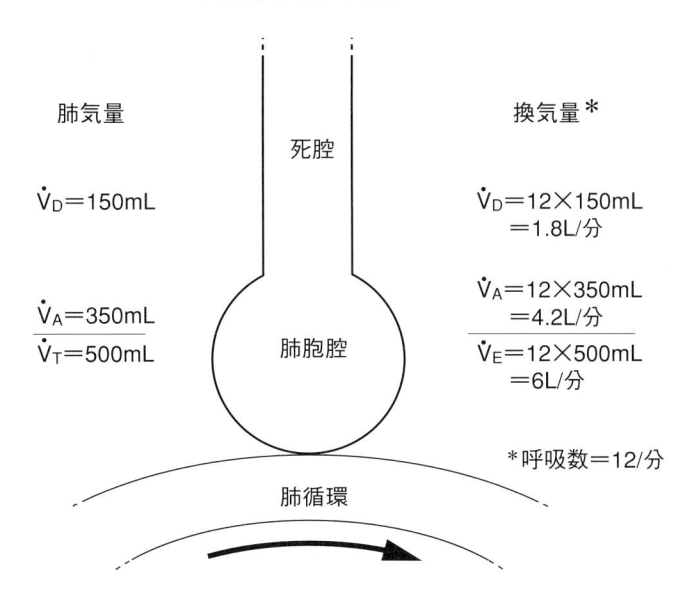

図3-1 肺気量と換気量の違いを示している肺のシェーマ
詳しい議論は他の成書を参照せよ。

あります。

このように，実際には解剖学的死腔と生理学的死腔の2種類の死腔気量があります。解剖学的死腔とは，解剖学的にガス交換に関与しないすべての気道，すなわち肺胞レベルまでの全気道のことです。生理学的死腔とは解剖学的死腔のすべてに，空気の供給は受けてはいるが（血液の灌流不足のために）ガス交換に関与しない肺胞腔を加えたものです。そこでは一部ないしすべての肺胞気がガス交換ができないのです。

正常な場合には，すべての肺胞はガス交換に加わっているので，死腔を2つに分けることは，健常者ではあまり重要ではありません。一回換気量に対する生理学的死腔の正常値（$\dot{V}_D/\dot{V}_T$）は約3分の1，つまり一回換気量を500mLとして167mLです。

換気・血流比の変化が強い肺疾患では，$\dot{V}_D/\dot{V}_T$は非常に大きくなることがあります。例えば，高度肺気腫では，生理学的死腔が300mL，患者の一回換気量を500mLとすれば，その60％を超える場合もあります。このような死腔気量の増加は，空気は肺胞には流入するがガス交換がまったく生じない，あるいはわずかであるという肺胞に起因するものです。肺胞腔にはあるが交換にあずからない空気は，気管や気管支へ実際に流入しているので，ムダ，あるいは無効な空気です。このような無効換気が大きくなると，呼吸仕事量が増加して，患者は呼吸困難を呈することになります。

$PaCO_2$式中の死腔気量は生理学的死腔気量あるいは全死腔気量です。したがって$\dot{V}_D$は，1分間に生理学的死腔へ流入するガスの総量を表します。すなわちガス交換に携わらないガスのすべてです。肺胞には流入するがガス交換に関与しない空気は，気管や気管支へ流入するガスと同様ムダなものです。

問題 3-1. もし一回換気量が500mL，呼吸数12/分，$\dot{V}_A = 3$L/分であるなら，死腔量および$\dot{V}_D$（死腔気量）はいくらか？

3-2. 問題3-1で計算したこの気量は解剖的死腔を示すか，それとも生理学的死腔を示すか？

　$PaCO_2$式から，$PaCO_2$を上昇させる低換気は，実際は「炭酸ガス産生量に比し，肺胞レベルの低換気」であることは明らかです。同様に$PaCO_2$の低下をきたす過換気は，実際は「炭酸ガス産生量に比し，肺胞レベルの過換気」なのです。$PaCO_2$に関連して換気の状態を述べるときには，慣習として，「肺胞」や「炭酸ガス産生量に比し」という用語は省略します。

　患者の肺胞換気状態を診断するために必要な数字は$PaCO_2$だけであることに留意しましょう。実際の肺胞換気や炭酸ガスの産生量は知らなくてもよいのです（それらはルーチンに測定されるものではないし，ルーチンの血液ガス諸値と一緒に報告されることもありません）。

　臨床的には，患者の$\dot{V}_A$が$\dot{V}CO_2$に対して十分であるかどうかだけは知る必要があります。もし十分であれば$PaCO_2$は正常範囲内にあります（35〜45mmHg）。逆に，$PaCO_2$が正常であれば，測定時の患者の炭酸ガス産生量に対して肺胞換気が十分であるということだけは言えるのです。

　要約すると，過換気状態，低換気状態はそれぞれ，$PaCO_2$が高い，または低いことを言っているにすぎません。後に述べる理由から，これらの用語を患者の呼吸数や，呼吸の深さや，呼吸仕事量を表すのに用いてはいけません。

問題 3-3. 呼吸数が24/分，一回換気量300mL，死腔量150mL，炭酸ガス産生量300mL/分のとき，$PaCO_2$はいくつか？　その患者は呼吸困難の兆候がある。

3-4. 問題3-3中の患者の換気は過換気か，低換気か，それとも正常換気か？

3-5. 呼吸数が10/分，一回換気量600mL，死腔気量150mL，炭酸ガス産生量200mL/分のとき，$PaCO_2$はいくつか？　その患者は呼吸困難の兆候がある。

3-6. 問題3-5中の患者の換気は過換気か，低換気か，それとも正常換気か？

3-7. 次の患者のうち誰が過換気状態にあると言えるか？
　　　a）50歳男性が副呼吸筋を用いた呼吸をしながら，呼吸数は30/分である
　　　b）昏睡状態の29歳女性が呼吸数8/分で，$PaCO_2$ 28mmHgである
　　　c）65歳男性で一回換気量400mL，呼吸数22/分ある

Step.1 以下の文章を読み，次に進む前に正か誤りか決めよ。
$PaCO_2$ の上昇の唯一の生理学的理由は，産生された炭酸ガスが肺に運ばれる量に対して，肺胞換気レベルが不十分ということである。正か誤りか？

$PaCO_2$ は，肺胞換気量に対する炭酸ガス産生量であり，そしてその他の何物でもないのですから，上の文章は正しい記述です。炭酸ガス産生過剰ではなくて不十分な肺胞換気ということを強調しているのに注意してください。なぜなら，炭酸ガス産生過剰は正常な呼吸器系には問題にならないからです。

もし炭酸ガス産生過剰が必ず高炭酸ガス血症の原因になるとすれば，炭酸ガス産生速度が大きく増加する運動負荷時には，高炭酸ガス血症が起こることになるでしょう。submaximal exercise（嫌気性代謝への閾値以下の）では，$\dot{V}CO_2$ は筋肉運動によって上昇しますが，$PaCO_2$ は正常範囲内にあります。なぜでしょうか？ $\dot{V}_A$ は $\dot{V}CO_2$ の上昇に比例して増加するからです。運動負荷が極限に達すると（嫌気性閾値を超える），乳酸アシドーシスを補償するために $PaCO_2$ は低下します。健常者では $PaCO_2$ は低下することはあっても（正常な過換気），上昇することはありません。

ここで，すべての高炭酸ガス血症が起こる生理学的基礎は，炭酸ガス産生に対して肺胞換気が十分でないことだということを理解すれば，今度は $PaCO_2$ 上昇の臨床的な理由を正しく認識することができます。$\dot{V}_A = \dot{V}_E - \dot{V}_D$ ですから，どのような $PaCO_2$ 上昇も次の状況のいずれかによって説明できます。

a) $\dot{V}_E$ 不足。これは，中枢神経の抑制（例えば薬物中毒），呼吸筋麻痺（例えばポリオ，重症筋無力症），あるいは呼吸数や呼吸の深さに影響する他のあらゆる条件下でも起きます。

b) $\dot{V}_E$ の大半が $\dot{V}_D$ になる。これは普通，重症の COPD（例えば高度肥満，慢性閉塞性肺疾患）で生じます。COPD では肺胞の構築が壊れ，肺胞は換気されますが，灌流されないか灌流低下が生じています。この結果は生理学的死腔の過剰です。$\dot{V}_D$ 過剰はまた呼吸が速く浅い場合にも生じることがあり，これは重症の拘束性障害（例えば，肺線維症）に時々見られます。

c) a) と b) のいろいろな程度の組み合わせ。これは，例えば，重症の COPD があり筋肉疲労がある時に生じます。COPD により $\dot{V}_D$ が増大し，一方で疲労により患者が十分な分時換気量を維持できなくなる場合です。

ベッドサイドでの換気の評価

$PaCO_2$ 等式を見るとすぐ分かることは，$PaCO_2$ は $\dot{V}CO_2$ と $\dot{V}_A$ との比率で決まることです。一方，肺胞換気の適切さは $\dot{V}CO_2$ と $\dot{V}_A$ の比率で決まります。したがって，ベッドサイドで肺胞換気の適切さを評価するには $PaCO_2$ を測定することです。手持ちのスパイロメータでは $\dot{V}_E$ を容易に測定できますが（一回換気量×呼吸数として），死腔に行く $\dot{V}_E$ の

分量を知る方法はないし，炭酸ガス産生量も測定できません。よくある間違いは，呼吸が速く，激しく深い呼吸をしている人を見て，過換気だと診断してしまうことです。もちろん，そうではありません。

Step.2 症例

　深夜，老婦人患者のベッドサイドに研修医が呼ばれた。この患者は心臓や肺とは関係のない症状で，3日前に入院していた。彼女は不安げで，診察中は息切れを訴えていた。肺の聴診は清，軽度の頻拍と呼吸数が30/分を除けばバイタルサインは正常であった。病棟看護婦によると，この患者は毎晩こうなるということであった。その医師は，「過換気と不安」と判断して抗不安薬を処方した。30分後，患者の呼吸はかなり緩徐になり，チアノーゼが出てきたので，患者はICUへ移送された。

　抗不安薬の投与を受ける前の血液ガス値は下記のどれだったと考えるか？

　　a) $PaCO_2$ 32mmHg, PaO_2 70mmHg
　　b) $PaCO_2$ 43mmHg, PaO_2 80mmHg
　　c) $PaCO_2$ 58mmHg, PaO_2 62mmHg

　$PaCO_2$式は，呼吸数や呼吸の深さが$PaCO_2$と直接的な関係があるとは言っていません。しかし，呼吸数や呼吸の深さは患者の$PaCO_2$の評価によく（そして間違って）使われています。この症例の間違いは患者が過換気で（なぜなら速い呼吸をしていたから），そして鎮静剤に耐えられると見なしたことです。実際は，患者は低換気状態で低酸素血症と思われます（解答c）。彼女は診断されていませんでしたが，COPDを有しており，慢性の高炭酸ガス血症がありました。

　高炭酸ガス血症は呼吸器系のある要素の機能不全を表します（要素とは，中枢神経系，横隔膜を含む胸郭，肺，気道など）。それゆえに臓器システムの高度の障害を表すことになります。考えられる原因としては，病態は安定したCOPDから急性肺水腫に至るまで，あるいは慢性麻薬中毒から高度の間質性肺疾患に至るまでの幅があります。臨床症状も同様に，呼吸困難を感じない場合から緊急の心肺蘇生を必要とするものまであります。

　高度の臓器障害の側面に加え，$PaCO_2$上昇には危険な生理学的理由が3つあります。第1番目に，$PaCO_2$が上昇すれば，酸素吸入をしない限り，P_{AO_2}（またPaO_2も）は低下します（第4章参照）。2番目は，$PaCO_2$が増加するにつれて，HCO_3^-も増加しない限り，pHは低下します（第7章参照）。3番目は$PaCO_2$が高くなればなるほど，$\dot{V}_A$がさらに低下することに対して患者は防ぐ力が弱まります。

　最後の理由は，肺胞換気量に対して$PaCO_2$をプロットして作ったグラフで説明できます（図3-2）。$PaCO_2$を高値から始めるほど，$\dot{V}_A$が一定量減少すると$PaCO_2$はより高く上昇します。例えば，$\dot{V}CO_2$が200mL/分の場合，$\dot{V}_A$が1L/分減ることは（例えば，麻酔，鎮静，肺炎および他の原因から生じる），29mmHgという患者の$PaCO_2$のもとの値を

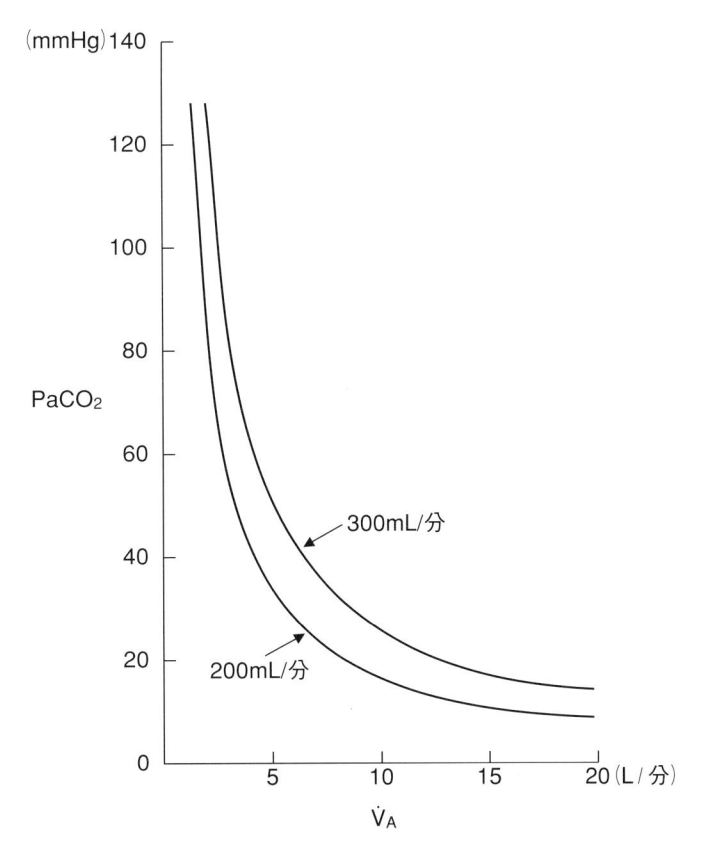

■図3-2 PaCO₂ 対肺胞換気量 ($\dot{V}_A$)

炭酸ガス産出率が200mL/分と300mL/分における相関関係が示されている。高炭酸ガス血症の患者において肺胞換気量 ($\dot{V}_A$) が低下すると，PaCO₂が低い患者や正常の患者の場合よりもPaCO₂がより大きく上昇する。また，$\dot{V}_A$ を固定した場合，炭酸ガスの産生が増加するとPaCO₂が増加する。

34.5mmHgへ増加させます。同様に，60mmHgというPCO₂のもとの値は1分間に1L，肺胞換気量が低下すると90mmHgへ上昇します。

問題 3-8. $\dot{V}CO_2$ が300mL/分と仮定すると，PaCO₂が以下の値のとき，$\dot{V}_A$ が1L/分下がるとPaCO₂はどんな変化をするか？

    a) 30mmHg
    b) 40mmHg
    c) 50mmHg

3-9. 肺胞換気量を4L/分に固定すると，炭酸ガス産生量が以下の値をとる場合のPaCO₂を計算せよ。

    a) 200mL/分
    b) 300mL/分
    c) 400mL/分

3-10. 重症の肺気腫患者がトレッドミル上で3マイル/時で運動をした。炭酸ガス産生量は50%増加したが、肺胞換気量を増やすことができなかった。もし、安静時のPaCO$_2$が40mmHgで安静時の$\dot{V}CO_2$が200mL/分なら、運動時のPaCO$_2$はいくらか？

PCO$_2$ の非侵襲的測定 ― カプノグラフィー

呼気終末炭酸ガス分圧PetCO$_2$は呼気中のCO$_2$濃度を非侵襲的に解析することによって求めます。PetCO$_2$はPaCO$_2$の代用にできることが少なからずあり、動脈血サンプルを採血せずに済ませることができます。なぜなら、多くの病態でPetCO$_2$はPaCO$_2$と近似していたり、あるいは、その差が常にある一定量にとどまることがあるからです。

呼気中のCO$_2$濃度測定はカプノグラフィーと呼びます。赤外線分析器とか質量分析器を使えば、カプノグラフィーは連続的に測定することができます(Clark, et al. 1992; Stock 1995; Wright 1992)。ほとんどのICUでは赤外線カプノグラフィーを採用しています。なぜなら、まとまった数の患者をモニタするには質量分析器よりもこの方法がより経費が少なくて済むからです。

カプノグラフィーは気管内挿管した患者によく使われます。この場合、閉鎖回路にすることが容易で、室内気でサンプルが薄まることはありません。カプノグラフィーはまた、呼気ガスを捕捉する特別の経鼻カニューラを用いて、自発呼吸をしている患者に対して施行することができます(Liu, et al. 1992)。自発呼吸をしている患者では室内気の混入を防ぐことが困難なことが少なくないので、カプノグラフィーの使用は多くありません。これから先は、気管内挿管し人工呼吸器をつけた患者での経験を基に話を進めます。

人工呼吸器をつけた患者では、炭酸ガスセンサを人工呼吸器回路内に設置できますので、吸気でも呼気でも測定できます。PetCO$_2$はベッドサイドモニタに持続的に表示できます。PetCO$_2$を示す曲線は、呼気相では上昇してピークあるいはプラトーに達し、吸気相でベースライン(ゼロ)に戻ります(図3-3)。ベッドサイドモニタは各呼吸ごとのCO$_2$を連続的変化として表すことができますし、呼気終末炭酸ガスの数値をパーセントで、あるいは分圧で表示することができます(図3-4)。

図3-3が示しているのは、安静換気レベルの呼吸をしている最中の、呼気のPCO$_2$値のトレーシングで、正常な症例です。カルテに貼るためにそれをプリントアウトしたものです。呼気の始めの部分は、その前の吸気相の最終部分と同じです(それは上気道の死腔の空気を示しており、二酸化炭素はほとんど含まれていません)。

この死腔の空気に、肺胞由来の空気が徐々に加わり始めるとPCO$_2$は上昇します。呼気相が最終部分に到達すると、すべての死腔の空気は肺から出て行きますので、最後の数mLの空気は肺胞気のみということになります。トレーシングは、PetCO$_2$は約38mmHgで、PCO$_2$に極めて近い値であることを示しています。

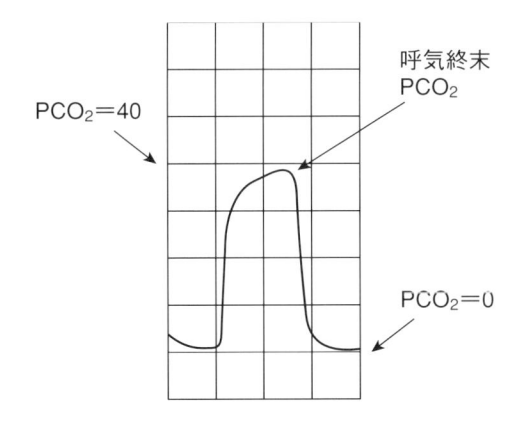

■図3-3 1回の呼吸について吸気相と呼気相の CO_2 を表示したもの

吸入気のPCO_2はゼロである(吸入気中の量は無視できる)。呼気の始めの部分は最後に吸入した空気を反映している。したがって，これもまたPCO_2はゼロである。次に続くのは肺胞気と死腔中のガスの混合気体である。そのCO_2濃度は呼気の終わりに近づくにつれて徐々に増える。そして，最後はピークあるいはプラトーに到達する。理論どおりにいけば，これは肺胞気のみを反映していることになる。このピークあるいはプラトーが呼気終末点であり，その時のPCO_2が呼気終末PCO_2である($PetCO_2$)。健常者では$PetCO_2$は肺胞気や動脈血のPCO_2と等しいか，あるいは近似値となる。例えば，$PetCO_2 = 38mmHg$であり，$PCO_2 = 40mmHg$となる。

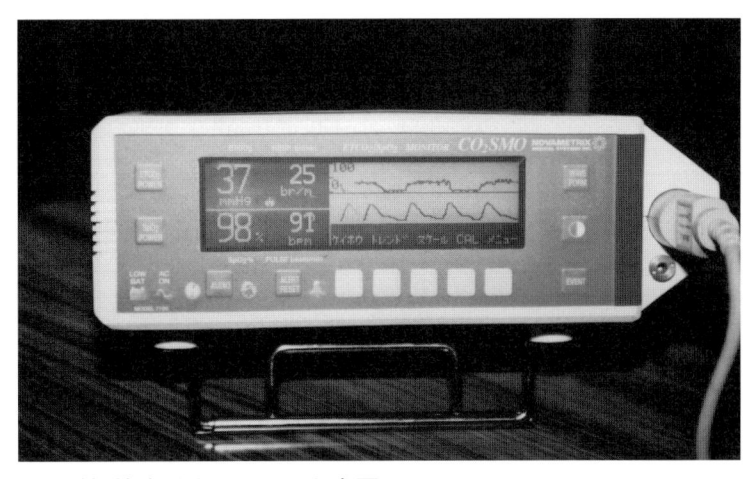

■図3-4 呼気終末 CO_2 のモニタ表示

上段の波形は1回の呼吸ごとの呼気終末CO_2の値($PetCO_2$)を表し，下段は指尖脈波を表している。4つの数値はそれぞれ，$PetCO_2$ 37mmHg，呼吸数25/分，SpO_2 98%，脈拍数91を示している。

健常者のPetCO₂および患者のPetCO₂

　健常者では，炭酸ガスの拡散が制限されることはありませんから，肺胞気炭酸ガス分圧（P_ACO_2）は毛細管終末炭酸ガス分圧（end-capillary PCO₂）に等しいとみなすことができます。そうすれば，それは動脈血炭酸ガス分圧（$PaCO_2$）と等しくなります。したがって，もし，あなたが肺胞気炭酸ガス分圧（P_ACO_2）のサンプルを採取することに成功したとすると，それは$PaCO_2$と近似した値を示すでしょう。これは実際には可能なことなのです。なぜなら，安静呼吸時の呼気の最終部分は一回換気量の最終部分（end-tidal）であり，肺胞由来の空気なのです。毎回の呼気ガスを採取することにより，$PetCO_2$の連続的表示が可能になります。この値は肺胞気炭酸ガス分圧（P_ACO_2）や動脈血炭酸ガス分圧（$PaCO_2$）と等しいか，あるいは非常に近い値（1〜2mmHgの差）になります。要約すると，健常者では以下の式が成り立ちます。

$$PetCO_2 = P_ACO_2 = PaCO_2$$

　肺疾患があり換気・血流比不均衡が存在する患者では，$PetCO_2$はP_ACO_2や$PaCO_2$と等しくなったり近似した値をとることはあり得ないでしょう。なぜなら，換気・血流比不均衡状態では普通，生理学的死腔が増加しているからです。死腔が増加するのは次のような場合です。すなわち，一群の肺胞が血液の還流を受けないか，還流が少ない場合には，そこに到達した空気は一部なり全部がガス交換に関与しない死腔換気となってしまうのです。血液の還流が少ない，あるいはほとんどない肺胞には炭酸ガスが毛細血管から排出されないので，P_ACO_2はいつも低い値となります（吸入気の炭酸ガスはほとんどゼロということを思い出して下さい）。この概略は図3-5に図示しています。

　図3-5Aでは両側肺の換気と血流のマッチングは良好なので，肺胞のPCO₂も動脈血のそれも等しくなっています（40mmHg）。図3-5Bでは片方の肺には血液の還流がありません。その結果，その肺は死腔となり，その肺胞のPCO₂（P_ACO_2）は吸入気と同じ，すなわちゼロとなります。他方の肺は血液の還流は良好なのでガス交換は正常どおりに行われます。代謝の結果として生じた炭酸ガスが肺胞に入ってきても，この還流の良好な肺には十分な空気が換気されますので，炭酸ガスは排出されます。実際，その血液は$PaCO_2$ 40mmHgを維持しています。

　図3-5Aでは呼気は肺胞のPCO₂を反映し，40mmHgと等しいか，あるいは近似した値になっています。図3-5Bでも，呼気は肺胞のPCO₂を反映していますが，還流の少ない肺からの死腔の空気を含んでいます。死腔の空気と血液の還流の良い肺胞から排出される空気との混合気体は，呼気終末炭酸ガス分圧（$PetCO_2$）を低下させることになります（約20mmHg）。

　換気・血流比不均衡を呈するすべての患者には，高い換気・血流比の肺の領域がある程度存在します。定義によると，これらの領域は相対的血液還流不足部分ということになります。この結果として，$PetCO_2$と$PaCO_2$との差が増加するのです。

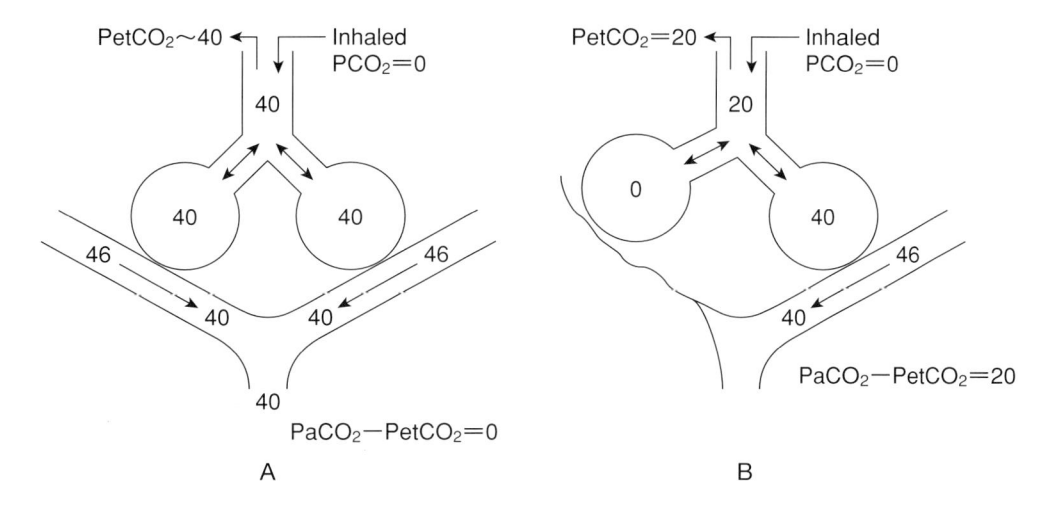

■図3-5 正常な PetCO$_2$ と異常な PetCO$_2$(数値はすべて mmHg)

A. 正常な換気・血流比の場合は，動脈血 PCO$_2$ と肺胞気 PCO$_2$ は等しくなる。終末呼気の極少量の呼気の PCO$_2$ が呼気終末炭酸ガス分圧 PetCO$_2$ であり，PaCO$_2$ と等しい値（あるいは近似値）となる。B. 過剰な死腔換気は PetCO$_2$ を低下させる。これは換気・血流比不均衡が存在するところではいつでも見られる現象である（詳しくは本文を参照）。

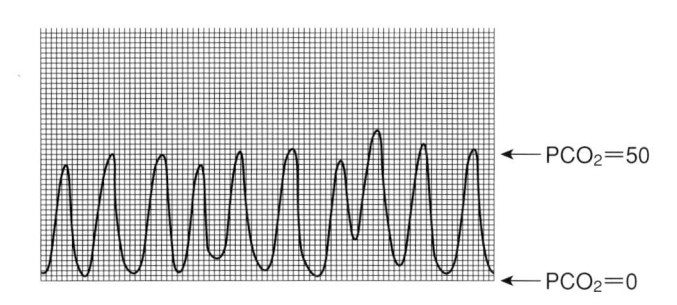

■図3-6 重症の慢性閉塞性肺疾患患者の呼気終末炭酸ガス（PetCO$_2$）の持続モニタリング

患者は頻呼吸を呈しているので，呼吸は圧迫されているように見える。PetCO$_2$ が変動していることに注目しなさい。この連続記録の平均 PetCO$_2$ は 50mmHg である。同時に測定した PaCO$_2$ は 74mmHg であり，PaCO$_2$ − PetCO$_2$ は 24mmHg となっている。

図3-6は高度COPD患者について毎回の呼吸のCO$_2$を持続モニタしたものです。この患者では，PetCO$_2$の平均値は約50mmHgですが，PaCO$_2$は74mmHgです。PaCO$_2$ − PetCO$_2$は約24mmHgです。この病態では，病的肺胞は均等に虚脱することはなく，呼気終末のサンプルには相当な量の死腔の空気が含まれるのです。

ある患者に，あるいはある肺疾患にどれだけ大きなPaCO$_2$ − PetCO$_2$が存在するかを知る方法はありません。24mmHgというのはPaCO$_2$とPetCO$_2$との差としては比較的大きなものですが，差が大きいということは必ずしもPetCO$_2$の有用性を損なうものではありません。そのことは次のセクションで指摘することになるでしょう。血液ガスの場合とまったく同じことで，この結果はすべての臨床所見と照らし合わせて，解釈しなければなりません。

呼気終末炭酸ガス分圧 PetCO$_2$ の正しい使用法

間欠的に動脈血液ガスを測定する方法よりもカプノグラフィーが優れている主な理由は以下のとおりです。

・採血を避けることができる
・PetCO$_2$ の連続的モニタリングができる。

したがって，PetCO$_2$ が PaCO$_2$ の近似値として使える条件の下では，PetCO$_2$ は ICU で非常に使い道があるのです。正しく使用される限り，PetCO$_2$ は動脈血の採血の回数を減らすことができますし，患者を安全にモニタリングできるのです。

PetCO$_2$ を正しく使用する上で大事なことが 2 つあります。第 1 番目は PaCO$_2$ との相互関係を確かめること，第 2 番目は PetCO$_2$ の解釈に影響する落とし穴を知ることです。

● PetCO$_2$ と PaCO$_2$ との相互関係

PaCO$_2$ と PetCO$_2$ との差が大きいことは PetCO$_2$ の生理学的持続モニタリングの価値を減じるわけではありません。PetCO$_2$ の上昇は PaCO$_2$ の上昇を示唆しますが，PetCO$_2$ の数値で PaCO$_2$ の値を決定することはできません。したがって，生理学的持続モニタリングに関しては，PetCO$_2$ を継続する前に，少なくとも 1〜2 回は，PetCO$_2$ と PaCO$_2$ とを 1〜2 回は比較するべきです。いったん，2 つの数値の差が確定すると，そして患者の病態が安定していれば，PaCO$_2$ の代わりに PetCO$_2$ でフォローアップすることができます。

Step.3 次に示すデータは人工呼吸器をつけて病態が安定した状態にある 38 歳の男性から得られたデータである。この患者の病態に大きな変化がないと仮定すると，人工呼吸器からウィーニングする場合に PetCO$_2$ をどのように使うことができるか？

動脈血液ガス		PetCO$_2$
F$_I$O$_2$	0.40	
pH	7.41	
PaCO$_2$	56mmHg	35〜40mmHg
PaO$_2$	70mmHg	
SaO$_2$	93%	
HCO$_3^-$	36mEq/L	

この患者の PetCO$_2$ は PaCO$_2$ より 16〜21mmHg だけ低くなっています。もし病態が安定していれば，PaCO$_2$ を知りたいと思う時はいつでも，この差を PetCO$_2$ に加えればいいのです（数 mmHg の誤差）。もしこの患者がまだ病態が安定しているなら，PaCO$_2$ を知るために動脈血を採血する必要はなくなります。もちろん，パルスオキシメトリーや呼吸数のような他のパラメータは中止せずに継続しなければなりません。

●PetCO$_2$の解釈に影響する落とし穴を知ること

　PetCO$_2$の解釈時にはいくつかの大きな落とし穴があります。しかし，全体としては頻度の高いものではありませんので，気管内挿管を受けている状態の患者においてPaCO$_2$の代わりにPetCO$_2$を使うことを控えることがあってはなりません。PetCO$_2$はパルスオキシメトリーのようには広く用いられていないため，あまりなじみのない測定法ですが，正しく使えば，有用なモニタリング手段です。落とし穴には次のようなことがあります。

1. 心停止，ショック，あるいはその他の肺血流低下状態においてPetCO$_2$をPaCO$_2$の代わりとして使うには，あまりにもPetCO$_2$がPaCO$_2$より低く，かつ，様々な程度に低下しています。このような状況では，直接にPaCO$_2$を測定するのが一番良いのです。しかし面白いことに，PetCO$_2$の変動は心拍出量の変化の程度の指針として使うことができます（下記参照）。

2. PetCO$_2$はPaCO$_2$より高くなることがあります。これを報告した論文はありますが，それほど多くはありません（Moorthy, et al. 1984; Stock 1995）。それは一時的に生じることがあります。例えば，高い酸素濃度の吸入気がヘモグロビンからCO$_2$を追い出す場合，あるいは，CO$_2$の産生が突然増加する場合などです。最後に呼出した空気には最後に吸入した空気が必ず含まれているので（CO$_2$がゼロの解剖学的死腔の空気），2つの数値の逆転は一時的であるはずです。数値の逆転の一番多い原因は，多分，PetCO$_2$とPaCO$_2$を正確に同時に測定しない場合です。もう1つの考えられる原因は，検査室での測定値につきものの変動です。もし，それぞれの精度が数mmHg以内ならば，PetCO$_2$がPaCO$_2$より高くなることも時にはあるでしょう。どのような場合でも，たとえPetCO$_2$がPaCO$_2$より高くなる時でも，その差は一般的に小さいものであり（＜5mmHg），患者の病態が安定しているならば，PetCO$_2$にはPaCO$_2$の経過を見るための利用価値はまだ十分残っています。

　　臨床的に安定しているということは，血圧や，分時換気量や，体温に大きな変化がなく，体動も普通である（不穏や痙攣などがない）という意味です。このような基準を基に，ICUの臨床家は患者の病態が安定しているかどうかを知るのです。

3. もう1つの落とし穴は，明らかな臨床的変化があるのに新たにPaCO$_2$との相関を調べることを省略する場合です。しばしばPetCO$_2$は，血液ガスとの相関をとらないで，長い間持続的に使用されていることがあります。患者の代謝の状態や，分時換気量や，心肺の状態の変化はすべて，PetCO$_2$とPaCO$_2$との差に影響を与えることがあります。臨床的に，あるいは生化学的に明らかな変化がある時は，PetCO$_2$とPaCO$_2$との相関をもう一度調べてみる必要があります。

PetCO$_2$の臨床的使用法

　臨床医学領域では，PetCO$_2$の使用に関する文献は膨大な数があり，なお増加しています（Clark, et al. 1992; Stock 1995; Wright 1992）。次のことをよく覚えておいて下さい。す

なわち，PetCO$_2$は持続的に測定できるので，間欠的な動脈血ガスモニタリングでは見逃しやすい換気の変化も簡単に発見できます。

- ICUにおける患者のモニタリングと人工呼吸器からのウィーニング。これが最も一般的な使用方法であり，特に，人工呼吸器を何日間も装着しているが，今は動脈ラインは使用していない患者の場合です。PetCO$_2$はPaCO$_2$の近似値として使われます。そして，パルスオキシメトリーと併用することにより，人工呼吸器の管理やウィーニングを安全に行うことができます。このようなモニタリングのもう1つの長所は，人工呼吸器回路の外れを発見できることです。なぜなら，もし回路が外れると，PetCO$_2$は急激にゼロに近づくので，PetCO$_2$モニタのアラームが知らせてくれます。
- 全身麻酔時の患者モニタリング。原理的にはICUで人工呼吸器をモニタする場合と同じ。
- 死腔気量の急激な増加と，2次的な肺の換気・血流比の変化の検出。死腔を増加させる病態はほとんど，PetCO$_2$を急激に低下させます（したがって，PetCO$_2$とPaCO$_2$との差を拡大します）。1つの理由は肺への血液の還流が低下するからです。このように心拍出量の急激な低下もPetCO$_2$の低下によって発見することができます。なぜなら，体外に排出するために肺に運ばれてくるCO$_2$が少なくなるからです（Isserles & Breen 1991; Shibutani, et al. 1992; Shibutani, et al. 1994）。同様に，心拍出量の増加の場合にはPetCO$_2$の増加を伴います（図3-7）。

PetCO$_2$が低下する肺の血液灌流に関連したもう1つの原因には急性肺動脈塞栓症があります（Eriksson, et al. 1989; Hatle & Rokseth 1974）。肺循環系の塞栓が生じると，一群の肺胞への還流が阻止されることで，新たな死腔が生成されます（図3-5Bに図示されているのと同じ原理）。空気はこれらの肺胞に到達しますが，灌流が阻止されるので，ガス交換には関与しません（死腔の生成）。死腔の急激な増加は非特異的のものであり，したがって，PetCO$_2$の低下があれば，さらに多くの診断的検査が不要になるものでもありません。

- 心停止状態からの生還不能の予測。CPR（心肺蘇生法）中の難治性の低PetCO$_2$は，心停止からの生還不能と相関があることを明らかにした論文はいくつかあります（Callaham & Barton 1990; Sanders, et al. 1989; Wayne 1995）。脈は触れないが心臓の電気現象は認められる患者（pulseless electrical activity）の大規模研究において，CPR開始10分後にPetCO$_2$＜10mmHgならば生還不能が予測可能であることが判りました。また，病院へ運ばれてくるまで生存できた人は皆，CPR開始20分後にPetCO$_2$＞18mmHgを示しました（Levine, et al. 1997; 図3-8）。

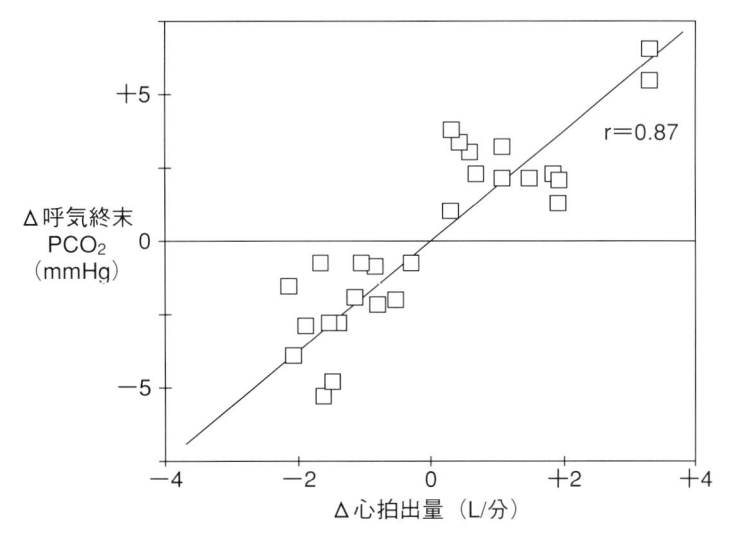

■図3-7 心拍出量の変化と $PetCO_2$ の変化との関係（Shibutani 1992の許可を得て転載）

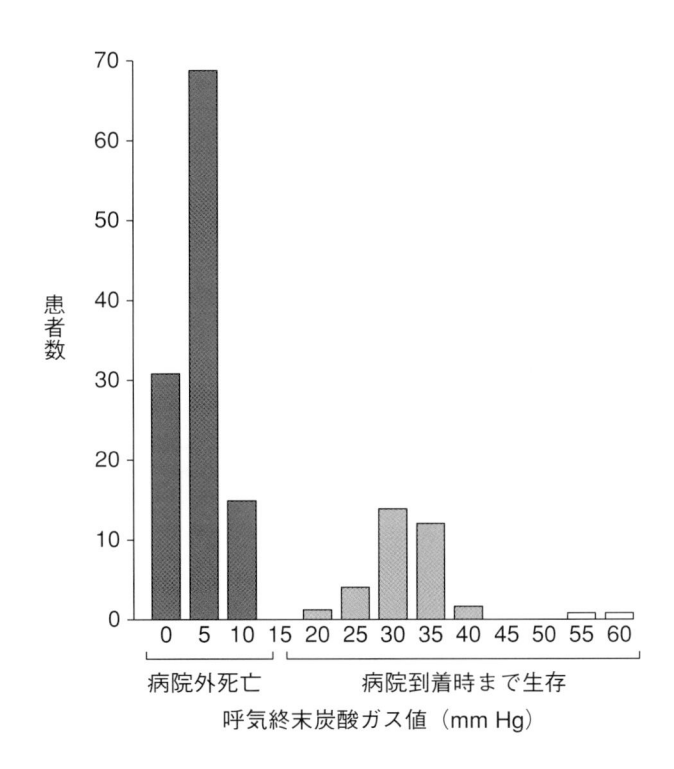

■図3-8 低い $PetCO_2$ は病院外での心停止患者で生還できないことを予測している
$PetCO_2$ の値ごとに患者群を分けている。$PetCO_2 < 10mmHg$ の患者はすべて病院外で死亡している。$PetCO_2 > 18mmHg$ の患者はすべて病院到着時は生存していた。Levine RL, Wayne MA, Miller CC. End-tidal carbon dioxide and outcome of out-of-hospital cardiac arrest. N Engl J Med 1997; 337: 301-6. より許可を得て転載。

問題 3-11. 次の各病態について，$PaCO_2 - PetCO_2$ は正常／ほぼ正常(N)であるべきか，あるいは異常(A)となるべきかを述べよ。

　　a) 高度の肺気腫を持つ64歳男性
　　b) 肺は正常だが，過換気を呈している35歳女性。$PaCO_2 = 25mmHg$
　　c) 肺は正常だが薬物中毒で換気が抑制されている24歳男性。$PaCO_2 = 55mmHg$
　　d) 肺塞栓症の42歳女性
　　e) 心原性ショックの78歳男性
　　f) 正常な肺を持つ30歳男性が10分間5mphの速度でトレッドミルをしている

$PaCO_2$ が酸素化と酸・塩基平衡に及ぼす関係

ガス交換や動脈血ガスについて論ずるなら，まず $PaCO_2$ から始めるべきです。$PaCO_2$ は，換気，酸素化，酸・塩基平衡に関する情報をもつ唯一の血液ガス値です。図3-9は $PaCO_2$ とそれぞれの関係を示しています。

・肺胞換気：$PaCO_2$ 式において（この章で考察したように）
・P_AO_2：肺胞気式において（第4章参照）
・pH：Henderson-Hasselbalch式において（第7章参照）

$PaCO_2$ は，実地臨床で動脈血ガスを理解するための鍵です。$PaCO_2$ とその応用のすべて（例えば，肺胞換気と分時換気量との差，過換気と低換気の決定因子，$PaCO_2$ は肺胞気式やH-H式にどう関与しているかということ，そして $PetCO_2$ の使いみち）を理解すると，動脈血ガスの読み方が自己流に会得できたということになります。

$$PaCO_2 = \frac{\dot{V}CO_2 \times 0.863}{\dot{V}_A}$$

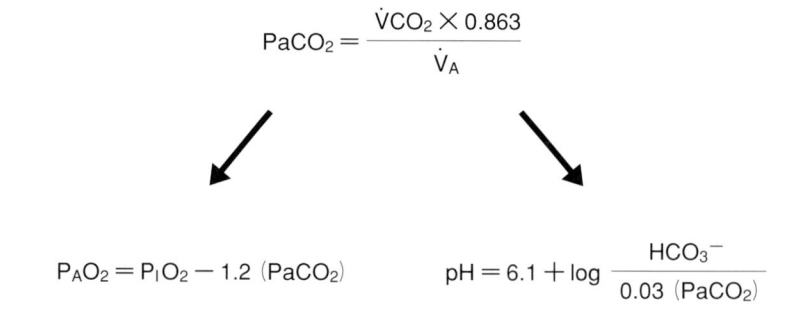

$$P_AO_2 = P_IO_2 - 1.2\,(PaCO_2) \qquad pH = 6.1 + \log\frac{HCO_3^-}{0.03\,(PaCO_2)}$$

■図3-9　換気，酸素化，酸・塩基式の中の $PaCO_2$
$PaCO_2$ の上昇は $\dot{V}CO_2$ に比べて少ない $\dot{V}_A$ を示し，P_AO_2（ここでは PaO_2）を下げ，pHを下げる。

問題 の解答

3-1. $\dot{V}_E$ ないし分時換気量は $12 \times 500 = 6\text{L}/$分。$\dot{V}_A = 3\text{L}/$分としてあるので，$\dot{V}_D = \dot{V}_E - \dot{V}_A = 3\text{L}/$分。死腔気量は死腔換気量の12分の1であるから250mL。

3-2. 肺胞換気は，肺胞に達し，ガス交換に関与する全換気量の部分である。定義によれば，気道に入るがガス交換に関与しない，残りものの空気のすべてが生理学的死腔量である。

3-3. まず，肺胞換気量を計算せよ。分時換気量は 24×300，つまり $7.2\text{L}/$分で，死腔換気量は 24×150，つまり $3.6\text{L}/$分であり，肺胞換気量は $3.6\text{L}/$分である。そこで以下の通りとなる。

$$\text{PaCO}_2 = \frac{\dot{V}\text{CO}_2 \times 0.863}{\dot{V}_A}$$

$$\text{PaCO}_2 = \frac{(300\text{mL}/\text{分}) \times 0.863}{3.6\text{L}/\text{分}}$$

$$\text{PaCO}_2 = 71.9\text{mmHg}$$

3-4. 患者は確かに低換気である。

3-5. $\dot{V}_A = \dot{V}_E - \dot{V}_D$
$\quad = 10(600) - 10(150)$
$\quad = 6 - 1.5$
$\quad = 4.5\text{L}/$分

$$\text{PaCO}_2 = \frac{(200\text{mL}/\text{分}) \times 0.863}{4.5\text{L}/\text{分}} = 38.4\text{mmHg}$$

3-6. この患者は炭酸ガス産生量に対して正常の肺胞換気を示している。しかし，呼吸困難の様子は患者が過換気しようと努力していることを示しているが，できておらず，十分危険な状態である。

3-7. 提示された例の中には，患者b)が明らかに過換気していることを示す情報しかない。他の2人の患者は過換気しているかもしれないし，また低換気状態なのかもしれない。呼吸数，一回換気量，副呼吸筋の活動はこの決定を得るための情報としては不十分である。

3-8. 図3-2のグラフから欲しい情報を得ることができるし，あるいはそれぞれの状態にPaCO$_2$式を使ってPaCO$_2$を計算することができる。下の解答は実際の計算から得られたものである。
   a) 30mmHg，$\dot{V}_A = 8.63\text{L}/$分。$\dot{V}_A$ が $7.63\text{L}/$分へ低下すればPaCO$_2$は33.0mmHgとなる（3mmHgの上昇）。
   b) 40mmHg，$\dot{V}_A = 6.47\text{L}/$分。$\dot{V}_A$ が $5.47\text{L}/$分へ低下すれば，PaCO$_2$は47.3mmHgとなる（7.3mmHgの上昇）。
   c) 50mmHg，$\dot{V}_A = 5.18\text{L}/$分。$\dot{V}_A$ が $4.18\text{L}/$分へ低下すれば，PaCO$_2$は61.9mmHgとなる（11.9mmHgの増加）。

Answer

3-9. この問題の中では，肺胞換気量は4L/分に固定されている。異なる炭酸ガス産生量について，$PaCO_2$式を使って$PaCO_2$は計算できる。

　a) 200mL/分 ; $PaCO_2$ = 43.2mmHg
　b) 300mL/分 ; $PaCO_2$ = 64.7mmHg
　c) 400mL/分 ; $PaCO_2$ = 86.3mmHg

3-10. 運動は炭酸ガス産生を増加する。正常な呼吸器系を持つ人は，どんな過剰の炭酸ガスをも排泄できる。すなわち，この過剰な炭酸ガス産生量を排出するのに見合うか，それ以上に肺胞換気を増強することができるのである。この症例のように重症のCOPD患者，あるいは他の型の慢性肺疾患患者は肺胞換気量を増加させることができないことが多い。この患者の安静肺胞換気量は

$$\frac{(20\text{mL}/\text{分}) \times 0.863}{40\text{mmHg}} = 4.32\text{L}/\text{分}$$

炭酸ガス産生を50%増加したが，肺胞換気量は全く変化しないので，新しい$PaCO_2$は

$$\frac{(300\text{mL}/\text{分}) \times 0.863}{4.32\text{L}/\text{分}} = 59.9\text{mmHg}$$

3-11.　a) A
　　　　b) N
　　　　c) N
　　　　d) A
　　　　e) A
　　　　f) N

第4章 PaO₂と肺胞気
― 動脈血PO₂較差

平均肺胞気酸素分圧と肺胞気式

　肺の主な機能は酸素および炭酸ガスを大気と交換することです。肺は新鮮な空気，すなわち，21%の酸素，78%の窒素と微量の炭酸ガスから構成された混合気を吸い，古く汚れた空気，すなわち，17%の酸素，吸入気と同じ濃度の窒素，4%の炭酸ガスからなる混合気を排出します（図4-1）。

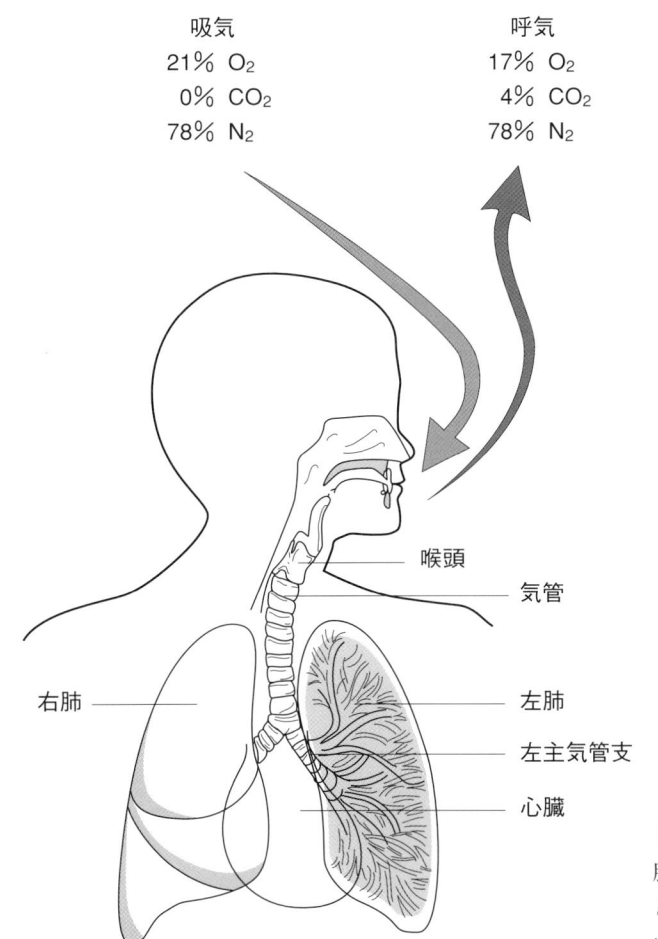

吸気
21% O_2
0% CO_2
78% N_2

呼気
17% O_2
4% CO_2
78% N_2

喉頭
気管
右肺
左肺
左主気管支
心臓

■図4-1　肺内でのガス交換
肺は新鮮な空気を取り込む。吸気と呼気の差は大気とガス交換していることを示している。

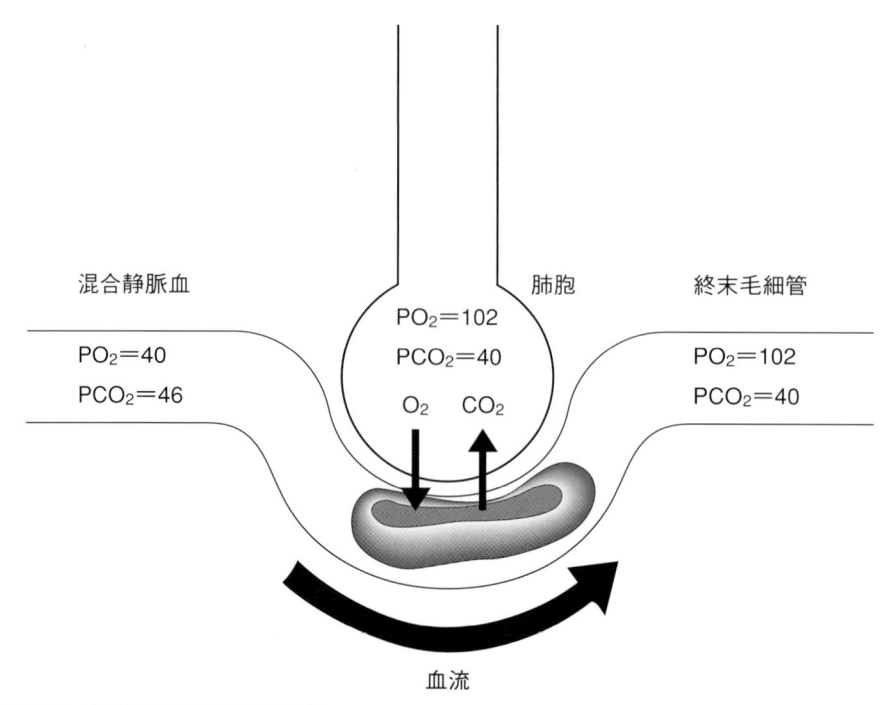

```
                     混合静脈血              肺胞              終末毛細管
                                        PO₂＝102
                     PO₂＝40              PCO₂＝40             PO₂＝102
                     PCO₂＝46             O₂   CO₂             PCO₂＝40

                                          血流
```

■ **図 4-2　肺胞と毛細血管間のガス交換**
酸素と炭酸ガスのガス交換は以下のように行われる。すなわち，肺胞－毛細血管膜を介して，ガス分圧の高い領域からガス圧の低い領域へ拡散によってガスが移動する。この図では，肺胞毛細管に流入してくる血液（混合静脈血）と肺胞の PCO_2 の差は 6mmHg である。肺胞毛細管に流入してくる血液と肺胞の PO_2 の差は 62mmHg である。終末毛細管の PO_2 と PCO_2 はそれぞれ，肺胞の PO_2 や PCO_2 と同等である。

　　ガス交換に関与するのは炭酸ガスと酸素だけです。窒素や他の不活性ガスの正味の出入りはありません。炭酸ガスと酸素の交換は肺胞－毛細血管膜を介して，ガス圧が高い所からガス圧の低い部位への受動的な拡散（図4-2）によって行われます（20世紀の初期には，ガス交換に能動的な輸送が関与しているかどうかという論争がありました。しかし，いろいろな標高での実験により，受動的拡散が唯一の生理的な過程であることが明らかになったのです）。

　　図4-1，図4-2に示したガス交換の過程はいつでも簡単に調べることができます。すなわち，数個の測定値（PaO_2，SaO_2，ヘモグロビン含量）と計算値（A-a PO_2，動脈血酸素含量）です。これらの測定値と計算値，さらにそれらの関係をよく理解することが，この章と次の２つの章の主題です。

　　酸素は拡散によって肺毛細血管に入りますから，肺胞気酸素分圧（P_AO_2）は肺毛細血管や動静脈の PO_2 より大きい値になっているはずです。同じ理由で，P_AO_2 は PaO_2 の上限を決めています。すなわち PaO_2 が P_AO_2 以上の値になることはありません。いわゆる理想的肺胞であれば，PaO_2 は P_AO_2 と等しいでしょう。しかし，ガス交換は理想的には行われませんから，PaO_2 は P_AO_2 の計算値よりも必ず低くなります。P_AO_2 の計算値と PaO_2 の測定値との実際の差異を生じる要因はいくつかありますが，その最も重要なものは数

億の肺胞−毛細管単位の中での換気量と血流の割合です。

個々の肺胞は数億個もあります。その内部の空気中のPO₂が均一でないのは，主として重力やコンプライアンスの作用があるからです（直立している人では，肺のコンプライアンスすなわち伸展性は肺尖部で最も小さく，肺底部で最大になります）。臨床の目的では，個々のP_AO_2値の分布に関心を持つ必要はありません。全肺胞の平均PO₂を知るだけでよいのです。その値は次の肺胞気の式から得られます。

$$P_AO_2 = P_IO_2 - 1.2 (PaCO_2)$$

ここでは $P_IO_2 = F_IO_2(P_B - 47)$

肺胞気式は，P_AO_2が吸気のPO₂からPaCO₂（1.2を掛けたもの）を差し引いたものに等しいことを表しています。肺胞気式は正しくはP_ACO_2を使って導かれるものですが，ここでは（PaCO₂式と同様），$PaCO_2 = P_ACO_2$としてあります。

1.2という係数がでてくるのは，炭酸ガス排泄より酸素摂取量が多いために生ずる窒素分圧のわずかな変化のためです。酸素摂取量と炭酸ガス排泄量の比は呼吸商と呼ばれ（臨床的には）0.8という値に仮定してあります。臨床の状況では，RQ（呼吸商）を測る必要はありません(Cinel, et al. 1991)。

F_IO_2が増すにつれ，窒素が体内から除去されるので，この乗数係数は小さくなります。肺胞と血液から完全に窒素を除くと（100％酸素で呼吸すると），この係数は1.0になります。臨床では，F_IO_2 0.6まではこの係数は1.2として用いますが，F_IO_2が0.6以上では1.0を用いた方がよいのです(Martin 1986)。

P_IO_2の計算式では，乾燥大気圧を得るために大気圧から水蒸気圧（47mmHg）を引いてあります。体温の変化につれて水蒸気分圧はわずかに変化しますが，患者のP_AO_2を計算するときにこれが問題になることは滅多にありません。

問題

4-1. 肺胞気を低下させないのは以下のいずれですか？
 a) 高度が上がる
 b) P_ACO_2の上昇
 c) 静脈血混合の増加
 d) 息こらえ

4-2. 肺胞気を上昇させないのは以下のいずれですか？
 a) F_IO_2の増加
 b) 大気圧の増加
 c) 過換気
 d) 静脈血混合の減少

どんな標高でも大気のF_IO_2は0.21（21％）です。患者が酸素吸入中の場合では，正確なP_AO_2を得るためには正しいF_IO_2を知らなければなりません。しかし，採血の行われた場所のおよその平均大気圧が分かっていれば，普通は大気圧(P_B)を測定する必要はありま

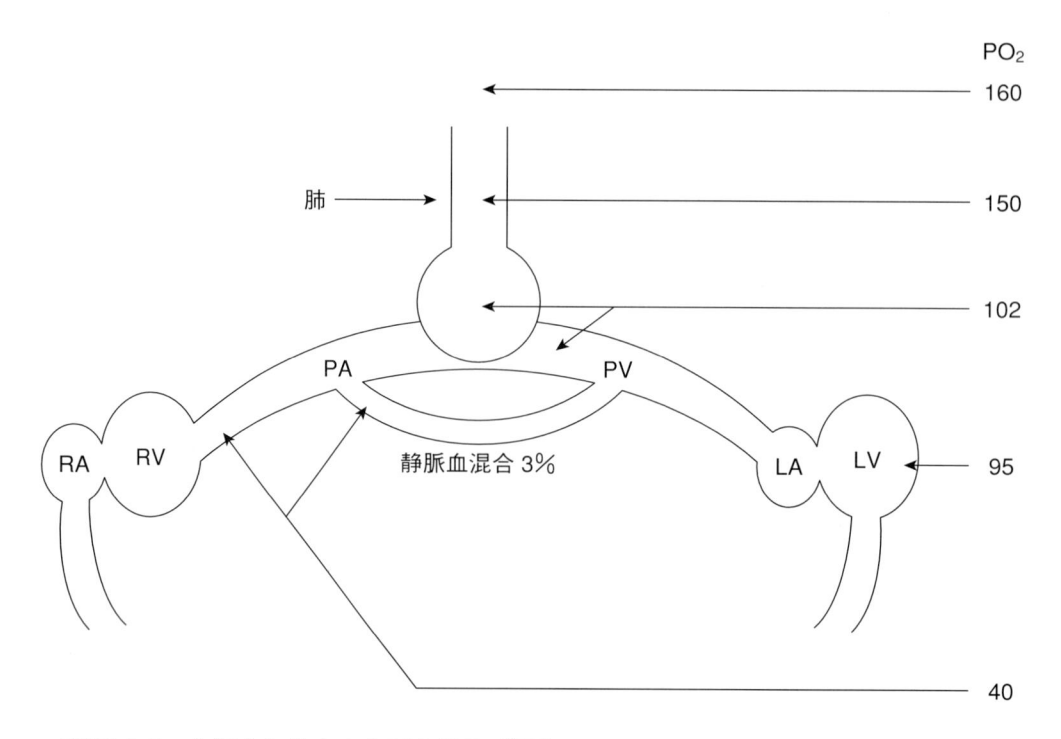

■図4-3　大気中から血中までのPO₂分圧

PaO₂は肺胞気PO₂と肺の構造によって決まる。その構造とは，肺胞気と毛細血管境界に影響を及ぼすすべての因子を含んでいる。換気・血流比の不均衡が正常範囲にあるならば，静脈血混合は約3％になる。すなわち心拍出量の3％が酸素化されないことを意味している（肺動脈から肺静脈へのシャントとして図示されている）。大気圧760mmHg，F$_I$O₂ 0.21，正常肺という仮定のもとで，PO₂値が計算されている。すなわち，PO₂は，大気では160，気管レベルでは150，肺胞では102，動脈血では94，静脈血40mmHgである。PaO₂はSaO₂の2つの主要な決定因子のうちの1つである。他の1つは酸素解離曲線の位置である（第6章）。Martin L. Pulmnary physilogy in clinical practice. St Louis: Mosby-Year Book, 1987. RA；右房，PV；肺静脈，RV；右室，LA；左房，PA；肺動脈，LV；左室。

せん（例えば，海水面では760mmHg，盛岡では718mmHg，軽井沢では677mmHg）。この仮定によってP$_A$O₂の計算が簡単になります。というのは，一定の場所では，乾燥大気圧については同じ数値を使えばよいからです。表4-1はいろいろな標高でのガス圧を表しています。

表4-1のP$_I$O₂は気管内の空気についての表であることに注意しましょう。気道のこの位置では，水蒸気が加わっているので，P$_I$O₂を得るためには大気圧から水蒸気圧（47mmHg）を差し引かなければなりません。第1章では，乾燥気のPO₂を計算して，軽井沢については142mmHgという値がでました。それがいったん気管にはいると，PO₂は132mmHgとなります。

表4-1 いろいろな標高*におけるガス圧

場所	標高	P_B	F_IO_2	P_IO_2	$PaCO_2$	P_AO_2	PaO_2
海面位	0	760	0.21	150	40	102	95
盛岡	157	718	0.21	141	40	93	86
軽井沢	1004	677	0.21	132	36	89	82
富士山	3773	478	0.21	91	32	53	46
エベレスト山頂	8848	253	0.21	43	7.5	34	27

*標高(メートル),圧(mmHg)

P_B = 大気圧
F_IO_2 = 吸入酸素濃度
P_IO_2 = 気管内での吸入気の酸素圧
$PaCO_2$ = 動脈血 PCO_2(肺胞気 PCO_2 とみなせる)
P_AO_2 = 肺胞気 PO_2 (P_AO_2 は R 値を 0.8 として計算した。エベレスト山頂では 0.85 (West 1983)として計算した。)
PaO_2 = 動脈血 PO_2 (各高度で $P_{(A-a)}O_2$ 7mmHg と仮定して求めた。それぞれの PaO_2 はそれぞれの高地に関しては正常である。)

表4-2 肺胞気式を臨床で使う場合の仮定と臨床的実態

仮定	実態
1. 採血時の正確な大気圧を知る	1. P_B は実際は 1 日 1 回しか測定しないし,日内変動も存在する
2. 呼吸商は 0.8	2. 呼吸商は測定されることはほとんどないが,変化することはある
3. $PaCO_2 = P_ACO_2$	3. 肺疾患では,しばしば $PaCO_2 \neq P_ACO_2$
4. 水蒸気圧は 47mmHg	4. 体温によって,水蒸気圧は変化する
5. 患者が酸素吸入している時は正確な F_IO_2 を知る	5. 患者が特殊なタイプの顔マスク(ベンチュリー)を使うか,あるいは人工呼吸器につながれていない限りは,F_IO_2 は正確ではない

Step.1 盛岡で通常状態で大気を呼吸している患者の P_IO_2(気管内の)はいくらか?

a) 141mmHg

b) 713mmHg

c) 大気圧を測定しなければならない

厳密好きの人はcと答えるかもしれませんが,この計算では,気圧の日ごとのわずかの変動は問題にはなりません。平均 P_B が約 718mmHg である盛岡では,通常の室内気の P_IO_2 は次のようになります。

$$0.21(718 - 47) = 141\text{mmHg}$$

このように（P_B，R値，水蒸気圧などについて）すべてを仮定してしまうと，肺胞気式はあまり正確ではなくなってしまうのでしょうか？　そんなことはまったくありません。表4-2に示した肺胞気式の臨床応用時の仮定によって，P_{AO_2}は計算しやすくなり，患者を測定するのに使いやすくなります。肺胞気−動脈血PO_2較差を小数以下まで，例えば25.7mmHgというように報告しているのを見るといつも笑ってしまいます。そんな精度はあり得ないので形だけのものであり，また臨床的にも不必要です。

問題 ▶　4-3.　海水面でF_IO_2が0.40のとき，気管内でのP_IO_2はいくつか？

a）100mmHg

b）150mmHg

c）200mmHg

d）285mmHg

e）情報がもっとないと決められない

4-4.　海水面で，次の条件下ではP_{AO_2}はいくつか？

a）$F_IO_2 = 1.00$，$PaCO_2 = 30$mmHg

b）$F_IO_2 = 0.21$，$PaCO_2 = 50$mmHg

c）$F_IO_2 = 0.40$，$PaCO_2 = 30$mmHg

4-5.　エベレスト山頂で，次の条件下ではP_{AO_2}はいくつか？

a）$F_IO_2 = 0.21$，$PaCO_2 = 40$mmHg

b）$F_IO_2 = 1.00$，$PaCO_2 = 40$mmHg

c）$F_IO_2 = 0.21$，$PaCO_2 = 10$mmHg

肺胞気 — 動脈血 PO_2 較差

P_{AO_2}の計算値をPaO_2測定値と比較すると，患者のガス交換状態についての非常に有益な情報を得ることができます。すでに指摘したように，PaO_2はP_{AO_2}より高い値はとり得ないので，いつも低い値になるはずです。この2つのPO_2の間の差を決める要因はいくつかあって，そのうち最も大きいものが無数にある肺胞−毛細血管単位の中の換気・血流比の分布なのです。

低酸素血症（hypoxemia）の生理学的原因として，拡散障害と換気・血流比不均衡を区別することは重要です。両方の過程とも肺胞気から血液中への酸素移動（oxygen transfer）に影響を及ぼしていますが，低酸素血症で，臨床的に重要な役割を担っているのは後者だけです。

拡散とは，ガスが膜を介して高圧の領域から低圧の領域へ移動する生理学的機序です。

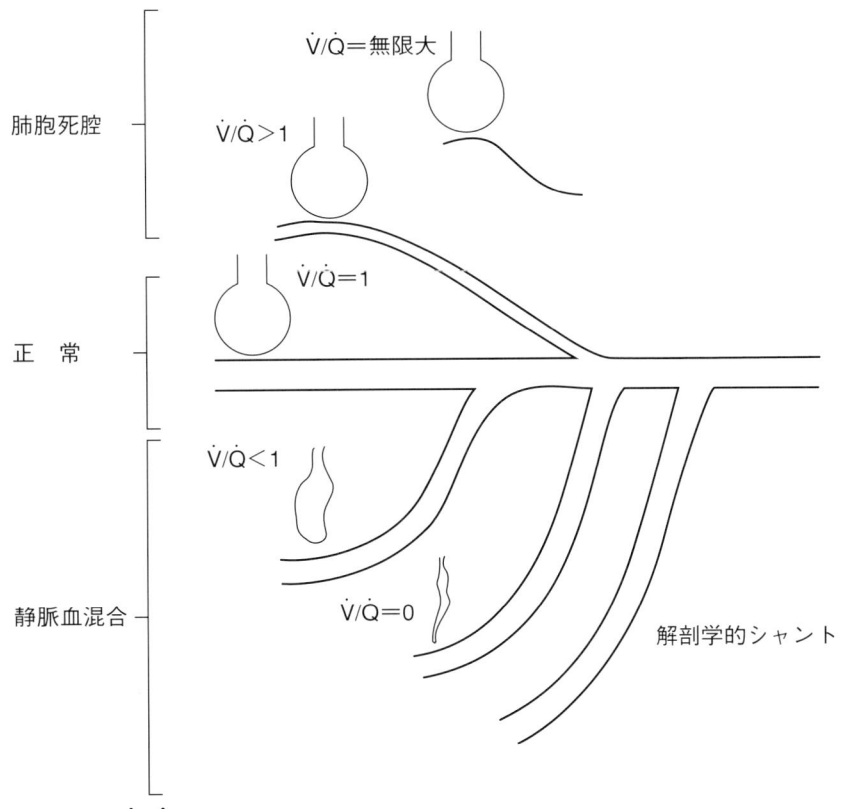

■図4-4 $\dot{V}/\dot{Q}$比の範囲
低い$\dot{V}/\dot{Q}$比を有する肺胞－毛細血管単位は静脈血混合を示している。高い$\dot{V}/\dot{Q}$比を有する単位は肺胞死腔を示している。

ここでは，1つ1つの肺胞腔から肺胞毛細血管膜を横切って肺胞毛細血管へ酸素が移動し，炭酸ガスがこれと反対方向へ移動することをいいます。

　酸素も炭酸ガスも，肺胞腔と毛細血管の間でそれぞれの圧力差があるので，肺胞－毛細管膜を通って拡散します。どちらのガスも，拡散は迅速で効果的ですから，患者が安静にしている場合は，どんな（例えば肺線維症や，うっ血性心不全のような）障害肺であっても，拡散障害によって重篤な低酸素血症になることはありません。

　ある状況，例えば間質性肺線維症の患者の運動時などでは，拡散障害が低酸素血症を生じることがあります。炭酸ガスに関していえば，どんな場合でも拡散障害は炭酸ガス蓄積の原因にはなりません。炭酸ガス蓄積を拡散障害のせいにするのはよくある誤解です。炭酸ガスの蓄積は拡散障害のためではなく，肺胞の換気不足のために起こるのです。

　$\dot{V}/\dot{Q}$比と省略される「換気・血流比」という用語は，1分間に肺胞に流入する空気の量と肺胞の1分間の毛細血管血流量との比のことです。$\dot{V}/\dot{Q}$比が1.0というのは，ある肺換気量（例えば1mL/分）と，それと等量（1mL/分）の肺胞毛細血管血流との間で，ガス交換が成立するということです。換気量が血流量に等しいというのは理想的な場合です。図4-4は$\dot{V}/\dot{Q}$比のいろいろな値を示しています。

「V̇/Q̇不均衡」は一定の血流量に対して換気量が多かったり，少なかったりする場合に起こります。例えば，もし肺胞の換気量が肺胞の血流量に対して2倍なら，その肺胞単位のV̇/Q̇比は2.0で，もし血流に対して換気が2分の1ならV̇/Q̇比は0.5です。

正常の立位の肺では，肺尖肺胞はV̇/Q̇比が高く，肺底部肺胞は低くなります。V̇/Q̇比が高ければ肺胞死腔となり（生理学死腔），換気は無駄になります（第3章参照）。こういう肺胞を通る血液はPO_2値が高めで，PCO_2値が低めです。V̇/Q̇比が低いと換気不足になり肺毛細管血流の酸素化の不足や，あるいは静脈血混合（静脈血が，正常に酸素化された血液と混合する）になります。平均的な肺胞単位に比べて，V̇/Q̇比の低い肺胞単位から出ていく血液はPO_2値が低めでPCO_2値が高めです（図4-4）。

血流はあるが，換気のまったくない肺胞単位は，V̇/Q̇比が0であり，これを，通称，シャント（専門的には，肺毛細血管血流の右－左シャント）といいます。V̇/Q̇比0の肺胞単位は，血流が解剖学的にシャントする（例えば，動静脈瘻）場合と酸素化効果が同じになります。したがってシャントは，V̇/Q̇不均衡の最たるものです。この場合は酸素を吸入しても，シャント血を酸素化することはできません。一方，肺胞単位のV̇/Q̇比が低くても，そこを流れる血流はF_IO_2を高くして十分な時間をかければ酸素化されます。

正常肺ではV̇/Q̇比の高い単位もあり，V̇/Q̇比の低い単位もありますが，これらのV̇/Q̇比は平均化する傾向があり，正常肺の全体としてのV̇/Q̇比は1.0に近くなります。そうはいっても，過剰換気の肺胞単位は，V̇/Q̇が低いか0の肺胞単位の酸素化不足を完全には補いきれません。この理由により，PaO_2はP_AO_2よりやや低めとなります。P_AO_2とPaO_2とのこの正常な較差はV̇/Q̇の不均等によるもので，拡散障壁によるものではありません。

正常なV̇/Q̇比の場合，肺胞から出て行く血流のPO_2（end-capillary PO_2）はP_AO_2とほとんど同じです（図4-2）。PaO_2とP_AO_2との較差は，肺胞血流に比して換気の不足した肺胞単位が一部にあるために生じます。これらの単位を流れ出た血液は，V̇/Q̇の高い単位から出たよく酸素化された血液と混じり合うと，結果として常にPaO_2は平均肺胞気酸素分圧（P_AO_2）より低くなります。単純に言えば，V̇/Q̇不均衡が大きくなればなるほど，低酸素血症は増悪します（十分な肺胞換気がありさえすれば，低酸素血症が必発な程度のV̇/Q̇不均衡があっても，炭酸ガスは影響を受けないですみます）。

A-a勾配（gradient）という用語は実は間違った命名です。なぜなら，P_AO_2とPaO_2との間の差は，V̇/Q̇不均衡あるいは拡散障害によるものであって，肺胞と肺毛細血管血との間の酸素の差ではないからです。生理学的に正しい用語はA-a O_2較差（difference）です（ここでは慣習として，A-a O_2較差と訳すことにします）。この較差は酸素圧の1つですから，これからは$P_{(A-a)}O_2$と書きましょう。

Step.2 もし，V̇/Q̇不均衡がなければP (A-a) O_2はa），b）のいずれか？
　　a）V̇/Q̇不均衡がある場合と同様
　　b）ほぼ0

もし$\dot{V}/\dot{Q}$不均衡がなければ，$P(A\text{-}a)O_2$は0といってよいでしょう。換気と血流がつり合っていて，肺胞毛細管膜が正常の厚さならば，肺胞気と毛細管終末のPO_2（end-capillary PO_2）との差は無視してよいのです。すなわち正常肺では，その膜を横切る酸素拡散は「完全」です。（0でない）有限のP(A-a)O_2ができるのは，正常肺では（主として重力による結果できた）$\dot{V}/\dot{Q}$不均衡のために，低$\dot{V}/\dot{Q}$の，血流に比して換気が少ない肺胞単位が生じるからです。こういうことが起こるのは主として肺底部です。

この低$\dot{V}/\dot{Q}$単位は毛細血管終末PO_2を低下させます。こうなると，PaO_2値がP_AO_2値より低くなります。$\dot{V}/\dot{Q}$不均衡がまったくない（存在し得ない理想的肺）ならば，全毛細血管終末PO_2値の平均値，つまり，PaO_2はP_AO_2と等しくなります。

Step.3 $P(A\text{-}a)O_2$の正常範囲は？

a) 若年から中年で，通常状態の大気（F_IO_2 0.21）を呼吸している人は，5〜15mmHg

b) 老人でF_IO_2 0.21なら15〜25mmHg

c) 100%の酸素で呼吸していれば，10〜110mmHg

d) 上記はすべて正しい

正常の$P(A\text{-}a)O_2$はしばしば5〜15mmHgとされていますが，これが正しいのは，aのような特定の場合だけです。老人ではP(A-a)O_2の正常値はもっと高くなります（図4-5）。Sorbiniら（1968）は（健常者の仰臥位で）次のような関係式を導きました。

$PaO_2 = 109 - 0.43 \times$（年齢）

また，P(A-a)O_2はF_IO_2によって変わるので（図4-6），答えとしてはdが正しいのです。

肺の酸素移動は適切か？　$P(A\text{-}a)O_2$の臨床的有用性

もしP_IO_2が一定で$PaCO_2$が上昇するなら，必ずP_AO_2（とPaO_2）が減少します。P_AO_2は既知の（あるいは仮定した）因子に基づいた計算値ですから，その変化は予知できます。これに対してPaO_2は，P_AO_2で理論的に最大値が決められる1つの測定値で，また，$\dot{V}/\dot{Q}$比不均衡，心拍出量，肺動脈に流入する血液（静脈血混合）の酸素含量によって決まる実測値です。特に，$\dot{V}/\dot{Q}$比不均衡が大きくなればなるほど，PaO_2はP_AO_2から計算した値から大きくかけ離れるようになります。

Step.4 症例

27歳の女性が胸膜性胸痛を訴えて救急室へ来た。彼女は避妊目的のピルを常用していた。胸部X線と理学的検査は正常であった。動脈血ガスは以下の通りであった：pH7.45，$PaCO_2$ 31mmHg，HCO_3^- 21mEq/L，PaO_2 83mmHg（F_IO_2 0.21，P_B 747mmHg）。ウィルス性の胸痛（胸膜痛，pleurodynia）という疑診がもたれ，鎮

痛剤の処方をもらい退院した。

この患者の救急室における P_IO_2，P_AO_2，$P(A-a)O_2$，PaO_2/F_IO_2 はいくつか？

$P_IO_2 =$

$P_AO_2 =$

$P(A-a)O_2 =$

$PaO_2/F_IO_2 =$

この若い女性のPaO$_2$は、最初は正常と診断され、酸素移動の低下は見過ごされていました。P$_I$O$_2$とP$_A$O$_2$の計算値はそれぞれ147mmHgと110mmHgでした。こうして、彼女のP(A-a)O$_2$は(110 − 83 =)27mmHgという高い値で、ガス交換は異常を示していたのです。彼女は翌日、同じ痛みを訴えて再び来院しました。肺血流シンチグラフィが施行され、肺動脈塞栓症(PE)の強い疑診断がもたれました。初診時のP(A-a)O$_2$の増加の原因は、疑いなく肺動脈塞栓症だったのです。

この症例が明示するように、得られたPaO$_2$の正しい解釈のためには、P$_A$O$_2$を計算することの重要性を考慮しなければなりません。今、PaO$_2$が55mmHgであるという血液ガスデータがあったとしましょう。正常値より低いのはなぜだろう？ 大気圧が低いためか？ F$_I$O$_2$が低いからか？ 低換気か？ あるいは、その低PaO$_2$は肺のガス交換障害を表しているのか(だから$\dot{V}/\dot{Q}$比不均衡をきたしているのか)？ これらの日常の臨床的な疑問に対する解答は、P$_A$O$_2$を計算し、P(A-a)O$_2$を知ることで、解決できることが多いのです。

PaO$_2$を正しく解釈するには、少なくともP$_A$O$_2$式の中にある大気圧、F$_I$O$_2$、PaCO$_2$の値を知らなければなりません。いま95mmHg，60mmHg，28mmHgという3つのPaO$_2$値を考えてみましょう。PaO$_2$の正常範囲だけを根拠にすると、最初の値は正常で、後の2つは低く、最後のものは危険であるように思えます。しかし、これら3つの値のうちどれがガス交換の異常を表しているのでしょうか？ これら3つの値だけで、肺が正しく機能しているかどうかを診断することができるのでしょうか？「正常な」PaO$_2$が重篤なガス交換障害を示していることはないでしょうか？ 後の2つの数値についても、ガス交換障害がないこともありうるのでしょうか？

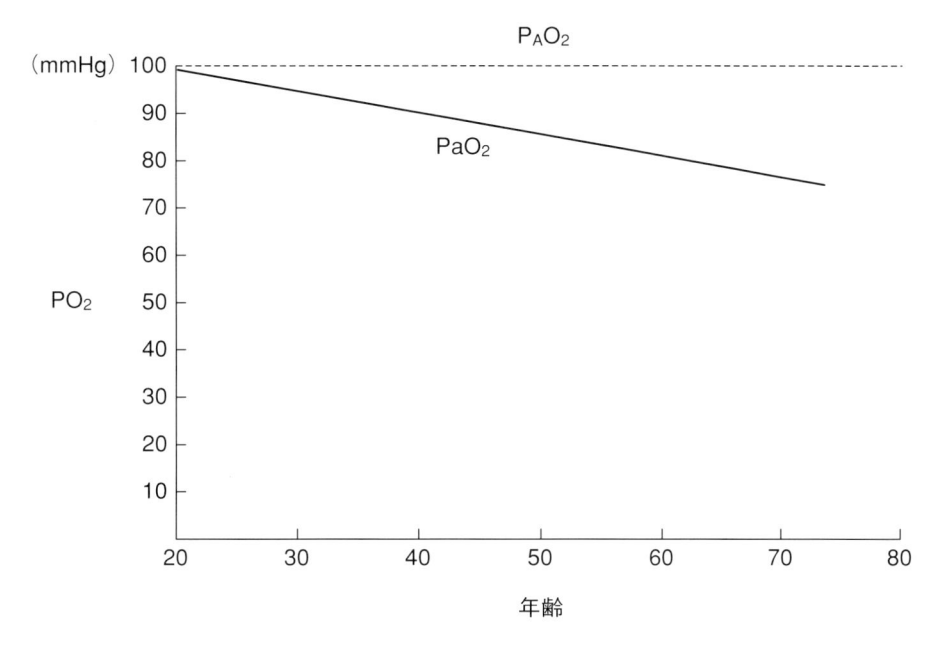

■図4-5　P_AO_2 と PaO_2 の経年的変化

年齢が高くなるにつれて，PaO_2 は低下し，$P_{(A-a)}O_2$（すなわち $P_AO_2 - PaO_2$）は増大する（PaO_2 のグラフは Sorbini CA, Grassi B, Solinas E, Muiesan G. Arterial oxygen tension in relation to age in healthy subjects, Respiration, 1968; 25: 3-13. のデータを引用）。

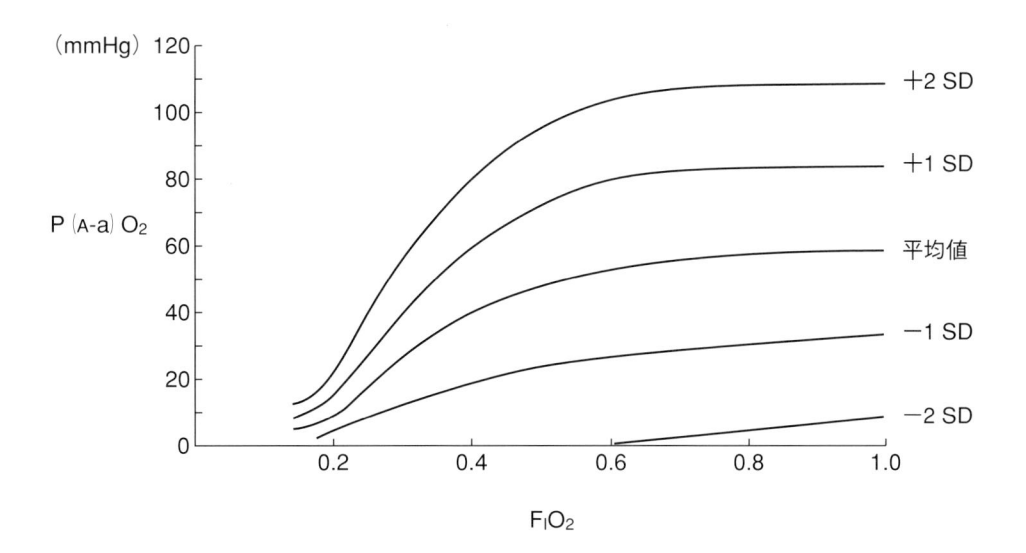

■図4-6　F_IO_2 0.21から1.00まで変化させた時の $P_{(A-a)}O_2$ のバラツキ

年齢40歳から50歳の健常者16名から求めた（Harris EA, Kenyon AM, Nisbed HD, et al. The normal alveolar-arterial oxygen tension gradient in man, Clin Sci Mol Med 1974; 46: 89-104.）。曲線は平均値および ± 2SD, ± 1SD を表している。

$P_{(A-a)}O_2$ は F_IO_2 を増加させていくと，0.6までは増加するが，以後 F_IO_2 を増しても平坦になってしまう。F_IO_2 が1.00の場合，$P_{(A-a)}O_2$ が100mmHgを超えることは健常者でもあり得る。

Step.5 　PaO₂ 95mmHgが重症のガス交換障害を反映するのは，どのような条件下であるか？

PaO₂ 95mmHgという値は100％酸素吸入下なら大気圧が非常に低くない限り異常です。

Step.6 　42歳の男性が純酸素を吸入していたとしたら，PaO₂はいくつになるだろうか（このF_IO_2で，正常換気で，760mmHgの大気圧ならばP(A-a)O₂の正常値は100mmHgとみなされる）。

  a) 100mmHg
  b) 250mmHg
  c) 550mmHg 以上

肺胞気式を用いると，次のようになります。

  $P_{AO_2} = 1.00(760 - 47) - 40mmHg = 673mmHg$

もしPaO₂がわずか95mmHgならば，P(A-a)O₂は578mmHgとなり，重症のガス交換障害と肺水腫や急性呼吸窮迫症候群のような重篤な疾患の兆候となります。P_{AO_2}計算によるデータの追加の他には，PaO₂ 95mmHgが表しているガス交換障害が正常か異常かを評価する方法はありません。

Step.7 　PaO₂ 60mmHgがガス交換異常を表すものではないのは，どのような条件下であるか？

ここでもまたF_IO_2，大気圧，PaCO₂を知る必要があります。肺のガス交換機能に障害がなくても，これらの3つの因子のうちのどれか1つがP_{AO_2}を減少させるかもしれないからです。

Step.8 　35歳の女性で睡眠薬過剰服用の患者がPaCO₂ 65mmHg，PaO₂ 60mmHgを示したが，この場合のP(A-a)O₂はいくつか？　大気圧は760mmHgで，通常の空気を呼吸しているとする。

肺胞気式を用いると以下のことが分かります。

  $P_{AO_2} = 0.21(713) - 1.2(65) = 72mmHg$

PaO₂は60mmHgですから，P(A-a)O₂は12mmHgで正常値です。その患者は薬物中毒により全体として低換気状態ですが，肺の酸素交換には問題はありません。正常P(A-a)O₂

はガス交換に関しては肺機能が正常であり，この際の問題点は中枢神経系の抑制による低換気であることを示しています。

もし，上と同じ条件下でPaO_2が40mmHgであれば，$P(A-a)O_2$は32mmHgとなる訳で，このガス交換の障害を説明するために，誤嚥性肺炎や肺水腫のような肺疾患を検索することになるでしょう。

Step. 9　健常者がPaO_2 28mmHgを呈するのはどのような条件下であるか？

ここでもまた，F_IO_2，大気圧，$PaCO_2$を知らなければなりません。F_IO_2が非常に低ければ，このPaO_2値を説明できるでしょう。海水面でわずか8%のF_IO_2を呼吸している患者のP_IO_2は57mmHgになります。そして過換気により$PaCO_2$は20mmHgになっていれば，肺胞気PO_2の計算値は33mmHg（57 − 1.2 × 20）で$P(A-a)O_2$は5mmHgです。この症例の病態は肺のガス交換障害ではなく，環境によるものです。

エベレスト山頂で通常の呼吸下では，PaO_2 28mmHgというのも，正常です。ここでは大気圧は253mmHgに過ぎないし，P_IO_2は43mmHg（表4-1）しかありません。その山頂で酸素吸入なしで生存するには（数人によって成し遂げられた偉業），登山家は激しい過換気を行わなければなりません。もし登山家のPCO_2が40mmHgのままであったとすれば，そのP_AO_2は−5mmHgとなり，とても生存できるような値ではありません。

あるエベレスト登頂探検隊では，酸素吸入を中止して10分後の登山家の呼気終末PCO_2（end-tidal PCO_2，P_ACO_2に相当）を測定したところ，値は7.5mmHgでした。P_AO_2の計算値はわずか35mmHgです。Westらは，7mmHgという$P(A-a)O_2$の理論値に基づいて，エベレスト山頂での登山家のPaO_2は，28mmHgという驚くべき数字であると判定しました。それは極端に低値ではありますが，その環境条件ではガス交換が「正常」です（West, et al. 1983）。

要約すると，PaO_2を正しく解釈するためには，P_AO_2，大気圧に基づく計算値，F_IO_2，水蒸気圧および$PaCO_2$を知る必要があります。

問題　4-6．以下のそれぞれの症例について，肺胞気式の簡便式を用いて$P(A-a)O_2$を計算せよ。大気圧は760mmHgとする。また，a)〜e)のうちどれが最も，肺疾患を有していそうか？そして，これらの値のうち，測定または記録の過誤はあるだろうか？

a) 35歳の患者で，$PaCO_2$ 50mmHg，PaO_2 150mmHg，F_IO_2 0.40

b) 44歳の患者で，$PaCO_2$ 75mmHg，PaO_2 95mmHg，F_IO_2 0.28

c) 不安な表情の若い男性で，PaO_2 120mmHg，$PaCO_2$ 15mmHg，F_IO_2 0.21

d) ICUの女性患者で，PaO_2 350mmHg，$PaCO_2$ 40mmHg，F_IO_2 0.80

e) この男性は，PaO_2 80mmHg，$PaCO_2$ 72mmHg，F_IO_2 0.21

PaO_2/F_IO_2 およびその他の低酸素血症の指標

$P_{(A-a)}O_2$ の概念は生理学的に理論が確立しており,かつ,広く使用されていますが,実際に臨床で用いる場合には次の2つの問題に遭遇します。

1. $P_{(A-a)}O_2$ の正常値は,F_IO_2 次第で有意に変化します。室内気では約5〜15mmHg,100％の吸入気酸素濃度では＞100mmHgとなります。
2. 表4-2に列挙した仮定をすべて取り入れたとしても,$P_{(A-a)}O_2$ の計算は少し面倒です。

したがって,実際の臨床では,他の低酸素血症の指標が検討されてきました。それには次の指標があります。

- PaO_2/F_IO_2
- PaO_2/P_AO_2
- $P_{(A-a)}O_2/PaO_2$

これらの3つの指標では,PaO_2/F_IO_2 だけが $P_{(A-a)}O_2$ よりも単純です(他の2つの指標は P_AO_2 の計算が必要だからです)。しかし,PaO_2/F_IO_2 も F_IO_2 次第で変動するでしょうか？ 答えは,$P_{(A-a)}O_2$ ほど大きくないということが分かっています。上記の低酸素血症の指標はすべて,$P_{(A-a)}O_2$ も含めて,F_IO_2 に伴って変化しますが,PaO_2/F_IO_2 が F_IO_2 の変化($F_IO_2 \geq 0.5$,かつ $PaO_2 \leq 100$ mmHgの場合)に対して最も安定しています(Gowda & Klocke 1997)。

このような理由により,長い間信頼を得てきた $P_{(A-a)}O_2$ よりも,簡単で F_IO_2 の影響の少ない PaO_2/F_IO_2 が,重症患者を経過観察する際の低酸素血症の指標としては好んで使用されるようになってきました。

PaO_2/F_IO_2 の正常値は

$100/0.21 = 480$

＜300という数値はガス交換の高度障害を示し,＜200という数値は,例えばARDS(心不全に因らない急激な発生の両側肺浸潤)のクライテリアに使用されます。

PaO_2/F_IO_2 は F_IO_2 の変化に伴って変動しますが,$P_{(A-a)}O_2$ よりも変動は小幅です。PaO_2/F_IO_2 の1つの問題は,それが $PaCO_2$ の変動を考慮していないことです。したがって,この値は,低酸素血症の主要な原因が高炭酸ガス血症であるとか,過換気を伴った $P_{(A-a)}O_2$ の増加の場合などは,PaO_2/F_IO_2 は誤った解釈をもたらすことがあります。しかし,$PaCO_2$ が充分安定しているなら,PaO_2/F_IO_2 は PaO_2 や F_IO_2 が変動する患者の経過をみる場合の有用なパラメータとなります。

■表4-3　PaO_2 低下の生理学的原因

生理学的原因*	$P(A-a)O_2$	PaO_2/F_IO_2
呼吸器性原因		
肺右-左シャント	増加	減少
重症肺炎，ARDS，解剖学的動静脈シャント		
換気・血流比不均衡	増加	減少
肺実質障害（喘息，肺炎，肺塞栓症，無気肺）		
拡散の障害	増加	減少
間質性肺炎，肺線維症		
低換気（$PaCO_2$ の上昇）	正常	減少
呼吸（換気）不全		
非呼吸器性原因		
心臓性右-左シャント	増加	減少
心室中隔欠損，卵円孔開存		
P_IO_2 の低下	正常	正常
P_IO_2 の低下，気圧の低下		
混合静脈血酸素含量低下**	増加	減少
重度貧血，心不全		

*臨床例が各原因ごとに挙げてある。
**右-左シャントの増加が存在するとき。
P_IO_2；吸入気酸素圧，F_IO_2；吸入気酸素濃度，ARDS；急性呼吸窮迫症候群

Step.10 海面位で室内気を吸入している人が，以下の数値を示す時，PaO_2/F_IO_2 および $P(A-a)O_2$ の値は？

　　　a) PaO_2 = 90 mmHg, $PaCO_2$ = 20 mmHg
　　　b) PaO_2 = 66 mmHg, $PaCO_2$ = 70 mmHg

症例aでは，PaO_2/F_IO_2 は429であり，正常です。しかし，$P(A-a)O_2$ の値は36mmHgであり，異常です。症例bでは，$P(A-a)O_2$ の値は7mmHgですが，PaO_2/F_IO_2 は280と，異常です。このように，$PaCO_2$ が異常の場合に限っては，肺の酸素移動 (oxygen transfer) の適正さを決定するには，$P(A-a)O_2$ がより有用であるように思えます。しかし，PaO_2/F_IO_2 は，その簡便さ故に，重症の低酸素血症患者の経過をみるのには，$PaCO_2$ が大きく変化しないならば，さらに有用性が高まります。この目的のためにどんな指標を使用するにせよ，肺の酸素移動 (oxygen transfer) が適正かどうか，いつも，自問しなければなりません。

$P(A-a)O_2$ の異常，あるいは，PaO_2/F_IO_2 の異常の意味するもの

もし，救急部に35歳の男性が来たとします。海面位で室内気吸入の条件で，PaO_2 =

55 mmHgであれば，低酸素血症があるのは明らかです。この決定を下すのに，P(A-a)O_2やPaO_2/F$_I$$O_2$を計算する必要はありません。

　多くの病態において，酸素吸入している最中のPaO_2が80mmHgを超えることがあります。したがって，P(A-a)O_2が増加しているかどうか，あるいは，PaO_2/F$_I$$O_2$が減少しているかどうかを知ることは重要です。もしそうなら，その患者にはガス交換に欠陥があります。すなわち，一部の肺循環の酸素化が不十分ということになります。それは肺由来の問題だと考えられます。すなわち，ガス交換に障害をきたす肺疾患が考えられます（比較的まれな非肺性原因として心臓内右−左シャントがありますが，これは，通常，臨床的検査や心臓エコー検査で除外できます）。

　PaO_2低下の生理学的原因は表4-3に列挙してあります。4つの呼吸器性，3つの非呼吸器性の原因が挙げられていますが，PaCO_2の増加のないPaO_2低下は，ほとんどいつも，$\dot{V}/\dot{Q}$不均衡の結果であり，その類似病態が右−左シャントです。もし高度の$\dot{V}/\dot{Q}$不均衡なり右−左シャントが共存しているなら，混合静脈血の酸素含量低下によりPaO_2は減少することがあります。

問題の解答

4-1. 解答は c：静脈血混合の増加。他の選択肢はすべて，P_AO_2 を低下させる。
息ごらえは P_AO_2 を下げる。なぜなら，肺胞から酸素は吸収されるが，新たに補充されないから。

4-2. 解答は d：静脈血混合の減少。他の選択肢はすべて P_AO_2 を上昇させる。
P_AO_2 に影響を与える因子は，P_AO_2 式で決定される。すなわち大気圧(高度変動する)，F_IO_2，および P_ACO_2 である。血中の因子は P_AO_2 に影響を与えない。唯一の例外は $PaCO_2$ である。$PaCO_2$ が上昇すると，P_ACO_2 が上昇し，P_AO_2 を低下させる。過換気はまず P_ACO_2 を下げ，結果として P_AO_2 が増加する。

4-3. P_IO_2 は気管内 PO_2 を示す。それで，海面位の大気圧 760mmHg から水蒸気圧を差し引かねばならない。F_IO_2 は 0.40 なので，
$P_IO_2 = 0.40(760 - 47) = 285$ mmHg

4-4. P_AO_2 を計算するためには，P_IO_2 から $PaCO_2$ を差し引かねばならない。また，測定値は海面位で得られており，大気圧は 760mmHg である。a においては，F_IO_2 は 1.00 であるから，$PaCO_2$ 30mmHg には 1.2 の係数は掛けない。b，c ではこれらの $PaCO_2$ 値に係数 1.2 を掛ける。
 a) $P_AO_2 = 1.00(713) - 30 = 683$ mmHg
 b) $P_AO_2 = 0.21(713) - 1.2(50) = 90$ mmHg
 c) $P_AO_2 = 0.40(713) - 1.2(30) = 249$ mmHg

4-5. エベレスト山頂の P_AO_2 は，海面位と同じような手順で，大気圧 253mmHg を用いて計算される(呼吸商は不詳だが，− West らは 0.85 と仮定した −，問題 4-4 と同じ簡略式を用いることができる)。
 a) $P_AO_2 = 0.21(253 - 47) - 1.2(40) = -5$ mmHg
 b) $P_AO_2 = 1.00(253 - 47) - 40 = 166$ mmHg
 c) $P_AO_2 = 0.21(253 - 47) - 1.2(10) = 31$ mmHg

4-6. あなたは 5 人の異なる患者の $P_{(A-a)}O_2$ を計算するよう求められている。
 a) $P_AO_2 = 0.40(760 - 47) - 1.2(50)$
       $= 225$ mmHg
   $P_{(A-a)}O_2 = 225 - 150 = 75$ mmHg

$P_{(A-a)}O_2$ は上昇しているが，この F_IO_2 ではまだ正常範囲にある(図4-6)。したがって患者がガス交換障害を有しているか否か不明。

 b) $P_AO_2 = 0.28(713) - 1.2(75)$
       $= 200 - 90 = 110$ mmHg
   $P_{(A-a)}O_2 = 110 - 95 = 15$ mmHg

高度の低換気にもかかわらず，肺疾患をもつ証拠がない。呼吸器系のどこかが障害されて生じた高炭酸ガス血症が最も考えられる。中枢神経系の疾患でも胸郭の疾患によっても起きる。

Answer

c) $P_AO_2 = 0.21(713) - 1.2(15)$
   $= 150 - 18 = 132\text{mmHg}$

  $P_{(A-a)}O_2 = 132 - 120 = 12\text{mmHg}$

過換気では，この症例のように，肺が正常なら，PaO_2 は 100mmHg を容易に超え得る。

d) $P_AO_2 = 0.80(713) - 40 = 530\text{mmHg}$
   （F_IO_2 が 60％以上なので係数 1.2 が消えていることに注意せよ。）

  $P_{(A-a)}O_2 = 530 - 350 = 180\text{mmHg}$

PaO_2 は非常に高いにもかかわらず，肺の酸素移動は正常ではない。

e) $P_AO_2 = 0.21(713) - 1.2(72)$
   $= 150 - 86 = 64\text{mmHg}$

  $P_{(A-a)}O_2 = 64 - 80 = -16\text{mmHg}$

$P_{(A-a)}O_2$ がマイナスでは生存できない。F_IO_2 が急激に低下しなければ，ここでは起きそうではない。この症例では，マイナスの $P_{(A-a)}O_2$ は次のいずれかで説明できる。すなわち，この原因は F_IO_2 の間違い，血液ガス測定値の間違い，レポートミス，あるいは転記ミスなどによって説明できる。

第5章　PaO_2，SaO_2と酸素含量

血中にはどれだけの酸素があるか？

　第4章ではPaO_2をP_AO_2と比較することが肺のガス交換評価手段となることを学びました。PaO_2が50mmHgでもその環境次第では肺の異常はないこともあるということを学びました。例えば，高地では大気圧が低いためにP_AO_2が低下します。同様に，F_IO_2が非常に高くてP_AO_2が高いのであれば，90mmHgというPaO_2でも肺の重症な障害を示していることもあるのです。

　肺内でのガス交換の適正さを評価することばかりでなく，血液中の酸素のレベルがその患者にとって適正かどうかを評価することも大切です。もちろん，酸素分圧PaO_2は血中酸素レベルを表すのに使われる値の1つですが，この目的のためには酸素飽和度や酸素含量の値がより有用です。これらの3つの用語を簡単に定義し，次にそれらの相互関係を強調しながら，各用語をより詳しく論じてみたいと思います。

　酸素分圧（PaO_2）：血漿に溶存している（つまり，ヘモグロビンと結合していない）酸素分子は自由に動き回り，測定用の電極に衝突します。酸素分子のこの衝突が「圧」，すなわち，PO_2（動脈血サンプルならばPaO_2）として表されます。血漿に溶存した酸素分子の数は，他の要因と並んで，どれだけ多くの酸素分子がヘモグロビンと結合するかを決定しますが，いったん結合してしまうと，その分子はもう酸素分圧を全く示しません。ヘモグロビンと結合した酸素分子は，もう測定用電極に勝手に衝突できないのです。PaO_2は血漿中に溶存した酸素分子だけを反映し，ヘモグロビンに結合した酸素分子は反映しないので，PaO_2は動脈血中に「どれだけたくさんの」酸素があるかを教えてくれません。その情報を教えてくれるのはSaO_2とヘモグロビン含量です。

　酸素飽和度（SaO_2）：酸素に対する結合部位はヘム（Heme）群です。すなわち，ヘモグロビン分子のFe^{2+}-ポルフィリン部分です。1個のヘモグロビン分子には4個のヘムの部分があり，したがって4個の酸素結合部位があるということになります。ヘム部分が酸素分子で占拠された状態を酸素で飽和されたといいます。すべての酸素結合可能部位が酸素で占められた割合（％）をヘモグロビンの酸素飽和度といいます（動脈血の場合，SaO_2）。血液中にどれだけ酸素が含まれているのかは，PaO_2だけでは分からないので，ヘモグロビンの含量も知る必要があります。

　酸素含量（CaO_2）：組織は代謝のために一定の酸素が必要です。PaO_2でもSaO_2でも血液中の酸素の含量は分かりません（これらの用語は定量的尺度ではなく定性的尺度を示す用語だからです）。血液中の酸素のレベルを評価するのに用いられる3つの用語のうち，「どれだけあるか」は酸素含量CaO_2（単位はmLO_2/dL）が表示しています。なぜなら酸素

含量こそが唯一，ヘモグロビン含量を含んだ値だからです。酸素含量は直接測定もできますが，酸素含量式によっても求めることができます（第2章で紹介しました）：

$CaO_2 = Hb\,(g/dL) \times 1.34\,mL\,O_2/g\,Hb \times SaO_2 + PaO_2 \times (0.003\,mL\,O_2/mm\,Hg/dL)$

PaO_2，SaO_2，CaO_2 の詳しい説明

PaO_2，SaO_2 および CaO_2 の間の違いについて多くの人が混乱していることは残念なことです。血液ガスデータの解釈の分野では，この混乱は混合性酸・塩基平衡障害に関する混乱に次ぐものです。血液ガスの正しい解釈のためにはこれらの用語の理解が大事です。したがって，この章では詳しい説明を付けて強調しておきました。この章と次の章の終わりまで，もし隅々まで理解したならば，この問題についてはあなたは人に教えることができるほどになるはずです。

● PaO_2

動脈血の血漿相の酸素分圧である PaO_2 は，自由に動き回る溶存酸素分子を感知する電極で測定します。血漿相の溶存酸素分子の量は，PaO_2 に比例するため，肺胞気の酸素分圧および肺の構築だけに依存するもので，ヘモグロビンとは何の関係もありません（例外：貧血と肺に大きな右左シャントがある場合には，大量の低い酸素含量の静脈血が動脈血に流れ込んで低い PaO_2 となります。しかし通常の量のシャントでは，貧血やヘモグロビンの多い少ないが PaO_2 に影響を及ぼすことはありません）。

薄い肺胞-毛細血管膜を通過し血漿相に進入した溶存した（自由な）酸素分子は，ほとんどの分子が瞬時に赤血球へ入りヘモグロビンと結合します（図5-1）。この自由な溶存酸素分子とヘモグロビンと結合した酸素分子との間にはダイナミックな平衡関係が存在しています。溶存酸素分子が多ければ多いほど（PaO_2 が大きければ大きいほど），SaO_2 はかなりのところまで，溶存酸素分子の濃度に依存するのです（すなわち PaO_2 に）。

大気中からはほとんど際限なく酸素分子は供給されるので，溶存酸素分子が血漿相を出てヘモグロビンと結合するとすぐに，また別の酸素分子が血漿相に入ってくるのです。ヘモグロビンと結合した酸素分子はもはや，分圧を示しません。このように，ヘモグロビンはまるで大きなスポンジたわしのように，血中に進入した酸素分子をたくさん吸い上げてしまうのです。ヘモグロビンは最大飽和量まで酸素分子を連続的に吸い上げ続けるのです。大体，その飽和度は PaO_2 によって決まります。もちろん，そのすべての過程はほとんど瞬時に済んでしまうので，溶存酸素量も結合酸素量もいつも同じということになります。しかしながら，全ての酸素分子のうちどれだけの量の酸素分子が溶存していて，どれだけがヘモグロビンと結合しているのかは PaO_2 やその他の要素によって決まるのです（図5-1）。図5-1では自由な，あるいは溶存している酸素分子は PaO_2 95mmHg の分圧を示しています。そして血中の（赤血球中の）ヘモグロビン量は 15g/dL を示しています。

ヘモグロビン分子はみな，酸素結合部位として4つの Fe^{2+}-ヘム部を有しています。

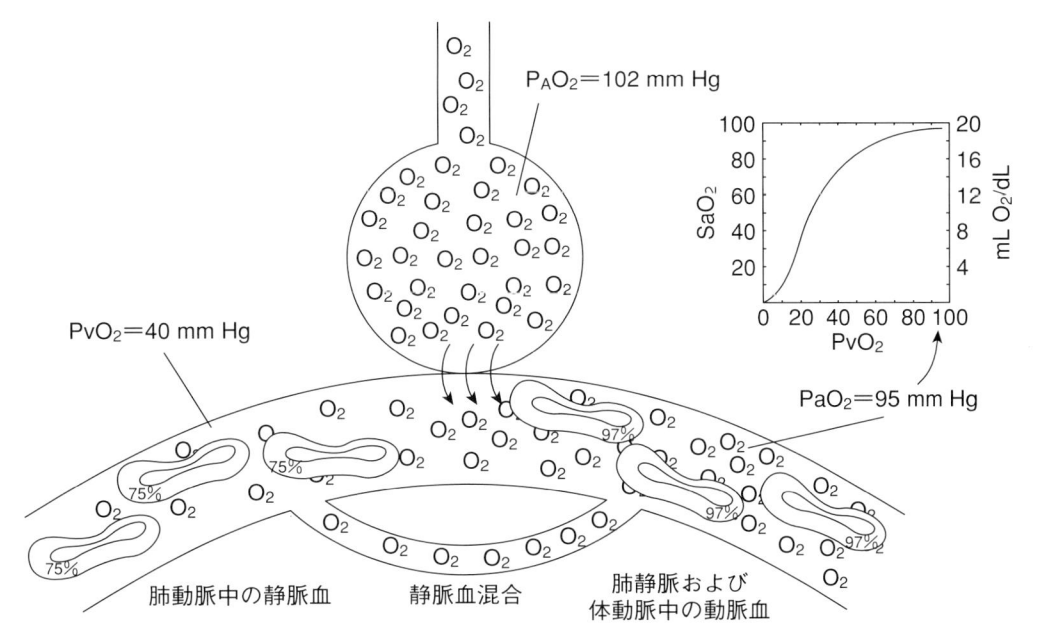

図 5-1 肺と肺循環の断面

酸素分圧，飽和度，含量を示している（炭酸ガス，窒素，その他のガス分子は混乱を避けるために省く）。PaO_2 は常に P_AO_2 より低く，これは正常状態でも存在する静脈血混合によるものである。ここでは，静脈と肺循環とのブリッジとして示されている。ヘモグロビン含量 15g/dL；P_AO_2 102mmHg；P_VO_2 40mmHg；S_VO_2 75％；PaO_2 95mmHg；SaO_2 97％ である。

もし何も阻害するものがなければ（例えば，一酸化炭素による），フリーの酸素分子はこれらの部位としっかりと結合するでしょう。実際に酸素分子と結合したこれらの部位の全体に占めるパーセントは，ある与えられた条件の下では一定であり，これを酸素飽和度と呼びます。静脈血では SvO_2，動脈血では SaO_2 と呼ばれ，図5-1では，それぞれ，75％，97％を示しています。

SaO_2 97％という値が意味しているのは，ヘモグロビンの酸素結合部位100個のうち97個が酸素分子で占められていて，残りは何とも結合していないか，あるいは未知の何かと結合しているということなのです。

要約すると，PaO_2 は肺胞気酸素分圧 P_AO_2 および肺胞－毛細血管インターフェイスの状態に依存するもので，酸素分子を吸い上げることのできるヘモグロビン量とは何の関係もありません。しかし，PaO_2 はヘモグロビンの酸素飽和度を決定します（後述しますが，酸素飽和度曲線を移動させるその他の要因と一緒に）。SaO_2 とヘモグロビン濃度（この例では，15g/dL）が血液中の酸素の総量 CaO_2 を決定します（CaO_2 式を参照）。図5-1に示した数値変数の中では CaO_2 は 20mL O_2/dL です。

前の説明から，以下の事実が明白になりました。
- 溶存酸素分子と結合可能なヘモグロビンが少なければ少ないほど，血液中に含まれる酸素分子の総量は少なくなります。

・溶存酸素分子と結合可能なヘモグロビンが多ければ多いほど，血液中に含まれる酸素分子の総量は多くなります。

ヘモグロビン量もヘモグロビンと酸素との結合特性も溶存酸素の量に影響を及ぼすことはなく，したがってPaO_2には影響を与えません。別の言葉で言えば，溶存酸素分子の数はヘモグロビンの量には無関係であるということであり，また，ヘモグロビンと結合した物質とも関係ありません。繰り返し言えば(なぜならとても重要ですから)，PaO_2ヘモグロビン含量や結合特性の関数ではなく，ただ，肺胞気酸素分圧P_AO_2および肺の構築(肺胞-毛細血管インターフェイス)の関数なのです。この事実は，例えば，重症貧血患者や，一酸化炭素中毒やメトヘモグロビン血症患者がPaO_2は正常であっても良い(また，そうである場合が多い)という理由となっています。肺の生理学的構築の一番多い破綻の理由は換気血流比($\dot{V}/\dot{Q}$)の不均衡であり，肺胞換気の低下や，拡散障害や，解剖学的右-左シャントではありません。

● SaO_2

SaO_2は主としてPaO_2によって決まります。この2つの変数の間の関係は酸素解離曲線としてよく知られています(図5-2)。酸素解離曲線は血液サンプルを試験管内で酸素分圧を上げていきながら実験的に求めたものです。低い酸素分圧の下では，一定のPaO_2の変化に対してSaO_2はわずかしか変化しません。PaO_2が20mmHgを超すと，SaO_2の増加率は急峻になります。そして，PaO_2が60mmHgを超えると再び緩やかになります。

PaO_2はSaO_2の(唯一ではないが)最も重要な決定因子です。PaO_2を一定とした場合にSaO_2に影響を及ぼす因子は酸素解離曲線の位置を左右に移動させる種々の病態です。それらは血中の温度，pH，$PaCO_2$，2,3-DPG (2,3-ジフォスフォグリセレート)値などです。酸素解離曲線の位置移動は次の章で詳しく述べる予定です。

今の段階では，PaO_2とSaO_2との違いを良く理解しておくことが重要です。PaO_2といえば，酸素分子を赤血球内へ押し込み，ヘモグロビンと化学的に結合させる駆動圧であると理解しておいて下さい。PaO_2が高ければ高いほどSaO_2も高くなるのだと考えて下さい。SaO_2は動脈血のヘモグロビンの酸素結合可能部位のうち，どれだけ多くの部位が酸素と結合しているかを表すパーセントですから，この値はけっして100％を超えることはないのです。

酸素解離曲線のいわゆる急峻な立ち上がり部分はPaO_2が20〜60mmHgの範囲に見られます。傾斜が平坦な部分と比べると，わずかなPaO_2の上昇がSaO_2，さらには酸素含量のより大きな改善効果を生むのです。図5-2Aは2つのヘモグロビン濃度すなわち，ヘモグロビン量15g/dLと10g/dLに関してPaO_2と酸素含量の関係を表したものです。この曲線の形と位置はヘモグロビン含量とは無関係に同じ形をしていることを良く覚えておいて下さい。

SaO_2はヘモグロビン含量の影響を受けません。したがって，貧血によってSaO_2が低下

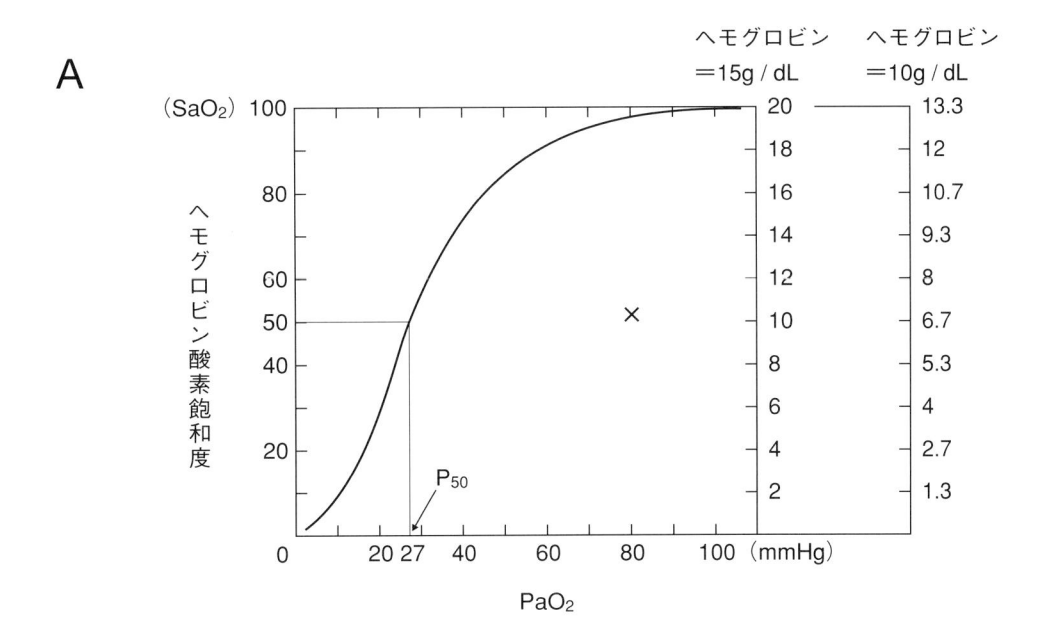

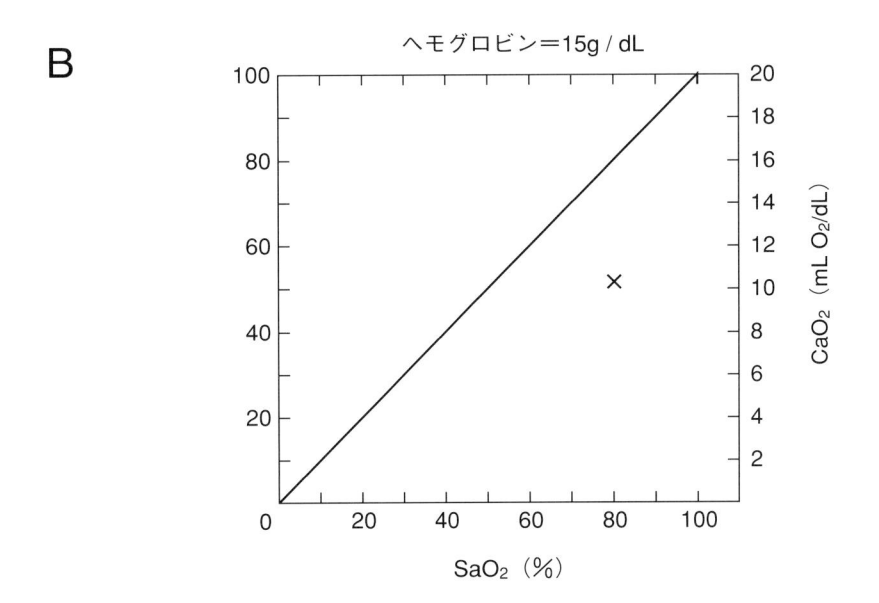

■図 5-2 酸素解離曲線

A：2つのヘモグロビン値に関する PaO_2 対 SaO_2 と PaO_2 対酸素含量。P_{50} は50％のヘモグロビンが酸素で飽和される時の PaO_2 のことである。正常値は27mmHgである（×は第6章に出てくる症例の血液ガス値である）。

B：ヘモグロビン値が15g/dLの場合の SaO_2 vs CaO_2，SaO_2 と CaO_2 との関係はヘモグロビン濃度（含量）がどのような数値であっても，直線関係である（通常の PO_2 の値では，溶存酸素量の影響はわずかなので除外する）。

することはありません。ヘモグロビン含量が多ければ多いほど、一定量の血液に含まれる酸素分子の数は多くなります。酸素分子と結合可能なヘモグロビンの部位に占める、実際に酸素と結合している部位のパーセント(SaO_2)は、PaO_2とその解離曲線の位置移動因子だけです。このようなわけですから、PaO_2とSaO_2は正常でもCaO_2は少ないこともあるわけです（例えば貧血の場合）。

●CaO_2

PaO_2やSaO_2とは違って、CaO_2は動脈血液中の酸素分子の総数（ヘモグロビンと結合した酸素も結合していない酸素も含めて）を直接反映しています。その他の2つの変数と比べて、CaO_2はヘモグロビン含量と直接的な関係があります。CaO_2の他の決定因子としてはSaO_2（PaO_2や酸素解離曲線の位置移動因子によって決定される）と溶存酸素量（PaO_2によって決まる）があります。なぜなら、通常の生理的な条件の下では、CaO_2に占める溶存酸素の影響は些細なものだからです。CaO_2はほとんどヘモグロビンとSaO_2によって決まります。そして、それぞれの因子と比例関係にあります（図5-2B）。

CaO_2の正常値は12〜22mL/dLです。低酸素血症のある時でもPaO_2、あるいはSaO_2は正常ということもありうるので、酸素化をチェックする時はCaO_2が十分かどうかをいつも確かめなければなりません。正常な酸素含量の約98%がヘモグロビンと結合した形で運ばれます。

ヘモグロビンと結合した形のCaO_2は以下のように計算されます。

$Hb \times 1.34 \times SaO_2$

そして溶存酸素の部分は以下のように計算されます。

$0.003 \times PaO_2$

血液や血漿の酸素含量を計算するためにはCaO_2等式が使用されます（第2章参照）。

Step.1 図5-3は液体の入った2つのビーカーを表しており、それぞれ大気と接している。ビーカー1にはヘモグロビン含量が15g/dLの血液が入っている。ビーカー2には血漿のみが入っている（ヘモグロビンがない）。大気圧を760mmHgと仮定したとき（そして水蒸気圧が存在しないとして）、それぞれのビーカーのPO_2を計算せよ。

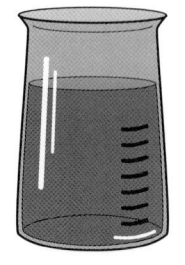

ビーカー1
血液（ヘモグロビン含量15g/dL）

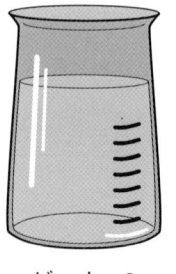

ビーカー2
血漿のみ

■図5-3
ビーカー1はヘモグロビン含量が15g/dLの血液を含み、ビーカー2は純粋な血漿を入れており、ヘモグロビンはない。両方のビーカーともに大気に開放されている（乾燥空気で、気圧は760mmHg）。

ビーカー1には酸素と化学的に結合し得るヘモグロビンが入っています。したがって，ビーカー1の酸素含量は，ヘモグロビンと結合した酸素分子と，結合していない溶存酸素分子からなっています。ビーカー2にはヘモグロビンがなく，純粋な血漿ですから，その酸素含量のすべては溶存酸素のはずです。

ビーカーの溶存酸素を決定するのは，その液体のPO_2と，血漿中の酸素の溶解係数です。溶解係数は，$0.003 mL O_2/dL$ 血漿$/mmHg$です。では，PO_2はどうでしょう。どちらのビーカーでも炭酸ガス交換（肺の中のような）は生じないし，液体の表面は大気と接しているので，溶液内のPO_2は溶液の外のPO_2そのものです。大気圧を760mmHg（乾燥気）としたとき，PO_2は，どちらのビーカーでも，

$$F_IO_2 \times P_B = 0.21 \times 760 mmHg = 160 mmHg$$

Step. 2 PO_2は両方のビーカーで等しいので，溶存酸素含量もまた，両方のビーカーで等しい。この含量は？
 a) $0.48 mL O_2/dL$
 b) $2.0 mL O_2/dL$
 c) $4.8 mL O_2/dL$

溶存酸素から含量を計算するには，酸素の溶解係数とPO_2を用います。
 溶存酸素の酸素含量 $= (0.003 mL O_2/dL/mmHg) \times 160 mmHg$
 $= 0.48 mL O_2/dL$

ビーカー2にはヘモグロビンがないので，酸素含量はそっくり全部溶存酸素量になります。つまり$0.48 mL O_2/dL$です。

ビーカー1では，酸素分子がヘモグロビンと化学的に結合しているので，酸素含量はもっとずっと多くなります。いったん結合すると，もう酸素分子は全く圧を示しませんから，酸素分子がヘモグロビンに吸い取られるにつれて，次々に新しい酸素分子が大気中から血液の血漿部分に入ってきます（ヘモグロビンは巨大なスポンジのようなもので，酸素分子を吸い上げて，さらに多量の酸素分子を周囲の血漿に入り込ませるのです）。そこで，ヘモグロビンと結合した酸素の量が，2つのビーカーの酸素含量の差となります。

Step. 3 ビーカー1の中のヘモグロビン結合酸素として表される酸素含量は？
 a) $0.48 mL O_2/dL$
 b) $15 mL O_2/dL$
 c) $19.9 mL O_2/dL$

酸素含量は酸素含量式によって計算されますが，それにはヘモグロビンの酸素飽和度，すなわちSaO_2の知識が必要です。SaO_2は，その血液に働くPO_2の値（ここでは160mmHg）

と，酸素解離曲線の位置によって決まります。正常位置の曲線では，このレベルのPO_2のSaO_2は約99％です（もしPO_2とSaO_2のこの関係が，すぐにはぴんとこなくても，この章が終るまでにはできるようになるでしょう）。このように，

$$酸素含量（Hb結合の） = Hb \times 1.34 \times SaO_2$$
$$= 15 \times 1.34 \times 0.99$$
$$= 19.9\text{mL } O_2/\text{dL}$$

Step.4 ビーカー1の全酸素含量はいくらか？ ビーカー2の酸素含量よりもずっと多いのは何のためか？

ビーカー1の全酸素含量は，もちろん溶存酸素と結合酸素の合計であり，つまり，0.48 + 19.9 = 20.38mL O_2/dLです。ビーカー2の全酸素含量（0.48mL O_2/dL）はビーカー1のそれの約2.4％にすぎません。別の言い方をすれば，ビーカー1はビーカー2の約42倍の酸素を含んでいます。

- 酸素含量のほとんどすべては化学的にヘモグロビンと結合しているとはいえ，PaO_2が分かっただけではこの量は明らかにはなりません。
- ヘモグロビン含量が分からなければ，PaO_2からは全酸素含量の見当すらつけられないのです。
- 血液中の酸素の総計を知るためにはCaO_2の計算が必要です。
- 身体の生存のためには，ある必須の酸素含量というものがあり，そしてPaO_2だけでは酸素含量を知ることはできませんから，正常ないし高いPaO_2を持ちながら酸素をさらに要求している患者もあり得ます。

問題 5-1. ある患者の午前10時の時点での血液のデータは以下の通りであった。PaO_2 85mmHg，SaO_2 98％，ヘモグロビン含量14g/dL。午前10時5分に患者に重篤な溶血反応が生じ，ヘモグロビン含量は7g/dLへと低下した。この溶血反応から2次的に肺疾患が生じなかったと仮定すれば，新しいPaO_2，SaO_2，CaO_2の値はどうなるか？

    a) PaO_2 不変，SaO_2 不変，CaO_2 不変
    b) PaO_2 不変，SaO_2 不変，CaO_2 減少
    c) PaO_2 減少，SaO_2 不変，CaO_2 減少
    d) PaO_2 減少，SaO_2 減少，CaO_2 減少

5-2. PaO_2を低下させる可能性があるのは次のどの状況か？

    a) 貧血
    b) 一酸化炭素中毒

c) 正常ヘモグロビンの半分の酸素親和性を示す異常ヘモグロビン

d) 正常ヘモグロビンの2倍の酸素親和性を示す異常ヘモグロビン

e) 肺内シャントを有する肺疾患

5-3. 図5-2を使ってSaO_2を求め，酸素含量を計算せよ。ただし，ヘモグロビン含量12g/dL；PaO_2 50mmHg；pH = 7.40

5-4. 図5-3で示された2つのビーカーと同じ部屋に，1人の健康な男性がいる。もしPaO_2 100mmHgで，ヘモグロビン含量が15g/dLならば，彼の酸素含量の何%が溶存酸素の形で存在しているか？

5-5. 下記の4つの病態において，PaO_2，SaO_2，CaO_2はどのように変化(増加，減少，正常)するか述べよ。ただし患者は通常の空気を吸っているとし，各病態は急激に生じたとする(24時間以内)。そしてその他には，病気や異常はないものとする。

検査値	重症貧血	CO中毒	高度の$\dot{V}/\dot{Q}$不均衡	高地
PaO_2				
SaO_2				
CaO_2				

5-6. どちらの患者がより低酸素血症か？

患者A：PaO_2 85mmHg：SaO_2 95%：Hb 7g/dL

患者B：PaO_2 55mmHg：SaO_2 85%：Hb 15g/dL

5-7. 次の文章が正か誤か答えよ。もしあなたがこの章の内容が理解できているなら全問正解を得るだろう。

a) 肺と心臓が正常なら，PaO_2は肺胞気PO_2のみに影響される

b) 肺と心臓が正常なら，貧血によってPaO_2が低下することはない

c) 赤血球の溶血の存在する患者ではPaO_2が上昇する。なぜなら，溶血時に溶存酸素が増えるからである

d) 酸素解離曲線が右側に移動した時，PaO_2は上昇する。なぜなら，ヘモグロビンと結合できる酸素量が減少するからである

e) 貧血患者が輸血を受けるとSaO_2もCaO_2も上昇するはずである

f) コップの中の水のPaO_2はゼロである。なぜなら水の中を血液が流れていないからである

g) コップの中の水のSaO_2はゼロである。なぜなら水の中にはヘモグロビンがないからである

h）コップの中の水のCaO_2はゼロである。なぜなら水の中にはヘモグロビンがないからである

Hypoxemia（低酸素血症）vs. Hypoxia（低酸素症）

問題5-6はどちらの患者がより低酸素血症であるかというもので，答えは酸素含量を計算すれば出ます。もし，どちらの患者がより低酸素症かという問題だったら，解答は変わっていたでしょうか？ hypoxemia（ハイポキセミア）とhypoxia（ハイポキシア）はどこが違い，その違いにはどういう意味があるのでしょう？ この2つの用語を区別せずに使っている教科書もありますが，別々の意味に定義している教科書もあります。

この2つの用語について一致した見解というものはなく，区別は半ば意味論上の問題です。私としては，ハイポキセミア（低酸素血症）では，PaO_2の減少，SaO_2の減少，ヘモグロビン含量の減少があるが（表5-1），臨床的重症度の主たる決定因子は血液中の酸素の総計（酸素含量）であると定義したいのです。この観点から，PaO_2やSaO_2にかかわりなく，酸素含量が低ければ低いほど，患者はより重篤なハイポキセミア（低酸素血症）です。

一方，ハイポキシア（低酸素症）は組織への酸素供給が損われるという，より普遍的な意味を持つ用語です。ハイポキシアは心拍出量や組織の酸素摂取をも考慮に入れています。この図式の中では，ハイポキセミアはハイポキシアの1つのタイプに他なりません（表5-1）。患者によっては，ハイポキセミア（低酸素血症）でありながら，心拍出量や組織レベルの酸素摂取の増加という対応によって，組織へ適切な酸素供給をしている場合があります。反対に，十分な酸素含量を持っていても，心拍出量が低かったり，あるいはミトコンドリアレベルでの酸素摂取障害のあるような場合には，ハイポキシア（低酸素

■表5-1　ハイポキシア（低酸素症）の諸原因と一般的な分類

1. ハイポキセミア（低酸素血症）
   a. PaO_2の低下（表4-3を参照）
   b. SaO_2の低下（1aの原因のすべて，また一酸化炭素中毒，メトヘモグロビン血症，酸素解離の右方移動の原因のすべて—例えば酸血症）
   c. ヘモグロビン含量の低下（貧血）

2. 体組織への酸素供給の低下
   a. 心拍出量の低下（ショック，うっ血性心不全）
   b. 体組織循環の左−右シャント（例えば敗血症性ショック）

3. 組織酸素摂取の減少
   a. ミトコンドリアの中毒性障害（例えばシアン中毒）
   b. ヘモグロビンの酸素解離曲線の左方移動
      （例えば，アルカリ血症，一酸化炭素中毒，異常ヘモグロビン）

症)ということが起こり得ます。

つまるところ，この2つの用語がどう使われていても，実際には，酸素圧と飽和度と含量との違いをよく理解しておく限り，問題はありません。これらの概念さえ理解すれば，ハイポキセミア(低酸素血症)もハイポキシア(低酸素症)も，自分の好きなように定義してかまわないのです。

低酸素血症(hypoxemia)の臨床的評価

血液ガス分析が迅速にできなかった時代には，臨床家は，主にチアノーゼ所見という臨床的背景だけから，低酸素血症を評価していたものです。今では，低酸素血症の有無を臨床的に評価するのは不確実(それも極めて)だということが分かっています。それには以下のようないくつかの理由があります。

- チアノーゼの同定については見る人によって大きな差異があります。そんなはずはない(血液ガスが正常である)のにチアノーゼと診断する医師もあり，そこにある(SaO_2値が非常に低い)チアノーゼを見逃す医師もあります(Comroe & Botelhd 1947)。
- 臨床的にチアノーゼと認識される濃紺色を呈するのは，毛細血管血の5g/dLを超えるヘモグロビンが脱酸素化しているときだけです(Lundsgaard & Van Slyke 1923, Martin & Khalil 1990)。貧血患者の場合，高度の低酸素血症になっていても，なおこの分量の脱酸素化ヘモグロビンを作ることはできないかもしれません。ヘモグロビン含量が5g/dLしかない高度貧血患者なら，どんな低酸素血症があってもチアノーゼは呈しません。
- 低酸素血症に付随的な徴候(頻脈，頻呼吸，精神状態の変化)はあまりにも非特異的で，低酸素血症を確実に診断できるほどの価値はありません。患者はPaO_2とSaO_2が正常でも，重篤な呼吸困難を呈することがあります。また，患者によっては，低酸素血症が重篤になっているのに，頭ははっきりしていて，話がよく通じることがあります。

もし何か理由があって低酸素血症を疑うならば，酸素のレベルを知るために何らかの測定(動脈血ガスかパルスオキシメトリー)をする必要があります。低酸素血症を診断したり，酸素吸入療法の必要性を評価しようとする時，PaO_2やSaO_2の測定を臨床的に代替できるようなものは他にありません。

Answer

問題 の解答

5-1. 解答はb：PaO_2不変，SaO_2不変，CaO_2減少。ヘモグロビン含量は突然半減する。そのため，CaO_2も半減する。しかし，PaO_2とSaO_2は影響を受けない。なぜなら，それらはヘモグロビン含量とは無関係だからである。

5-2. 与えられた選択肢の中で，解答C（肺内シャントを有する肺疾患）のみがPaO_2を低下することが考えられる。その他の選択肢はヘモグロビン含量や結合の変化を表すものであり，それ自身でPaO_2を低下することはない。

5-3. 酸素含量を計算するためには，まずSaO_2を知る必要がある。図5-3から，SaO_2が約83%（そのグラフを用いる場合±1%は許容範囲である）であることが分かる。溶存酸素の部分を無視すれば（それは非常に少ないから），酸素含量は

$CaO_2 = 0.83 \times 12 \times 1.34 = 13.35$ mL O_2/dL

ヘモグロビンが10g/dLの酸素含量値と15g/dLのそれとの中間になることに注意。

5-4. この計算は2つのビーカーの場合と同様だが，違う点はPaO_2が160mmHgではなく100mmHgということである（吸入する空気のPO_2は，水蒸気圧や$PaCO_2$が加わるために，大気圧のPO_2より低くなる）。したがって，彼の溶存酸素は0.3mL O_2/dLであり，ビーカーの中の0.84mL O_2/dLとは異なる。PaO_2 100mmHgがSaO_2 98%を示すので，彼の結合酸素もまた，幾分低めになる。そこで，こうした条件下の人間の血液中の酸素含量は，

$CaO_2 = ($ Hb $\times 1.34 \times SaO_2) + (0.003 \times PaO_2)$
$\quad\quad\quad = (15 \times 1.34 \times 0.98) + (0.003 \times 100)$
$\quad\quad\quad = 19.7 + 0.3$
$\quad\quad\quad = 20.0$ mL O_2/dL

溶存酸素の全酸素量に占める割合は0.3/20 = 1.5%となる。言い換えれば，このような条件下では（PaO_2は正常，ヘモグロビン含量は正常），ヘモグロビンは血漿に溶存して運ばれる酸素のおよそ67倍の酸素を輸送している。明らかに，ヘモグロビンの重要性は決定的である。通常の空気と，通常の大気圧という条件の下では，溶存酸素含量は我々の代謝要求を満たすにははるかに及ばないのである。

5-5.

検査値	重症貧血	CO中毒	高度の$\dot{V}/\dot{Q}$不均衡	高地
PaO_2	正常	正常	低下	低下
SaO_2	正常	低下	低下	低下
CaO_2	低下	低下	低下	低下

5-6. 身体は酸素分子を要求するのであるから，低酸素血症の程度を決める場合には，酸素含量（CaO_2）が分圧よりも重要である。この問題では溶存酸素の量は無視できるほどの量であり，この答えに影響を与えない。

患者A $CaO_2 = 0.95 \times 7 \times 1.34 = 8.9$ mL O_2/dL
患者B $CaO_2 = 0.85 \times 15 \times 1.34 = 1.71$ mL O_2/dL
PaO_2の高い患者Aの方が低酸素血症は高度。

Answer

5-7.
a) 正
b) 正
c) 誤
d) 誤
e) 誤
f) 誤
g) 正
h) 誤

第6章 SaO₂, ヘモグロビン結合, およびパルスオキシメトリー

酸素化ヘモグロビンと還元ヘモグロビン

第5章ではPaO₂, SaO₂, およびCaO₂の明らかな違いを強調しました。この章では, これらの話題について, ヘモグロビン結合, 一酸化炭素ヘモグロビン, メトヘモグロビン, およびパルスオキシメトリーとの関わりの中で話を深めてみたいと思います。

まずは, 用語法の問題です。低酸素血症や低酸素症という用語は使用する人にとってその用語の意味が変わってくることがありますが, その他の酸素関連の用語はもっと積極的に定義されています。とは言っても混乱がないわけではありません。室内気を吸入しているある患者の血液ガスデータを次に示します。

pH	7.42
PaCO₂	34mmHg
PaO₂	67mmHg
SaO₂	84%
%COHb	5%
%MetHb	2%

Step.1 この患者の血中の, 以下のそれぞれの項目に関して, 正しいパーセンテージはいくつか？

酸素化ヘモグロビン(oxygenated hemoglobin)

還元ヘモグロビン(reduced hemoglobin)

脱酸素化ヘモグロビン(de-oxygenated hemoglobin)

酸化ヘモグロビン(oxidized hemoglobin)

一酸化炭素ヘモグロビン(carboxyhemoglobin)

メトヘモグロビン(methemoglobin)

酸素化ヘモグロビンとは酸素と結合したヘムを指します。それはSaO₂で決まります。還元ヘモグロビンとは脱酸素化ヘモグロビンの別称であり, 酸素とも他の何者とも結合していないヘムを指します(厳密に言えば, 以上の用語は「酸素化ヘム」と「非酸素化ヘム」とすべきなのです。なぜならば, 同じヘモグロビン分子－これは4個のヘム結合部部位を持っています－が, 酸素化ヘムと非酸素化ヘムの両方を持つことができるのですから)。

前述の血液サンプルでは，酸素化ヘモグロビンのパーセンテージはSaO₂と同じで，すなわち84%です。脱酸素化ヘモグロビン（還元ヘモグロビン）のパーセンテージは，何かと結合したヘモグロビン（SaO_2および$COHb$）および酸素と結合できないヘモグロビン（$MetHb$）の合計を100から引いたものです。すなわち9%です。

最大酸素飽和	100%
SaO_2	−84%
COHb	−5%
MetHb	−2%
脱酸素化ヘモグロビン	9%

酸化ヘモグロビンとは，酸化型の鉄イオン（Fe^{3+}）を持つヘモグロビンのことです。一方正常ヘモグロビンは，通常の鉄イオン（Fe^{2+}）状態です。このFe^{3+}を持つヘモグロビンはメトヘモグロビン（MetHb）と呼ばれ，この症例では2%です。Fe^{3+}のヘモグロビンは酸化型ですが，通常のFe^{2+}の状態のヘモグロビンを"還元型"とは呼ばないことに注意しましょう。還元ヘモグロビン（reduced hemoglobin）というのは，酸素とも他の何物とも結合していないFe^{2+}のヘモグロビンのことだけです。混乱を招きやすく，用語としてはまずいのですが，広く使われているので，この一般的に受け入れられている定義に慣れる他はありません。

最後に，一酸化炭素ヘモグロビン（COHb）はすでに定義してあり，この問題では全ヘモグロビンの5%です。やや高い値です。

SaO₂の測定（そして計算だけに頼らないこと）の大切さ

PaO_2は血漿中に溶存している酸素分子が及ぼす圧の測定値です。酸素分子がいったん化学的にヘモグロビンに結合してしまえば，その酸素はもう圧を持たなくなります。患者はPaO_2が低くて（ガス運搬の不良），しかも同時に十分なCaO_2（動脈血酸素含量）を持つことがあります。例えば，ヘモグロビン15g/dL，PaO_2 55mmHg，SaO_2 88%，CaO_2 17.8mL O_2/dLの血液のような状態です。反対に，第5章に示したように，患者は正常PaO_2を持ちながら，同時に低CaO_2が原因の重症の低酸素血症を示すこともあり得ます。このパラドックス（正常PaO_2と低酸素血症）が起こるのは，一般に，1) 貧血，2) ヘモグロビンと酸素の親和性の変化という2つの場合です。

Step. 2　症例

　　54歳男性が救急治療室へ頭痛と呼吸困難でやってきた。動脈血ガス（室内の空気下）はPaO_2 89mmHg，$PaCO_2$ 38mmHg，pH 7.43を示した。SaO_2は直接は測定しなかったが，PaO_2の測定値と標準酸素解離曲線から98%と算出された。患

者のヘモグロビン含量は 14.6g/dL であった。救急治療室で若干元気を取り戻した後，帰宅した。そして 3 日後に脳 CT の予約をした。

次の日の夕方，患者は救急治療室に意識不明状態で再びかつぎ込まれた。救急隊員は救急医に，欠陥ヒーターが患者宅にあったことを話した。今回は一酸化炭素も SaO_2 もルーチンの動脈血ガスと一緒に測定した。

その結果は，PaO_2 79mmHg，$PaCO_2$ 31mmHg，pH7.36，SaO_2 53％，一酸化炭素ヘモグロビンは 46％であった。

救急治療室に初めて運び込まれた時の，この患者の真の SaO_2 はいくつだったと思うか？

　　a）90％以上
　　b）90％以下
　　c）正解を得る方法を知らない

本当の SaO_2 は 90％よりずっと低かったのです。救急治療室に来た時に SaO_2 を計算値で出さずに直接測定していたら，明らかに，計算値よりずっと低い値が出たはずでした。一般に，少なくとも COHb が 10％を超していなければ，一酸化炭素中毒の症状は現われません（表 6-1）。

一酸化炭素それ自体は PaO_2 には影響しないで，SaO_2 と酸素含量にだけ影響を及ぼします（再診時の PaO_2 の軽度の低下は肺底部の無気肺によるものでした）。この患者の再診時の酸素飽和度と酸素含量は図 5-2 の「×」で表されています。

この症例は，すべての動脈血ガス検査の一部として SaO_2 を測定することの大切さをはっきりと示しています。SaO_2 の値を計算で出す（上記のように）ことは誤りを招きかねません。頭痛や呼吸困難の原因としての低酸素血症を，初診時の医師が見逃したのは，SaO_2 の計算値の虚偽の「正常さ」のためでした。

■表 6-1　一酸化炭素中毒の症状

吸入気中の 一酸化炭素％	血中の ％COHb	症状と所見
0	1〜2	ヘムの崩壊から発生する正常な量：無症状
<0.007	3〜10	紙巻の喫煙者では普通：無症状だが他の原因から起こる呼吸困難を増悪させる
0.007	>10	紙巻や葉巻の重喫煙者に見られる：重労働中の呼吸困難，時々の前額部の締め付け感
0.012	>20	中等度の労作で呼吸困難，こめかみの拍動性頭痛
0.022	>30	強い頭痛，過敏，易疲労，判断力の低下，時にめまいと目のかすみ
0.035〜0.052	>40	頭痛，錯乱，労作時失神
0.080〜0.122	>60	意識消失，ショック，間欠的痙攣，呼吸不全が長びけば死亡
0.195	>70	死亡

P₅₀ と酸素解離曲線のシフト

Step.3　PaO_2 が一定でも，多くの因子が酸素飽和度に影響を及ぼす。酸素解離曲線の形と位置によってその最終結果が決まる。次のリストから，一定の PaO_2 のもとで酸素とヘモグロビンとの結合に影響を与える因子を選べ。

a) 患者の年齢
b) P_AO_2
c) $PaCO_2$
d) pH
e) 一酸化炭素
f) そのヘモグロビン分子の性質
g) 体温
h) 血中の 2, 3 ジフォスフォグリセレート（2, 3-DPG）
i) ヘモグロビン含量

　酸素解離曲線の型と位置は，上述のリストのうち，年齢，P_AO_2，ヘモグロビン含量を例外として，その他すべての因子に影響を受けます。まずこれらの例外について述べましょう。

- 患者の特性（年齢，体重，姿勢など）は，換気・血流比（第 4 章参照）が変化することで PaO_2 に影響を与える場合がありますが，血中で酸素がヘモグロビンと結合する仕組みには直接的な影響はありません。
- P_AO_2 は PaO_2 の主要な決定要因ですが（第 4 章参照），酸素のヘモグロビンとの結合過程には（つまり SaO_2 には）影響しません。
- 貧血が酸素とヘモグロビンとの結合を幾分か変化させるというのはよくある誤解です。事実は，貧血は酸素解離曲線の位置に影響を与えません。言い方を換えれば，ヘモグロビンの量は酸素含量に影響を及ぼしますが，酸素がヘモグロビンに結合する程度に影響を与えることはないのです。

　その他の列挙された因子，すなわち $PaCO_2$，pH，一酸化炭素，ヘモグロビン分子の性質，体温，2, 3 ジフォスフォグリセレートは，一定の PaO_2 のもとで，酸素とヘモグロビンとの結合の程度に影響を及ぼし得ます。図 6-1 は，これらの因子を，酸素解離曲線のシフトの仕方に従って分けたものです。図 6-2 は，pH と温度の変化により曲線がいかにシフトするかを示しています。

Step.4　酸素解離曲線の右方シフトは以下のいずれを意味するか？

a) ある PaO_2 に対して SaO_2 が低い。
b) ある PaO_2 に対して SaO_2 が高い。

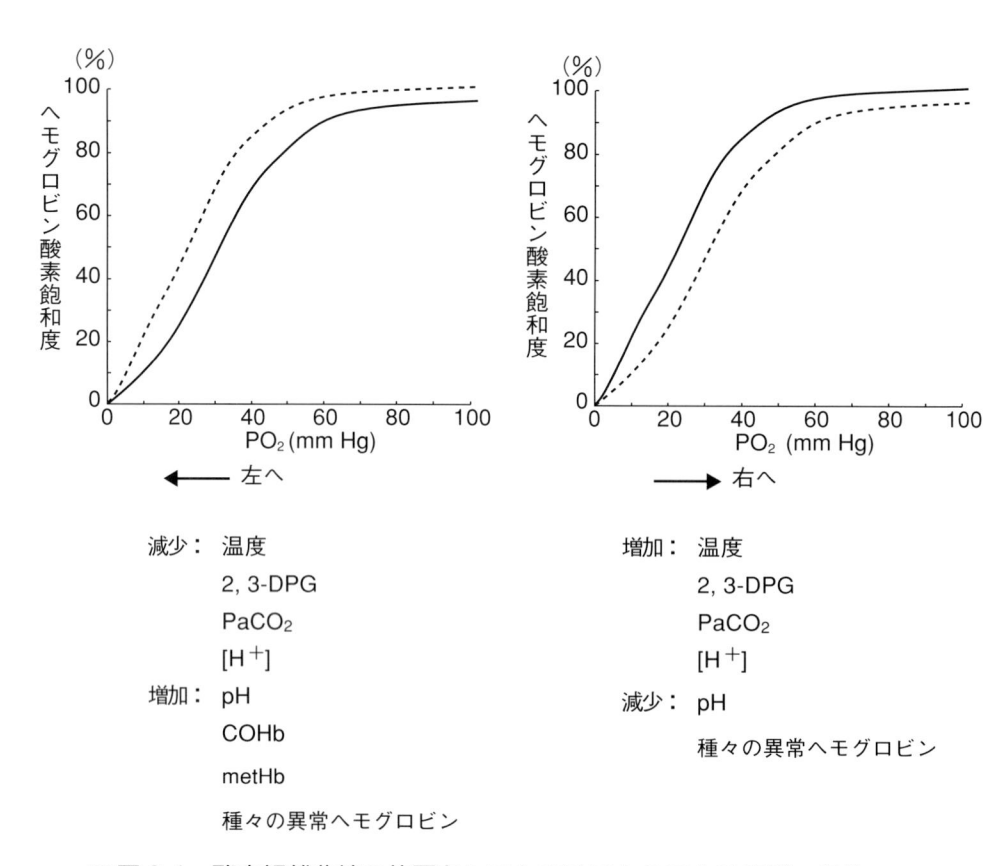

図6-1 酸素解離曲線の位置をシフトすることのできる病態，条件

左へ
減少： 温度
　　　 2, 3-DPG
　　　 $PaCO_2$
　　　 $[H^+]$
増加： pH
　　　 COHb
　　　 metHb
　　　 種々の異常ヘモグロビン

右へ
増加： 温度
　　　 2, 3-DPG
　　　 $PaCO_2$
　　　 $[H^+]$
減少： pH
　　　 種々の異常ヘモグロビン

もし，PaO_2値の60mmHgに対する正常なSaO_2が90％であるとして，酸素解離曲線が右方にシフトしているなら，その同じPaO_2に対するSaO_2はもっと低く示されるでしょう。したがって正解はa。

問題 6-1. 以下の1対のサンプルについて，(1)，(2)のいずれの患者がより低い酸素含量か？（すなわち，どちらの患者がより重い低酸素血症か？）

a) (1) Hb 10g / dL, PaO_2 60mmHg, pH 7.55
　　(2) Hb 10g / dL, PaO_2 60mmHg, pH 7.3

b) (1) Hb 15g / dL, PaO_2 90mmHg, pH 7.10
　　(2) Hb 15g / dL, PaO_2 60mmHg, pH 7.47

c) (1) Hb 12g / dL, SaO_2 90％, pH 7.20
　　(2) Hb 12g / dL, SaO_2 80％, pH 7.4

d) (1) Hb 12g / dL, PaO_2 90mmHg, pH 7.40
　　(2) Hb 12g / dL, SaO_2 90％, pH 7.40

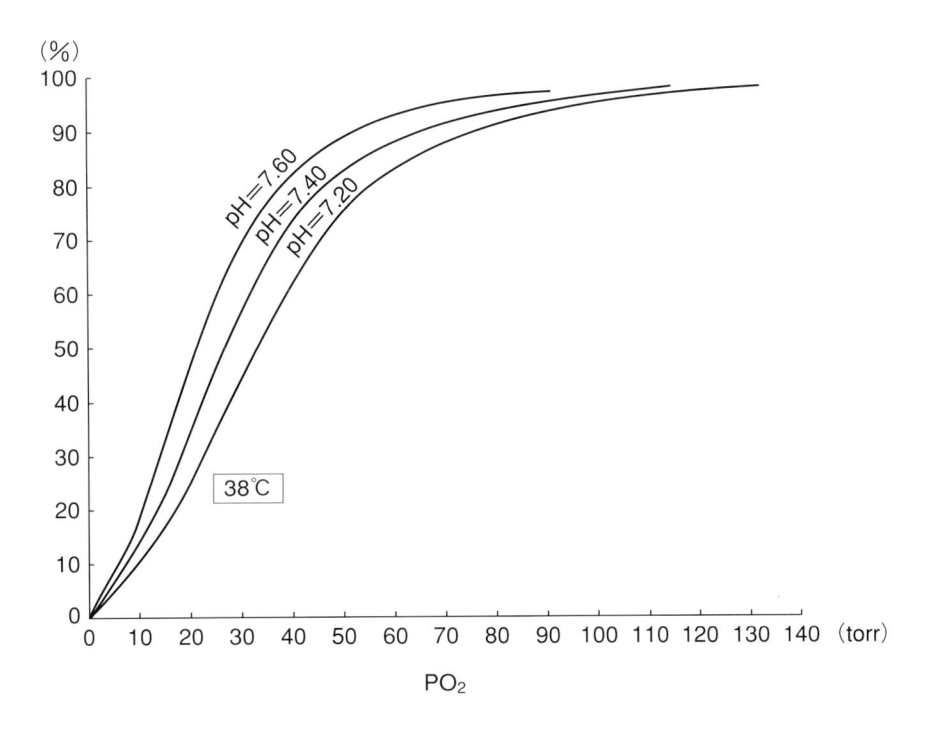

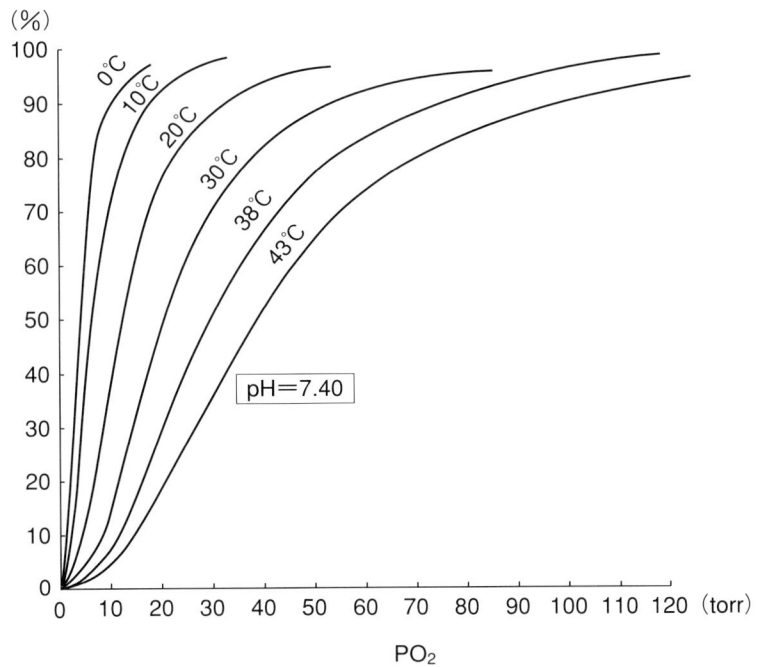

■図6-2 酸素解離曲線の，pH変化に伴うシフト（上段のグラフ，温度が一定）と温度変化に伴うシフト（下段のグラフ，pHが一定）

(Slonim NB and Hamilton LH：Respiratory Physiology, 4th ed., Copyright 1981 by the C.V. Mosby Co., St. Louis より改変)

P_{50} とは動脈血ヘモグロビンの50%が酸素で飽和されている PaO_2 のことです。すなわち，SaO_2 が50%の時の PaO_2 です。P_{50} の測定には時間がかかり，ルーチンの検査ではなく，特別の要望に応じて，限られた血液ガス研究室でのみ施行されます。酸素解離曲線のシフト具合を明らかにするのに用いられます。正常 P_{50} は約 27mmHg です。

Step. 5　解離曲線の右方シフトはどのように表現されるか？

　　a) P_{50} ＞ 27mmHg

　　b) P_{50} ＜ 27mmHg

もし P_{50} が 24mmHg ならば，酸素解離曲線はどの方向にシフトしているか？

　　a) 右方

　　b) 左方

酸素解離曲線を検討すると次のことが分かります。正常 P_{50} より高いのは曲線の右方移動であり，正常 P_{50} より低いのは左方移動です（「ひくいはひだり（lower, left）」と覚えましょう）。

問題　6-2.　与えられた pH と PCO_2 をもとに，正しい P_{50} を求めて P_{50} の欄を埋めよ。P_{50} に関しては，22，24.5，27，29.5 および 31mmHg の値の中から選べ。

pH	PCO_2	P_{50}
7.26	60	
7.32	50	
7.40	40	
7.48	30	
7.56	20	

Step. 6　その低酸素血症の患者にはどうするのがよいか？　解離曲線の左方シフトか右方シフトか？　解離曲線を人為的に一方へあるいは他方へ変えるべく治療を行うべきか？　これらの質問に解答する前に図 6-2 を学べ。

概して左方シフト曲線の結果は，組織では肺毛細管で得た酸素より，より多くの酸素を抱え込むことになります。この結果は，組織はより少ない酸素しか送られないのに SaO_2 は高いというパラドックスを生じます。曲線が右方シフトした時はこれと反対のことが起こります。肺毛細血管で酸素はより少なく吸収され，組織では比較的多く「放出」されます。生命の危機に曝された患者には正常の解離曲線よりも，かえって右方シフト曲線の方が「ベター」と主張する人もいるでしょう。ショック状態に伴う代謝性アシドーシスは，より多く酸素を供給しようとする自然の摂理といえるでしょう。

残念ながら，この生理学上の理論は臨床の実際にはあてはまりません。右方シフト曲線は組織に酸素を多く放出するけれども，曲線のシフトが酸血症（アシデミア）や，高$PaCO_2$や，発熱を伴うとすれば，患者はまたそれで苦しむことになるでしょう。この質問に対する臨床的に最善の解答はシフトはどれもよくないということです。適切な酸素含量と正常pHを治療目標に置くべきで，酸素解離曲線を操作しようとすべきではありません。

一酸化炭素ヘモグロビンと酸素解離曲線

　図6-3は一酸化炭素の上昇が酸素解離曲線に与える影響を示しています。組織への酸素供給を一酸化炭素が阻害する仕組みには次の2通りの方法があります。

1) 酸素とヘモグロビンとの結合を妨げることで，動脈血酸素飽和度を低下させる。
2) 結合している酸素とヘモグロビンに対しては，親和性を高めて結合を固くする。すなわち，酸素解離曲線の左方シフトを起こさせる。

　一酸化炭素は酸素よりもヘモグロビン親和性がほぼ230倍高いのです。だから一酸化炭素は酸素の230分の1の分圧で，ヘモグロビンの結合部位において酸素と対等に競合します。もしPaO_2は100mmHgで$PaCO$がわずか0.43mmHgでも，その血液は50%のオキシヘモグロビンと50%のCOHbを含むことになるでしょう。すぐ分かる通り，一酸化炭素中毒を起こすにはほんのわずかの一酸化炭素があればよいのです。

　図6-3をよく見ると，過剰な一酸化炭素がヘモグロビンの酸素化に二重の邪魔をしていることが分かります。第1番目は，ヘモグロビンに一酸化炭素が結合する分だけ，酸素は同じ部位に結合できなくなります。酸素や一酸化炭素の結合は，ガス吸入時に肺胞毛細管内で起こります。例えば，30%のヘモグロビンと結合するだけの一酸化炭素が吸入されると（30%COHb），酸素結合部位の30%は酸素と結合できなくなります。そうすると，PaO_2の値に関わりなく，SaO_2の取り得る最大値は70%となります。

　2番目は，ヘモグロビンが酸素分子と化学的に結合した場合に，一酸化炭素がその酸素分子とヘモグロビンとの親和性を高めることです。親和性が増加するという意味は，一酸化炭素が増加した状態では，ヘモグロビンと酸素分子はより固く結ばれるということで，酸素解離曲線は左へシフトすることになります。この左方シフトの不利な効果は，図6-3で分かるように，組織の毛細血管レベルで最も大きく現われます。組織の毛細血管内のPO_2は20〜40mmHgですが，このあたりでは酸素はヘモグロビンとより固く結合しています。それは，組織に放出する酸素がより少ないということです。

　図6-3から次のようなことも分かります。肺毛細血管内では，高度の貧血（ヘモグロビン含量が正常値の40%）はCOHbが60%の場合と同様の酸素含量になります。しかし，血液が組織へ循環してきた時は，貧血の血液の方が一酸化炭素過剰の血液よりもはるかに速やかに酸素を放出するのです。こうして組織レベルのPO_2（例えば30mmHg）では，一酸化炭素が過剰に存在する方が，酸素飽和度（そして酸素含量）はずっと高くなります。

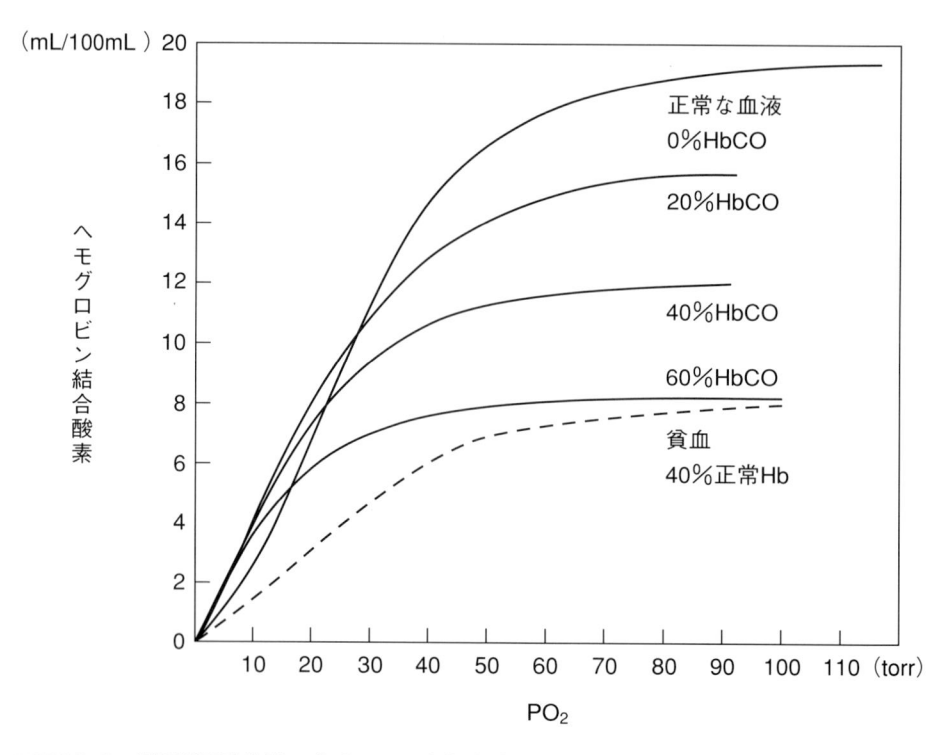

■ 図6-3　酸素解離曲線へ与える一酸化炭素の効果
(Roughton, FJW and Darling, RC: Amer J Physiol 141:17-31:1944から引用。Comroe, JH, Jr : Physiology of Respiration, 2nd ed., Copyright 1974 by Year Book Medical Publishers, Inc., Chicago 再版許可)

この場合，より多く酸素が組織から奪われるので，酸素飽和度はむしろ下がらないのです。一方，組織は逆に貧血の場合よりも，よりhypoxic（低酸素症）ということになります。

要約すると，一酸化炭素過剰は以下の事態を惹起します。

- 肺胞毛細血管で，ヘモグロビンと結合する酸素が少ない。
- ヘモグロビンに取り込まれた酸素は正常よりもより固く結合しているので，どのようなPO_2の値においても組織へ渡す酸素が少なくなる。

これらの2つのことと，それに加えて一酸化炭素がヘモグロビンと強い親和性を有することによって，一酸化炭素は重大な毒物となるのです。

問題 6-3. それぞれ1対の患者の血液ガスが4組示してある。それぞれの組のうち，(1)あるいは(2)のどちらが，より低酸素血症か？　ヘモグロビン含量の単位はg/dLで，PaO_2はmmHg。

a) (1) Hb 15, PaO_2 100, pH 7.40, COHb 20%
(2) Hb 12, PaO_2 100, pH 7.40, COHb 0%

b) (1) Hb 15, PaO_2 90, pH 7.20, COHb 5%
(2) Hb 15, PaO_2 50, pH 7.40, COHb 0%

c) (1) Hb 5, PaO_2 60, pH 7.40, COHb 0%

　　　　(2) Hb 15, PaO_2 100, pH 7.40, COHb 20%
d) (1) Hb 10, PaO_2 60, pH 7.30, COHb 10%
　　　　(2) Hb 15, PaO_2 100, pH 7.40, COHb 15%

　一酸化炭素は，ヘモグロビンに結合する場合に酸素と競合するので，もしPO_2を十分高めれば，容易に除去できます。一酸化炭素中毒の治療には，できるだけ速やかにPaO_2を高めることが必要で，それも高ければ高いほど良いのです。大概の場合，少なくとも最初の2～3時間はF_IO_2を100％ないし，その近くまで上げることです。高度の一酸化炭素中毒症例(昏睡やけいれんのある場合)では，挿管して100％酸素の人工呼吸を行うことが必要になります。高気圧室を持つ病院なら，気圧を上げた状態(2～3気圧)で100％酸素を投与して，一酸化炭素除去を速めることができます。すべての場合に共通する治療目標は，酸素を補充して，できるだけ速やかに一酸化炭素を"洗い流す"ことです。

パルスオキシメータ

　ヘモグロビンの酸素解離曲線の非侵襲的検査は数10年前から可能でしたが，簡便な検査法となり広く普及したのは，つい1980年代終盤のことです。その変化は小さいが信頼性の高い機器の出現によって生じました。その機器は患者の脈拍を感知し(通常は指の)，2種類の波長の光を放射することによって，酸素化ヘモグロビンと脱酸素化ヘモグロビンを識別します(Clark, et al. 1992; Leasa 1992; Schnapp & Cohen 1990)。SpO_2と脈拍数が表示されたパルスオキシメータを図6-4に示します。

　パルスオキシメータで測定された酸素飽和度はCOオキシメータで動脈血を測定したSaO_2とは同じものではないので，パルスオキシメータで測定された酸素飽和度の値はSpO_2という用語を用いて表します。SaO_2とSpO_2との違いを良く理解すればパルスオキシメータを使用する場合に陥り易いピットフォールを避けることができます。これらの違いは表6-2に挙げて論じています。

　SpO_2の測定値とCOオキシメータで測定したSaO_2との違いは主として，使用した技術によるものであるということをよく知っておいて下さい。技術というものは，常に発展して変化していくものですが，現在のパルスオキシメータは2種類の波長の光を非侵襲的に手指(あるいはつま先や耳朶)に放射する方法を用いています。一方，COオキシメータでは4種類の波長の光を血液サンプルに放射する方法を採っています。4種類の波長の光を使うことでオキシヘモグロビンをカルボキシヘモグロビン(一酸化炭素ヘモグロビン)やメトヘモグロビンから識別することができるのです。このテクノロジーの違いが意味していることは，酸素飽和度の値は測定方法によって変わることがあるということです(将来のパルスオキシメータが4種類の波長の光を持つなら，ここで論じているような違いは消滅してしまいます)。

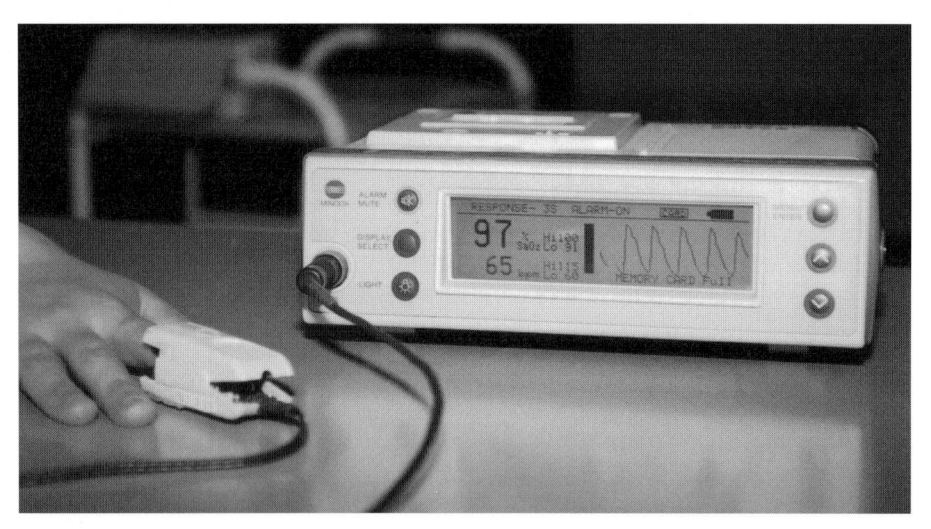

■図6-4　手指にパルスオキシメータのセンサをつけたところ
患者の脈拍数は65/分で，SpO_2は97%を示している。

● パルスオキシメータの臨床応用

　パルスオキシメトリーは，「患者の麻酔時，回復期，およびクリティカルケアにおいて，患者の安全をモニタする上で色々重要な技術的進歩があった中でも，最も重要なものであることに異論はないと思います(Severinghaus & Astrup 1986)」。また，「心電図以来の患者管理の偉大な技術的進歩(Hanning & Alexander-Williams 1995)です」と言われてきました。明らかなことは，すべての医療従事者が習熟すべき機器であるということです。パルスオキシメトリーについて書かれたものやそのテーマについてのレビューはたくさんあります(Council on Sientific Affairs 1993; Severinghaus & Keller 1992; Wahr & Tremper 1995)。

　パルスオキシメータはその重要性や使い易さはよく知られていますが，間違った使用法や測定値の解釈が間違ったりすることは少なくありません。以下には，パルスオキシメータを使用する人たちが注意すべき点を述べています(表6-3も参照して下さい)。

1. パルスオキシメトリーではオキシヘモグロビンとカルボキシヘモグロビン(一酸化炭素ヘモグロビン)とを識別することはできません(Barker & Trmper 1987; Raemer et al. 1989; Hampson 1998)。パルスオキシメトリーでは2種類の波長の光(660nm，940nm)を放射する方法を用いています。酸素化ヘモグロビン(HbO_2)と脱酸素化ヘモグロビン(Hb)はこれらの2種類の波長に対して，それぞれ異なった反応を示すので，オキシメータはこれらを識別できるというわけです。660nmの波長の光はほとんどがHbO_2から送られてくる光であり，940nmの波長の光はほとんどがHbから送られてくる光なのです。COHbはHbO_2とほとんど同じ波長である660nmの光を反射しますので，パルスオキシメータではCOHbをHbO_2と読み違えてしまうのです。したがって，例えば，真のSaO_2が85%でCOHbが10%であれば，パルス

■表6-2　COオキシメトリー対パルスオキシメトリー

特徴	COオキシメータ	パルスオキシメータ
光の波長の数	4	2
テクニック	インビトロ；測定機器の中に動脈血サンプルを挿入（図1-1）。	非侵襲的；手指か耳朶あるいは脈拍の触知可能な部位。ポータブル機器で測定（図6-4）。
測定項目	%O_2Hb（SaO_2）；%非結合Hb；%COHb；%MetHb；ヘモグロビン含量	%O_2Hb（SaO_2）；%非結合Hb
長所	精度が高い。O_2Hbの中からCOHbを分別表示可能。	無痛；持続モニタ可能；携帯が容易；比較的安価；SpO_2は胎児ヘモグロビンの影響を受けない。
主要な短所	動脈血サンプルが必要；購入費用、維持・操作の費用が高価；外来患者には誰でも施行可能ではない。胎児HbはSaO_2測定値に影響を及ぼす。	O_2Hbの中からCOHbを分別して表示することは不可能。酸素吸入中で、かつ血中炭酸ガス分圧が徐々に増加しつつある患者では、測定値のみでは患者の容態の重篤さを見逃すことがある。SaO_2とSpO_2との相関は機器ごとに異なる。原理を知らない介護者は不正確な使用をすることがある。

オキシメータで測定したSpO_2は95%を示すでしょう。このような理由で、CO中毒の疑われる患者の評価にパルスオキシメータは決して使用すべきではありません。

2. パルスオキシメトリーでは、低酸素血症による酸素不飽和とメトヘモグロビン（MetHb）の増加による酸素不飽和とを識別することはできません。一酸化炭素と異なり、MetHbはSpO_2の値を抑制します。しかし、直線的ではありません（Baker, et al. 1989; Eisekraft 1988; Ralston, et al. 1991; Watcha, et al. 1989）。MetHbはSpO_2の値を抑制しますが、SpO_2の値の低下はMetHb濃度の約半分にしか過ぎません。しかし、これは85%の濃度までで、この点を過ぎると、%MetHbが増加してもSpO_2をこれ以上下げる事はありません。したがって、オキシメトリーの値が90%の場合、次のような状態が含まれています。

　　a.　低いPaO_2が原因で10%の酸素不飽和がある（真のSaO_2は90%）
　　b.　PaO_2は正常、メトヘモグロビンは10%以上
　　c.　低いPaO_2と過剰なメトヘモグロビンの色々な組み合わせ

　CO中毒の場合と同じように、メトヘモグロビンの増加の疑われる患者の評価にパルスオキシメータは決して使用すべきではありません。メトヘモグロビン中毒の重症例にはメチレンブルーが使用されます。多くの静脈内色素と同様に、SpO_2を大きく低下させます。そのような理由もあるので、メトヘモグロビン中毒例に

■表6-3　パルスオキシメータで得られた酸素飽和度の値に影響を及ぼす色々な要因*

要因	SpO_2値
一酸化炭素ヘモグロビン	真のSaO_2より高値
メトヘモグロビン	真のSaO_2より高値
濃色のマニキュア	真のSaO_2よりわずかに低値
メチレンブルー	真のSaO_2よりはるかに低値
胎児ヘモグロビン	有意な影響なし
黄疸	有意な影響なし
皮膚色素沈着	変動**
灌流低下	変動***
血管攣縮	変動***
心不整脈	変動***
低体温，ふるえ	変動***

*本文参照，**機器の型式によっても色素の沈着の具合によっても変わる。***高くなることもあるが，低くなることもある。

はパルスオキシメータは使用しません（Wahr & Tremer 1995）。

3. 臨床的に許容されるSpO_2の精度はSaO_2の±3％以内です。しかし，その精度はオキシメータの機器の間でバラツキがあります（Leasa 1992）。機器間の精度や再現性について調べた研究がこれまでにたくさんありましたが，結果はマチマチでした。ある特定のパルスオキシメータ機器が，その時酸素飽和度を過大表示しているか過小表示しているかを知るには，SpO_2を測定する時に同時にSaO_2をCOオキシメトリーで測定することが必要でしょう。しかし，実際的ではありません。その代わり，SpO_2はSaO_2より高い数値を示すとみなし，SpO_2が93％より低い値を示す時には何らかの行動を取るのが賢明と思われます。どのような行動かはその病状によって変わりますが，例えば，バイタルサインや心臓のリズムを慎重に見守るとか，酸素吸入を開始するとか増量するとか，他の治療を開始するとか，動脈血液ガスを調べてみるといったことなどです。

4. SaO_2が十分高い場合，PaO_2が徐々に低下してきても，パルスオキシメータでは危険を察知できないことがあります。なぜなら，PaO_2が60mmHg以上では，特に100mmHg以上では，酸素解離曲線は比較的平坦なカーブを描くため，PaO_2がかなり低下してもSpO_2はほとんど低下しないことがあるからです（図6-5）。

5. SaO_2が十分高い場合，PaO_2が徐々に上昇してきても，パルスオキシメータでは危険を察知できないことがあります。鎮静剤を与えられた患者や麻酔中の患者で酸素投与を受けている場合，換気は不十分なのにSaO_2は正常な場合があります。Apneic oxygenatin（無呼吸酸素化）と呼ばれる最も極端な例では，肺内の高いF_IO_2が血管内に拡散するので酸素化は維持されています。これに対して$PaCO_2$は生命に危険なレベルまで上昇することもあります（Ayas, et al. 1998; Davidson & Hosie 1993; Hutton & Clutton-Brock 1993）。高度なアシドーシスが存在する時でもSaO_2は

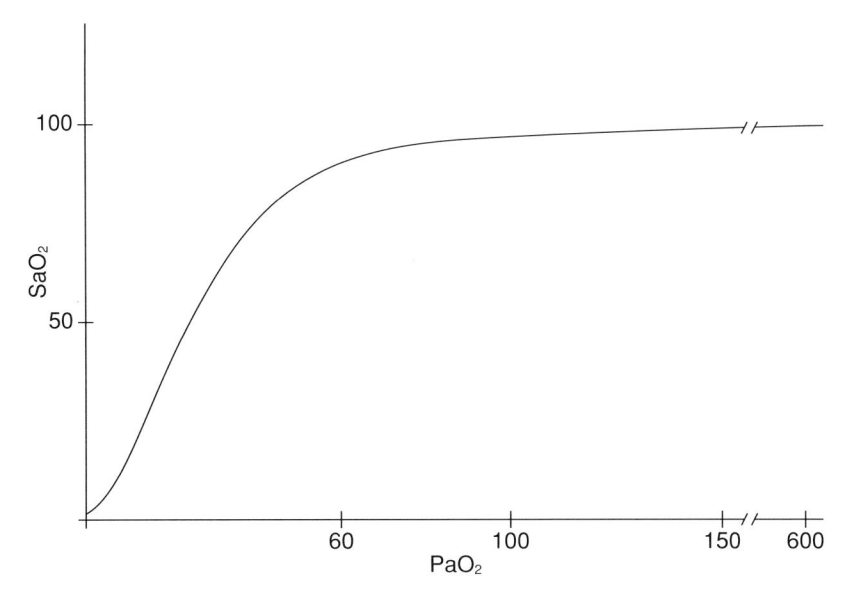

■ 図6-5 SaO₂ と PaO₂ との関係
酸素解離曲線はPaO₂が60mmHg以上では比較的なだらかであり，100mmHg以上ではほとんど水平である。したがって（患者のガス交換という立場から考えると），PaO₂は相当低下しているにも関わらず，SaO₂はほとんど変化がないということも起こり得る。

正常な場合がある。特に，PaO₂が正常値以上の場合がそうです。（図6-6）。（拡散による酸素化テストOxiganation by difusionはまた脳死の無呼吸テストにも使われます。自発呼吸のない患者で，神経学的に脳死が指摘されている人に対して，器械呼吸を加えることなく，単に，気管内チューブから酸素を供給して血液を酸素化するのです。）PaCO₂が60mmHg以上になっても呼吸が全く生じないならば，そして低体温や薬物中毒のような紛らわしい要素が関与していなければ，そこではじめて，脳死が確定するのです。

6. もし，組織低灌流や血管攣縮や低体温が存在するならばパルスオキシメトリーの信頼性は十分でないことがあります。このような問題が一番多く見られるのは四肢の血行障害のある患者です。パルスが十分強い場合にのみパルスオキシメータは正しく作動するのです。パルスが微弱な場合はSpO₂は高くなったり低くなったり，不正確な値を示すことがあります。

7. パルスオキシメトリーの測定値に影響を及ぼす他の多くの条件についての研究はわずかしかありません。測定値に疑問がある時には，COオキシメトリーの備わった血液ガス測定装置で調べてみなければなりません。

マニキュア：濃い色，特に濃い黒や濃紺のマニキュアはSpO₂に影響を及ぼすことがあります。このような場合，マニキュアはSpO₂を真の値よりも低く表示するようです（Cote', et al. 1988）。疑わしい場合には，測定する前にマニキュアを剥ぎさえすれば良いのです。

黒色皮膚：皮膚の濃い色素沈着はオキシメータの機種によってはSpO₂の測定値に

気管

気管内チューブ

100%O_2を供給するチューブ

CO_2の一部が肺胞内に入る
$\dot{V}_A=0$ならCO_2は排出されない

肺胞内に入ったO_2が
血流に拡散しているところ

$PaO_2 > 100$ mm Hg
SaO_2 99%＋
SpO_2 99%＋
↓pH
↑$PaCO_2$

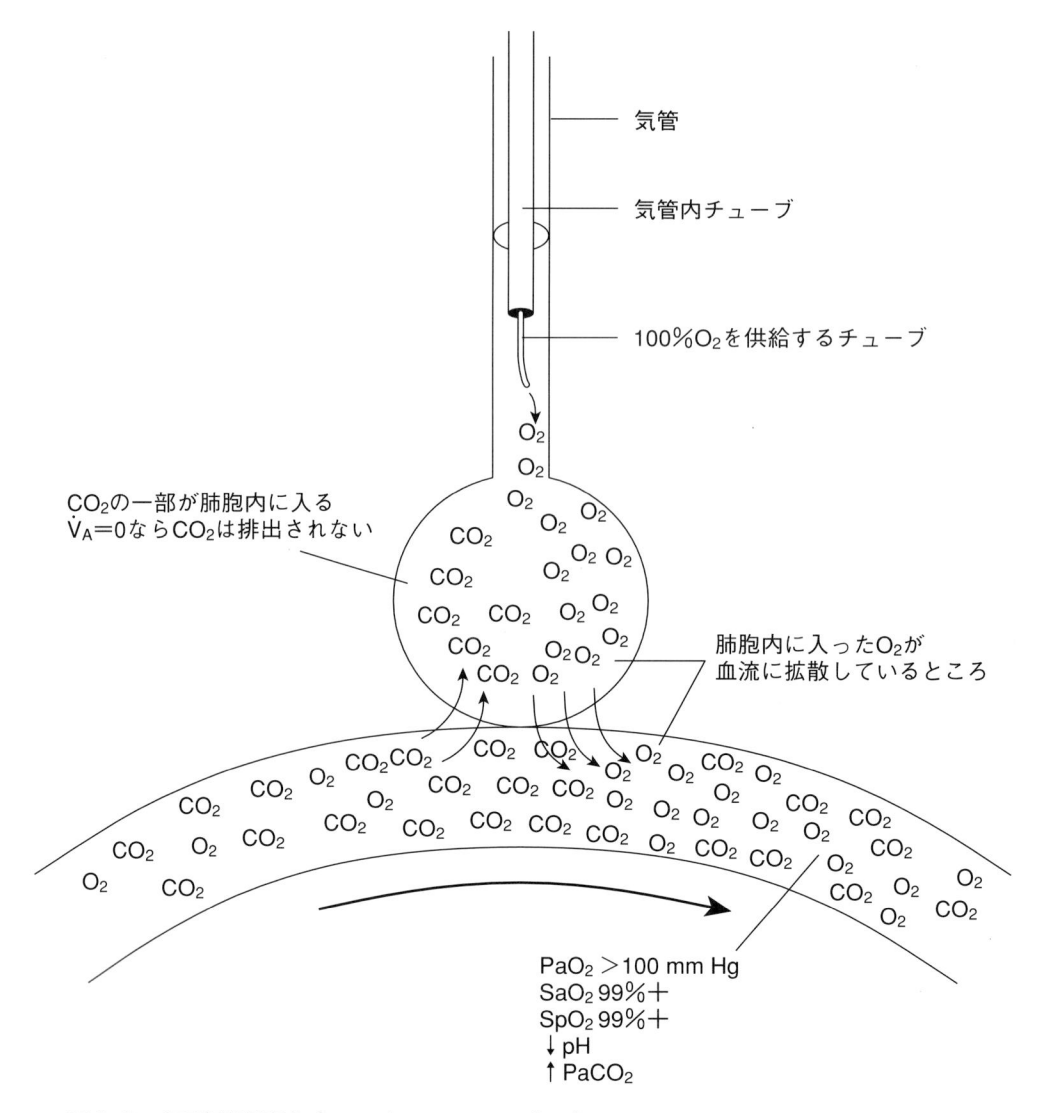

■図6-6　無呼吸酸素化(apneic oxygenation)
気管内チューブから肺に入った酸素は，たとえ，肺胞換気がなくても血液を酸素化できる。PaO_2は正常のこともあるし，正常より高値を示すこともあり得る。その結果，SaO_2やSpO_2は正常範囲にある。ガス交換の指標が他になく，モニタされない場合，高炭酸ガス血症が生じたり，呼吸性アシドーシスが進行するのを(↓pH，↑$PaCO_2$)，うっかり見逃すことがある。一部のCO_2が肺胞腔へ拡散したとしても，肺胞換気がなければCO_2が大気と交換されることはない。

僅かな影響を及ぼすかもしれません。しかし，その結果には再現性がないし，その変化量を明確に述べた論文はありません(Ralston, et al. 1991; Ries, et al. 1989; Zeballos & Weisman 1991)。

黄疸：高ビリルビン血症はパルスオキシメトリーのSpO_2の測定値に影響を及ぼさないようです。

胎児ヘモグロビン：SpO_2の測定値に影響を及ぼさないようです。しかし，これとは逆に，COオキシメトリーの測定値に影響を及ぼします(Barker & Tremper 1987;

Lindberg, et al. 1995)。

8. その作動原理や何を測定できるのかも知らない人たちによってパルスオキシメータは間違った使い方をされることがあります。ある1994年の研究によれば，医師と看護婦はオキシメトリーの基本的な原理に関して驚くほど無知であり，その測定値の解釈に重大な過ちを犯したことが報告されています(Stoneham, et al. 1994)。例えば，医師の30％，看護婦の93％がオキシメータはPaO_2とか酸素含量を測定するものだと考えていました。それと同じ研究対象において，わずかに1人の医師と1人の看護婦(それぞれ3％に相当)が，オキシメータのセンサは血液の拍動流の上に設置する必要があることを知っていたに過ぎません。

確かに，パルスオキシメータは使い易く，誰でもSpO_2を記録することができますが，血液サンプルをCOオキシメータに挿入できるのは熟練した検査技師だけです。この使用法の簡便さが不適切な使用を生じてしまうのです。私は医師，看護婦，呼吸療法士などの種々の医療従事者が，機器に不慣れで，かつ，前述したpitfall（落とし穴）を知らないために，心ならずもカルテに間違った記載をしてしまうことを見てきました。カルテに記載された数値が完全に間違っていて，それを他の医療従事者が信用して駆動に移れば，面倒なことが生じるでしょう。

●パルスオキシメトリー：臨床例

パルスオキシメトリーはSpO_2を経時的にフォローアップ(持続モニタリング)するのに最も使い勝手が良いものです。特に，SpO_2がSaO_2を唯一直接的に表現している場合なら，なおさらのことです。このような状況においては，パルスオキシメトリーは血液ガスモニタリングの必要性を減らしてくれることが多いのです。これとは反対にパルスオキシメトリーは血液ガスモニタリングの必要性を知らせてくれることもあります。例えば，ある患者が酸素吸入を受けているのに，SpO_2の測定値が期待通りには上昇しない場合などです。

Step.7　救急病棟にてある患者の血液ガス検査を行った。この時同時にパルスオキシメータも調べた。室内気吸入下にてPaO_2は77mmHgであった。以下には，それぞれの方法で求められた動脈血酸素飽和度が示されている。
　　95％：PaO_2から計算で求めた
　　98％：パルスオキシメータから求めた
　　85％：COオキシメータから求めた
これらの値はなぜ一致しないのか，かつどれが最も正しいか？

この設問は酸素飽和度を求めるには3通りの方法があることを実例を挙げて示しています。一番信頼できる方法はCOオキシメータで動脈血サンプルを直接に測定すること

です。COオキシメータは4つの波長の光を使用し，オキシヘモグロビン，カルボキシヘモグロビン，メトヘモグロビンを直接的に測定するので，したがってSaO_2の唯一正しい測定値ということになります。一方，パルスオキシメトリーでは，その酸素飽和度の測定値にはカルボキシヘモグロビンやメトヘモグロビンが色々な割合で含まれていることがあるのです。過剰な異常ヘモグロビンが含まれているとSaO_2を高めに読んでしまうことになるのです。計算で求めるSaO_2に関していえば，ヘモグロビンと結合しているのが酸素だけしかないなら，それは正確なSaO_2といえます。しかしそれはPaO_2からは知ることができません。この症例では，カルボキシヘモグロビンが10%，メトヘモグロビン2%であり，PaO_2から計算で求めた95%というSaO_2は間違っています。要約すると，酸素飽和度はどのような手段で求めたものかを知ること，そして，それに従って正しい解釈をすることに留意することが大切です。

Step.8 55歳男性が心臓発作にて入院した。室内気吸入下の動脈血液ガスの値はPaO_2 85mmHg，SaO_2の実測値は95%，そして最初のSpO_2は96%であった。

患者は経鼻的に酸素を投与され，かつ心臓の薬をもらい，心臓の調律とパルスオキシメトリーのモニタが行われた。2日後にはSpO_2は88%となり，苦しい症状は消失していた。理学的所見では肺野は異常がなく，胸部レントゲン写真も正常であった。看護婦は入院時にはなかった薄青い皮膚色の変化が出現しているのに気付いた。この2日間で，SpO_2が96%から88%と変化したことをあなたはどう説明するか？

PaO_2が低ければパルスオキシメータで測定したSpO_2も低いことはあり得ます。しかし，これを示唆する所見もありません。患者の肺の状態は変化しておらず，依然として酸素吸入を受けていました。しかし，内服薬には冠動脈疾患のための長時間作用性の亜硝酸薬が含まれていました。SpO_2が低いので動脈血ガスを検査する必要がありました。PaO_2は123mmHgと高値を示しました(酸素吸入下)。しかし，SaO_2の実測値は87%と低く，メトヘモグロビンが12.2%であることが確認されました。過剰なメトヘモグロビンは亜硝酸薬の副作用でした。そして皮膚の薄青さはこの異常なヘモグロビンに由来するものでした。メトヘモグロビンが増加していなければ，患者のSaO_2の実測値は96%程度であったでしょう。亜硝酸薬は中止されました。2日後にはパルスオキシメトリーによるSpO_2は98%となり，一方，COオキシメータで実測したSaO_2は95%で，メトヘモグロビンは2.4%でした。

問題 6-4. ある患者が息苦しさと頭痛を主訴に自力で救急病棟へ受診に来た。パルスオキシメータではSpO_2 94%を示した。この患者の血液にはどれだけ過剰の一酸化炭素が含まれているか？

6-5. 一酸化炭素中毒で昏睡状態の患者が病院に搬送された。室内の空気下での最初の動脈血

はpH 7.30，$PaCO_2$ 30mmHg，PaO_2 85mmHg，SaO_2 45％，COHb 52％，ヘモグロビン含量15g/dLであった。以下の条件下での患者のPaO_2，酸素含量を計算せよ。それぞれの条件下で$PaCO_2$，P(A-a)O_2 50mmHgは変化がないと仮定する。病院の高度は0とする。

    a）フェイスマスクで80％酸素，一酸化炭素レベルは45％に下がった。

    b）気管内挿管し100％F_IO_2で換気し，一酸化炭素レベルは40％に下がった。

    c）2気圧（1,520mmHg）の高気圧室で100％F_IO_2を投与したところ，一酸化炭素レベルは40％に下がった。

    d）3気圧（2,280mmHg）の高気圧室で100％の酸素を投与したところ，一酸化炭素レベルが30％に下がった。

6-6. 高度0mで室内気を吸入して得られる動脈血酸素含量と同等の溶存酸素含量を得るためには，吸入気酸素濃度100％では何気圧を要するか？ 正常肺を持ち，ヘモグロビン含量は正常な患者の場合を想定して答えよ。ただし，正常換気（$PaCO_2$ = 40mmHg）で，かつP(A-a)O_2は50mmHgとする。

    a）4
    b）6
    c）9
    d）15
    e）20

6-7. 呼吸器疾患の既往歴のない患者が胃の不調を訴えて内視鏡検査を受けた。3L/分の経鼻酸素を投与した。そしてパルスオキシメータでモニタリングした。初期はSpO_2が99％であったが，内視鏡検査の半ば頃になるとSpO_2は91％を示した。患者には呼吸器疾患はない。このSpO_2の変化に対するあなたの説明は？ また，何をなすべきか？

Answer

問題 の解答

6-1. これらの比較に関して，図5-4中で一定のpHとPaO₂でのSaO₂値をチェックする必要がある（下記のものの中からSaO₂値のわずかな差に注目せよ）。溶存分画の全体に占める酸素量は無視できるので，その解答には影響しない。

a) (1) $CaO_2 = 0.93 \times 10 \times 1.34 = 12.5 mLO_2/dL$
　 (2) $CaO_2 = 0.89 \times 10 \times 1.34 = 11.9 mLO_2/dL$
患者(2)の方がわずかにより低酸素血症。

b) (1) $CaO_2 = 0.92 \times 15 \times 1.34 = 18.5 mLO_2/dL$
　 (2) $CaO_2 = 0.92 \times 15 \times 1.34 = 18.5 mLO_2/dL$
これらの患者らのヘモグロビン結合酸素の酸素含量は等しい。

c) (1) $CaO_2 = 0.90 \times 12 \times 1.34 = 14.5 mLO_2/dL$
　 (2) $CaO_2 = 0.80 \times 12 \times 1.34 = 12.9 mLO_2/dL$
患者(2)の方がより低酸素血症。

d) (1) $CaO_2 = 0.98 \times 12 \times 1.34 = 15.8 mLO_2/dL$
　 (2) $CaO_2 = 0.90 \times 12 \times 1.34 = 14.5 mLO_2/dL$
患者(2)の方がより低酸素血症。

6-2.

pH	PCO₂	P₅₀
7.26	60	31
7.32	50	29.5
7.40	40	27
7.48	30	24.5
7.56	20	22

6-3. この質問に関しては，標準酸素解離曲線から，各々のPaO₂値に対応するSaO₂がいくつかを見つけなければならない。そして一酸化炭素値を差し引けば，真のSaO₂が得られる。

a) (1) $CaO_2 = 0.78 \times 15 \times 1.34 = 15.7 mLO_2/dL$
　 (2) $CaO_2 = 0.98 \times 12 \times 1.34 = 15.8 mLO_2/dL$
酸素含量はほとんど等しい。しかし，患者(1)ではCOHbが20%なので，より低酸素症である。なぜなら，酸素解離曲線が左方移動するからである。

b) (1) $CaO_2 = 0.94 \times 15 \times 1.34 = 18.9 mLO_2/dL$
　 (2) $CaO_2 = 0.85 \times 15 \times 1.34 = 17.1 mLO_2/dL$
患者(2)はより低酸素血症である。

c) (1) $CaO_2 = 0.90 \times 5 \times 1.34 = 6.0 mLO_2/dL$
　 (2) $CaO_2 = 0.78 \times 15 \times 1.34 = 15.7 mLO_2/dL$
患者(1)は高度の貧血のため，より低酸素血症である。

d) (1) $CaO_2 = 0.87 \times 10 \times 1.34 = 11.7 mLO_2/dL$
　 (2) $CaO_2 = 0.83 \times 15 \times 1.34 = 16.7 mLO_2/dL$
患者(1)はより低酸素血症である。

6-4. 当然，いくばくかの一酸化炭素はこの患者の血液の中にあるはずである（介添者なしで救急外来にやって来られた事実からCOHbのレベルは40%以下とみられるが）。パルスオキシメトリーは，一酸

Answer

化炭素ヘモグロビンとオキシヘモグロビンを同じように「読み取り」，合算値を「SaO_2」と報告している。

6-5. この問題に答えるためには，肺胞気式および酸素含量式両者を用いる必要がある。F_IO_2値が高いので，肺胞気式から1.2という因子が脱落する。また，$SaO_2 = 100\% - \%COHb$と仮定できる。これまで呈示された他の問題とは異なり，ここでは全酸素含量に対する溶存酸素の占める割合は無視できない。

a) F_IO_2 80％，%COHb は 45％に低下
$P_AO_2 = 0.8 (713) - 30mmHg = 540mmHg$
$PaO_2 = 540 - 50 = 490mmHg$
$CaO_2 = (15 × 0.55 × 1.34) + (0.003 × 540) = 11.1 + 1.6 = 12.7mL\ O_2/dL$

b) 挿管し，100％酸素吸入し，%COHb は 40％に低下
$P_AO_2 = 1.0 (760 - 47) - 30mmHg = 683mmHg$
$PaO_2 = 683 - 50 = 633mmHg$
$CaO_2 = (15 × 0.60 × 1.34) + (0.003 × 633) = 12.1 + 1.9 = 14.0mL\ O_2/dL$

c) 高気圧室へ入れ，2気圧（1520mmHg）をかけ，100％酸素吸入し，%COHb は 40％に低下
$P_AO_2 = 1.0 (1520 - 47) - 30mmHg = 1443mmHg$
$PaO_2 = 1443 - 50 = 1393mmHg$
$CaO_2 = (15 × 0.60 × 1.34) + (0.003 × 1393) = 12.1 + 4.2 = 16.3mL\ O_2/dL$

d) 高気圧室へ入れ，3気圧（2280mmHg）をかけ，50％酸素吸入し，%COHb が 30％に低下
$P_AO_2 = 1.0 (2280 - 47) - 30mmHg = 2203mmHg$
$PaO_2 = 2203 - 50 = 2153mmHg$
$CaO_2 = (15 × 0.70 × 1.34) + (0.003 × 2153) = 14.1 + 6.5 = 20.6mL\ O_2/dL$

6-6. 正常換気（$PaCO_2 = 40mmHg$）で，かつ$P(A-a)O_2$は50mmHgとすれば，計算は次のようになる。1気圧下で患者が100％酸素を吸入している場合は，血液中の溶存酸素は約1.9mL O_2/dLである。

$P_AO_2 = 1.0 (760 - 47) - 40mmHg = 673mmHg$
$PaO_2 = P_AO_2 - 50mmHg = 623mmHg$
溶存酸素含量 $= 0.003 × 623 = 1.87mL\ O_2/dL$

それぞれの気圧増加は酸素含量を少し増すことになる。というのは，PaO_2や水蒸気圧は一度だけ差し引いているからである。したがって，次の1気圧追加分が酸素分圧に関与する分の計算は
$0.003 × 760mmHg = 2.3mL\ O_2/dL$

酸素含量の正常値はほぼ20ml O_2/dlである。100％の吸入気酸素で1気圧追加すると，2mL O_2/dL強の酸素を血液に供給することになり，正解はcで9気圧ということになる。

6-7. 呼吸器系の正常な人が酸素吸入をしている時，SpO_2は100％に近いはずである。SpO_2が99％から91％へ低下したのはPaO_2が低下したのかもしれない（例えば，誤嚥）。しかし，このような病態はある程度の呼吸障害を伴うであろう。より説明がしやすいのは気道局所麻酔薬から生じたメトヘモグロビン血症である。この麻酔剤は内視鏡検査をしやすくするためによく用いられるものだ。

メトヘモグロビン血症が疑われたら内視鏡検査は中止して，中等度のメトヘモグロビン血症によく見られるチアノーゼを確認すべきである。同時に，F_IO_2は上げねばならない（高流量顔マスクに切り替える）。患者は次の24時間の厳重な監視が必要であり，臨床的観察や血液ガス測定が必要である。還元剤（例えばメチレンブルー）による特別な治療はメトヘモグロビンが増加して，生命に危険が及ぶ時以外は必ずしも必要ではない。治療を必要とする最小値などはない。しかし，メトヘモグロビンが15％を超す時は治療を真剣に考えるべきである。

第7章 pH，$PaCO_2$，電解質と酸・塩基平衡状態

Henderson-Hasselbalch 式と pH

血液ガスデータから評価できる3つの生理学的過程のうちでは，おそらく酸・塩基平衡が最も分かりにくいでしょう。酸素化や換気の障害は1個の変数(例えばPaO_2あるいは$PaCO_2$)の異常だけで評価できることがしばしばあります。そしてほとんどの場合，1つの臓器システム(呼吸器系)の障害から生じます。これに反して，酸・塩基障害では，2つないしそれ以上の変数を知る必要があります。そうして，その原因は，腎，肺あるいは胃腸の障害や，それらの複合かもしれないし，生体外の化学物質や毒物かもしれません。

代謝産物である炭酸ガスは血中で水と結合して，炭酸(H_2CO_3)になります。炭酸は迅速に解離して，水素イオンと重炭酸イオンとになります。この反応は可逆性です。すなわち，どちらの方向へも進めます。

$$CO_2 + H_2O \rightleftharpoons H_2CO_3 \rightleftharpoons H^+ + HCO_3^-$$

水素イオン濃度は炭酸や重炭酸イオン濃度[HCO_3^-]に相関します(訳注：[ ]は濃度を表す。例えば[HCO_3^-]はHCO_3^-の濃度を表す)。Henderson-Hasselbalch 式(H-H式)は，水素イオン濃度を以下のように pH の形で定義しています。

$$pH = pK + \log \frac{[HCO_3^-]}{[H_2CO_3]}$$

ここで，pK は炭酸の解離定数の対数にマイナスをつけたもの(正常値6.1)であり，pH は水素イオン濃度([H^+])を nM/L(ナノモル/リットル)で表したものの対数にマイナスをつけたものです。血液中の[H_2CO_3]のほとんどは溶解炭酸ガスの形です。この式の分母の値を求めるには，$PaCO_2$ に溶解係数 0.03mEq/L/mmHg を掛けます。そうすると，より分かりやすい H-H 式が得られます。

$$pH = pK + \log \frac{[HCO_3^-]}{0.03 \times PaCO_2}$$

Step.1 H-H式における HCO$_3^-$ 対 PaCO$_2$ 比の正常値は？

    a) 2.4：4.0
    b) 1：2
    c) 2：1
    d) 10：1
    e) 20：1

HCO$_3^-$の正常値は24mEq/Lで，PaCO$_2$の正常値は40mmHgです。このPaCO$_2$値に0.03を掛けると1.2mEq/Lとなりますから，この比の正常値は20：1です。20の対数は1.3ですから，これにpKの正常値6.1を加えればpHの正常値7.4が得られます。

多くの人が，単位のないpHは無用の混乱を招く用語だと思っています。[H$^+$]と負の相関をするだけではなく，pHの数値のわずかの変化が[H$^+$]の大きな変化を表す（表7-1）のです。酸度を表す臨床的用語としては，pHを放棄して[H$^+$]を採用すべきかということを論じた論文がたくさん出ています（Campbell & Rip 1962; Hills 1973; Lennon & Lemann 1966）。この議論の意義はともかくとして，血液ガスのレポートにはpHが世界中で用いられ，[H$^+$]にとって代わられそうな気配はありません。

表7-1はpHの7.00から8.00への変化に対応する[H$^+$]の値と，その正常値からの変化の割合を示しています。pH7.40は40nM/Lの[H$^+$]です。pHが7.40から7.30へと0.1単位減少すると[H$^+$]は25%増加するのです。もしこれが血液ナトリウム値だとしたら，25%増加するというのは，実に140mEq/Lから175mEq/Lへ上昇することに当たります。

臨床の分野に足を踏み入れた人は，ある程度はH-H式を習っているはずですが，血液ガス検査室以外でその式を用いてpHや他の変数を計算することはめったにありません。それでは，確かにややこしいこの式に，このように力を入れるのはなぜでしょうか？

■表7-1　pHと水素イオン濃度

血液のpH	[H$^+$]（nM/L）	正常値からの変化率（%）
酸血症		
7.00	100	＋150
7.10	80	＋100
7.30	50	＋25
正常		
7.40	40	±0
アルカリ血症		
7.52	30	－25
7.70	20	－50
8.00	10	－75

第7章 pH，PaCO₂，電解質と酸・塩基平衡状態

H-H式の臨床的重要性は次の事実に関係しています。

- 重炭酸系は細胞外液に存在する量的に最大の緩衝系です。その緩衝系の要素（HCO_3^- と $PaCO_2$）は，血液のどんな酸・塩基平衡障害にも即座に反応します。
- H-H式の3つの変数の測定は簡単です（あるいは2つを測定して，残り1つは計算で求められます）。
- その式の比例関係だけを見ると以下のようになります。

$$pH \approx \frac{[HCO_3^-]}{PaCO_2}$$

これを用いて4つの1次性酸・塩基平衡障害を記述することができます。2つの緩衝系の要素（HCO_3^- と $PaCO_2$）の変化の程度や方向性が酸・塩基平衡障害を理解する鍵です。

Step. 2 HCO_3^- 36mEq/L で $PaCO_2$ 60mmHg の血液サンプルの pH は？

　　a) 7.1

　　b) 7.3

　　c) 7.4

　　d) 7.5

　　e) データ不足で決定できない

私は最初に，この本を読むのに電卓は必要ないと書きました。そして，H-H式の対数を計算してくれる友達を探す必要もないのです。この式では，HCO_3^- も $PaCO_2$ も，両方とも正常値から50%増加しています。2つの要素の比が変わっていませんから，その対数およびpHも変わりません。ゆえに解答は7.4です。

Step. 3 HCO_3^- 16mEq/L の血液サンプルの pH は？

　　a) 7.1

　　b) 7.3

　　c) 7.4

　　d) 7.5

　　e) データ不足で決定できない

解答は「決定できない」です。H-H式の3つの変数のうち2つが分からなければ，残りの1変数は求められません。この例では，血液は酸血症でもあり得るし，アルカリ血症でもあり得ます。

Step.4 HCO$_3^-$ 24mEq/L で PaCO$_2$ 80mmHg の場合，この血液サンプルのpHは？
   a) 7.1
   b) 7.3
   c) 7.4
   d) 7.5
   e) 7.6

H-H式からpHを計算することもできますが，その必要はありません。HCO$_3^-$が正常値で，PaCO$_2$が正常値の2倍というと，非常に高度の酸血症です。これは水素イオン濃度が基準値からわずか25％増加したにすぎないpH 7.3という値より，はるかに低い値です（表7-1）。この中で選択するならpH7.1です。

静脈血の血清CO$_2$の臨床的意義（それは何を測定しているのか？ そしてそれはどのように使えば良いか？）

血液ガス検査室では，PaCO$_2$とpHを測定し，重炭酸イオンはHenderson-Hasselbalch式を用いて計算します。これに対して臨床生化学検査室では，静脈血中の重炭酸イオンは血清電解質の1要素として測定されます。そして，測定された値は重炭酸イオンではなくCO$_2$と表示されます。したがって，静脈血のルーチンに測定される4つの電解質はNa$^+$，K$^+$，Cl$^-$，CO$_2$と表示されます（表7-1）。

静脈血のCO$_2$あるいは血清CO$_2$の測定値には，真の重炭酸イオン（H-H式の分子）と溶存CO$_2$に依存するmEq/L部分（PCO$_2$によって決まる）の両者が含まれます。溶存CO$_2$が静脈血中で46mmHgの分圧を示す時，その量はガスとしては以下のようになります。

0.03 × 46mmHg = 1.38mEq/L

さらに，静脈血中の重炭酸イオンは動脈血のそれよりわずかに高いのです（1～3mEq/L）。したがって，臨床生化学検査室でルーチンに測定している静脈血中のCO$_2$は，血液ガス検査室で動脈血から求めたHCO$_3^-$の計算値とは量的に異なり，前者が2～4mEq/Lだけ高いのです。

臨床生化学検査室は静脈血の血清分画中のactual bicarbonate（H-H式の分子）および溶存CO$_2$量（H-H式の分母）の両者を測定してその結果を「CO$_2$」ないし「全CO$_2$」の形式でmEq/Lで表します。この値を，血液ガス検査室で測定するCO$_2$分圧であるPaCO$_2$と混同してはならないことは明らかです。

図7-1で示されているように，静脈血のCO$_2$の正常値は24～30mEq/Lであり，一方，動脈血液ガス分析の計算値から得られるHCO$_3^-$は22～26mEq/Lです（静脈血のCO$_2$の値はPaCO$_2$とは決して混同してはなりません）。

静脈血のCO$_2$と動脈血HCO$_3^-$の計算値との違いは2～4mEq/L以内に収まるべきなのですが，しばしばその差ははるかに大きく，しかも正と負の両方向に生じます。表7-2に，なぜこの2つの値がしばしば異なるか（そして時々明らかな差が出現），そしてなぜ，一

A

結果	基準値	単位	1998年5月8日データ(0904)
F$_I$O$_2$		%	35
酸素流量		L/M	
モード			人工呼吸器装着中
タイプ			ART
《血液ガス》			
pH	[7.35～7.45]		7.43
PCO$_2$	[35～45]	mmHg	35
PO$_2$	[60～100]	mmHg	143　H
HCO$_3^-$	[22～26]	mEq/L	23
SaO$_2$測定値	[93～100]	%	97
SaO$_2$計算値	[93～100]	%	
Hb	[12.0～16.0]	g/dL	8.7　L
COHb	[0.0～3.0]	%	1.5
MetHb	[0.0～2.0]	%	1.2
O$_2$含量	[16～22]	ボリューム%	12　L
ベースエクセス	[－2.0～2.0]	mEq/L	－0.1

B

1998年5月8日のデータ

	ナトリウムイオン	カリウムイオン	塩素イオン	CO$_2$
基準値	[135～145]	[3.5～5.0]	[98～107]	[24～30]
単位	mEq/L	mEq/L	mEq/L	mEq/L
0715	145	4.2	102	22　L

■図7-1　この動脈血液ガスデータ(A)と静脈血血清の電解質データ(B)は酸素吸入濃度(F$_I$O$_2$)35%で人工呼吸器装着中の患者から得られたものです。血液ガスのレポートの中では、バイカーボネイト(HCO$_3^-$)はpHとPaCO$_2$を測定し、ヘンダーソン・ハッセルバルヒ式から算出したものです。正常値は22～26mEq/L。電解質のレポートに関していうと、静脈血(血清中)のCO$_2$を直接測定したものであり、正常値は24～30mEq/Lです。この静脈血血清中のCO$_2$(venous CO$_2$)には血清中のバイカーボネイトと溶存CO$_2$の両者が含まれます。数値の後に付けたHとLは、それぞれ高値、低値を表しています。

■表7-2　動脈血のHCO$_3^-$算出値が静脈血のCO$_2$測定値と異なる理由

1. 静脈血HCO$_3^-$は通常動脈血HCO$_3^-$よりわずかに高い。
2. 動脈血HCO$_3^-$はpK値6.1を用いて計算される。静脈血の値は全CO$_2$(PaCO$_2$の寄与分を含む)の一部として測定される。
3. 重症患者では真のpK値は仮定した値である6.1と異なる可能性がある(Hood 1982)。
4. 動脈血と静脈血はふつう、異なる時刻に採血される。そして患者の酸・塩基状態はそのちょっとした時間の間に変化してしまっているかもしれない。
5. 静脈血は測定時間までテストチューブに入ったまま放置され、大気に触れることがある。その結果CO$_2$が幾分か拡散して失われることがある。
6. 採血技術次第で静脈CO$_2$が変化することがある。例えば、駆血帯が1次的な乳酸アシドーシスを生じ、静脈HCO$_3^-$を低下させることもある。
7. もしpHとPaCO$_2$の測定が不正確だと、計算で求めるHCO$_3^-$は同様に不正確となる。

方の値が他方より高かったり，低かったりするのか，その理由をいくつか列挙してあります。

問題 7-1. 54歳男性。うっ血性心不全で入院した。血液ガス検査室は，pH 7.52，$PaCO_2$ 44mmHg，HCO_3^- 34mEq/L と報告した。同時に採血された静脈血 CO_2 の測定値は 24mEq/L であった。この酸・塩基平衡状態は？

H-H式の3つの変数のうちどれか1つの変数を求めるには，他の2つの変数が必要ですが，独立して測定した値も臨床的には有用です。もし，H-H式の3つの変数のうちのどれか1つでも真に異常値を示すなら，その患者には何らかの酸・塩基異常があるはずです。それゆえ，検査成績のエラーや転記ミスがないと仮定すれば，HCO_3^- の計算値，あるいは CO_2 測定値が高かったり低かったりするのは，酸・塩基平衡障害を示すのです。その可能性は次の通りです。

> 血清の重炭酸イオンおよび血清 CO_2 が異常を示す場合の診断
> 　HCO_3^- あるいは血清 CO_2 の増加
> 　　a. 代謝性アルカローシス，および／あるいは
> 　　b. 呼吸性アシドーシスの代償としての重炭酸イオン蓄積
> 　HCO_3^- あるいは血清 CO_2 の減少
> 　　a. 代謝性アシドーシス，および／あるいは
> 　　b. 呼吸性アルカローシスの代償としての重炭酸イオンの排出

電解質は血液ガスより測定する頻度はずっと高いので，血清 CO_2 は潜在した酸・塩基平衡障害を最初に見つけるきっかけになる場合が少なくありません。異常な CO_2 値を見逃すと，重大な診療ミスにつながることがあります。

Step. 5 第3章では，過剰換気だと医師に診断され，鎮静剤の投与を受けた老患者の症例を呈示した。この患者は，鎮静剤が処方された時点で，患者診療記録上の2つの静脈血 CO_2 測定値は両者とも 34mEq/L と上昇していた。ただし，動脈血のデータはない。この限られた情報から，この患者の CO_2 値の上昇をどのように説明するか？
　　a) 代謝性アルカローシス
　　b) 腎性代償を伴った呼吸性アシドーシス
　　c) 年長者にとっては正常値
　　d) 検査室のエラー

H-H式の1つの変数の異常値の出る原因としては，2通り以上の酸・塩基平衡障害があります。例えば，HCO_3^- や血清 CO_2 の上昇は，代謝性アルカローシスまたは呼吸性アシ

ドーシス，あるいはその双方から生じる場合があります。検査室のエラーは，いつもあり得ることですが，別々の測定値がごく近似している場合，エラーの可能性はまずありません。鎮静剤を処方される以前は，動脈血ガス検査は施行されませんでした。おそらく，CO_2の上昇は軽度の代謝性アルカローシス（先行した利尿剤治療による）の反映と推定されたでしょう。この患者は長い喫煙歴をもっているので，CO_2上昇のもう1つの原因として，呼吸性アシドーシスの可能性がありました。事実は，このCO_2の上昇は慢性呼吸性アシドーシスと腎性代償の状態を反映していたのです。

彼女がICUに着いた時には，pH 7.07，$PaCO_2$ 83mmHg，HCO_3^- 23mEq/Lでした。これらの値は以前には分からなかった呼吸性アシドーシスの増悪と，新しい代謝性アシドーシス（臓器の灌流減少から来る乳酸アシドーシス）との合併を表す値です。ICU転棟直前の彼女の苦痛は，呼吸性アシドーシスの悪化と呼吸困難に関連していたのです。

最後に，以下のことを覚えておいて下さい。血清CO_2に関しては高い場合と低い場合の2通りがありますが，一般的には，非常に高値と非常に低値は代謝性の異常を表しています。呼吸性アルカローシスの代償の場合には血清CO_2が12mEq/Lを下回ることはなく，呼吸性アシドーシスの代償の場合には血清CO_2が45mEq/L以上になることはありません。したがって，血清CO_2が12mEq/L以下ならば代謝性アシドーシスと考えてもほぼ間違いないし，同様に，45mEq/L以上ならば代謝性アルカローシスと考えてもほぼ間違いありません。

電解質とアニオンギャップ

この本の主題は，動脈血液ガスに関することですが，臨床生化学検査でルーチンに測定する電解質についての議論もまた重要です。なぜなら，血液ガス解釈に欠かせないことが多いからです。静脈血のCO_2について前述しましたが，これは電解質と血液ガスとの相互関係に焦点を合わせたものです。

酸・塩基平衡異常の最初の臨床生化学検査所見として，電解質の異常に遭遇することは少なくありません。アニオンギャップを計算するために使用される，すなわち，ナトリウムイオン，塩素イオン，重炭酸イオン（ここでは静脈血の血清CO_2として測定されている）は，酸・塩基平衡異常を示す患者，あるいは血液ガス検査を施行する患者に対しては最低限，測定すべきものです。酸・塩基平衡異常ではカリウムイオンは乱れていることが多いので，これも測定しなければなりません。アニオンギャップ（AG）の計算はルーチンに測定する陽イオンの合計から，ルーチンに測定する陰イオンを差し引いたものです。

$$(Na^+ + K^+) - (Cl^- + HCO_3^-)$$

しかし，K^+は小さな値なのでAG式から省かれることが多いのです。したがって，最もよく用いられているのは次の式です。

$$AG = Na^+ - (Cl^- + HCO_3^-)$$

この式は論文や教科書に一番多く出てくるのですが，前述した理由により，この式のHCO_3^-は動脈血ガスの計算値ではなく，静脈血血清中のCO_2の測定値です。これをさらに複雑にするものとして，ある検査室では静脈血の測定値をHCO_3^-として報告するのに対して，別の研究室ではCO_2として報告している現実があります。静脈血の値が報告書にどのような名称で表示されようとも，AGの計算に使用するのは静脈血の電解質測定に際して得られる数値なのです。この教科書の中では，アニオンギャップは次のようにして計算することにします。

$$AG = Na^+ - (Cl^- + CO_2)$$

この方法で（K^+を省いて）計算したAGの正常値は12 ± 4 mEq/Lです。アニオンギャップの存在する理由は，ルーチンに測定するのが電解質全部ではないというだけのことです。正常な状態では，電気化学的に平衡状態が存在しているのです。したがって，陰性に荷電した電解質（アニオン）の総計は陽性に荷電した電解質（カチオン）の総計と等しいのです。しかしながら，数種類のアニオンはルーチンには測定しませんので，アニオンギャップが生じるということになるのです。アニオンギャップは，だから，測定上のアーチファクトであり，生理学的に実在するというものではありません。

表7-3にはすべてのカチオンとアニオンを列挙し，その血清中濃度を示しています。もし，すべてを測定したらアニオンギャップは生じないでしょう。なぜなら，カチオンとアニオンの総量は等しいからです。しかし，ルーチンに測定するのはNa^+，K^+，Cl^-およびCO_2だけですから，アニオンギャップが生じるのです。アニオンはカチオンと比べ

アニオン		カチオン	
電解質	数値（mEq/L）	電解質	数値（mEq/L）
タンパク質	15	カルシウム	5
有機酸	5	マグネシウム	1.5
リン酸	2	カリウム	4.5
硫酸塩	1	ナトリウム	140
塩素	104		
重炭酸塩	24		
計	151		151
アニオンギャップを計算するために用いられるアニオンとカチオン			
塩素＋重炭酸イオン	128	ナトリウムイオン	140
	差 = 12		

■表7-3　血清中のアニオンとカチオン

電気化学的平衡が存在するために，血清中のカチオンとアニオンの濃度は等しい。しかし，通常の電解質の臨床検査ではカチオンと較べるとアニオンの方が測定されない分量が多い。この結果，アニオンギャップが生じるのである。通常の場合，アニオンギャップの計算はナトリウムイオン，塩素イオンおよび重炭酸イオン（あるいは血清CO_2）というわずか3つの電解質のみに基づいて計算される。

ると，測定されないで残るものが多いために，そのギャップが生じるのです(Oh & Carroll 1977)。最終的には，K^+ は計算に入れないので，AG の正常値は約 12 mEq/L です。

アニオンギャップの臨床的な使い方を論じる前に，重要な技術上の問題を知っておく必要があります。AG の正常値は電解質の測定法次第で，値にバラツキが生じます(Sadjadi 1995; Winter, et al. 1990)。この測定値の技術的側面はこの本の責任範囲を超えますが，臨床検査室によってはより低い正常値(例えば，3～11 mEq/L) を採用しているところもあることをよく覚えておいて下さい(Winter, et al. 1990)。いつもあなたの施設専用の AG の正常値を使って下さい。そしてこの本で示すように正常値は 12 ± 4 mEq/L 程度のバラツキがあることは十分認識しておいて欲しいのです。どこの臨床検査室のデータを使うにしても，何を測定しているのかをあなたが良く理解しているならば，測定法の技術的側面を知らなくても，その情報を効果的に利用することができるはずです。

アニオンギャップのその値は，正常である場合もあるし，低いこともあるし，また，高い場合もあります。 同じ数値のアニオンギャップ値であっても臨床的には異なる意味を持つことがあります。

- 正常なアニオンギャップの場合：検査データからはアニオンギャップアシドーシスとは言えません。必ずしもアニオンギャップアシドーシスを除外できるわけではありませんが，可能性が薄いということはできます。
- 非常に小さいか陰性のアニオンギャップの場合：以下の原因でこれが生じることがあります。

    臭素中毒(咳止めには dextromethorphan bromide が含まれていることがある)では，ハロゲン化物が塩素イオンとして測定されることがある。リチウム中毒に見られるような測定されないカチオンの増加。低蛋白血症に見られるような測定されないアニオンの減少(血清アルブミンが1g/dL低下すると，アニオンギャップが2.5mEq/L低下する)。多発性骨髄腫に見られるような陽性に荷電した異常蛋白の存在。

    低蛋白血症を除外すれば，非常に小さいか陰性のアニオンギャップの生じる病態は，アニオンギャップの増加する病態と比べると比較的に少ないのです。

- アニオンギャップの増加する場合：患者にはアニオンギャップ代謝性アシドーシスが存在する可能性があります(表8-1参照)。アニオンギャップが正常よりも高ければ高いほど，その確率は高くなります。

血中の過剰なアニオンギャップはすべて，重炭酸塩(イオン)によって緩衝されていますので，AG の上昇は通常，代謝性アシドーシスを示します(Emmett & Narins 1977; Gabow, et al. 1980; Narins & Emmett 1980; Oster, et al. 1988)。静脈血のCO_2の測定値が正常か，あるいは，正常よりも高くてもこの記述内容は成立します。

AG の上昇が存在する場合，表8-1 に列挙した複数の病態を考慮しなければなりません。一番多い原因は乳酸アシドーシス，腎不全(通常は，腎臓から排泄されるはずの有機

酸が蓄積するから)，および糖尿病性ケトアシドーシスです。頻度としては多くありませんが，アセチルサリチル酸(アスピリン)の飲みすぎや，ある種の毒物(エチレングリコールやメタノール)を飲み込んだ後に生じる代謝産物なども原因になることがあります。

問題 7-2. ある患者の$PaCO_2$は50 mmHg，アニオンギャップは20 mEq/Lであった。電解質は次のような値であった。

Na^+ =145 mEq/L, Cl^- =104 mEq/L

この情報を基にして，pHはどのようにして求めることができるか？

　アニオンギャップを使用する場合の問題は明らかな異常値を決定することです。アニオンギャップが16〜20mEq/Lの範囲にある患者では，アニオンギャップアシドーシスと断定することはできません。20mEq/Lを超える場合は，真のアニオンギャップアシドーシスの可能性は大きくなります(そしてAGが29 mEq/Lを超える場合は100%です)。実践的なやり方は，AG≧20 mEq/Lの場合はアニオンギャップアシドーシスを反映していると考えてその原因を探すことです。

Step.6 42歳の男性が脱水と低血圧で入院した。電解質はNa^+ =165 mEq/L, K^+ =4.0 mEq/L, CO_2 = 32 mEq/L, Cl^- =112 mEq/Lであった。動脈血ガス分析は施行しなかった。この患者には代謝性アシドーシスが存在するか？

　確かにこの患者のアニオンギャップは
　165 − (32 + 112) = 21 mEq/L
です。CO_2が上昇している(脱水由来の代謝性アルカローシスを反映して)にもかかわらず，低血圧や組織還流低下から乳酸アシドーシスをきたして，軽い代謝性アシドーシスも同時に生じています。代謝性アシドーシスと代謝性アルカローシスとの共存については次のセクションおよび第8章でもっと詳しく述べます。

● 混合性代謝障害に関する電解質検査の追加事項：バイカーボネイトギャップ

　動脈血ガス分析に基づいた混合性酸・塩基平衡障害の診断は第8章で取り扱っています。しかし，混合性代謝障害だけは，静脈CO_2が上昇しアニオンギャップが増加する前述の例のように，静脈血清のデータから診断を下すことも少なくありません。

　これほど明らかではない場合には，2つの代謝性酸・塩基平衡障害が共存しているということを明らかにするには，アニオンギャップの変化量と静脈血清のCO_2の変化量との間の差を計算するやり方を用います(Haber 1991; Wrenn 1990)。この計算値はバイカーボネイトギャップと呼ばれます。

　バイカーボネイトギャップ＝ $\triangle AG − \triangle CO_2$

ここで，

ΔAG ＝患者のAG － 12mEq/L

ΔCO_2 ＝ 27mEq/L －患者のCO_2

　もし，アニオンギャップアシドーシスだけが唯一の酸・塩基平衡障害であれば，アニオンギャップの上昇とバイカーボネイト(血清CO_2として測定した値)の低下との間には1対1の関係が存在しなければなりません。すなわち，アニオンギャップの上昇幅とバイカーボネイトの低下幅とは等しくなければなりません。例えば，もしAGが10mEq/Lだけ上昇すれば(24mEq/Lとなる)，血清CO_2は10mEq/Lだけ低下しなければなりません(17mEq/Lとなる)。

$\Delta AG - \Delta CO_2 = 10 - 10 = 0$ バイカーボネイトギャップ

　AGが高値で，バイカーボネイトギャップが，正の値にしろ負の値にしろ，ゼロから有意に大きくなった状態は混合性酸・塩基平衡障害の存在を示唆しています。すなわち，代謝性アルカローシス(正のバイカーボネイトギャップ)とか，高塩素イオン血症性代謝性アシドーシス(負のバイカーボネイトギャップ)のような代謝性異常を合併したアニオンギャップアシドーシスの場合です。

　バイカーボネイトギャップの概念は正当性があるのですが，正常値の範囲を決める場合に問題が生じます。個々の患者のAGや血清CO_2のベースライン値を知ることはできませんから，推定値を使うよりは変位の程度を使う方が少しはマシだと思います。この問題の複雑さは，ΔAGやΔCO_2に関して，合意された標準的計算法がないので，さらに面倒なものになっています。例を挙げれば，ある研究者は患者のΔAGを求める場合は，AGの正常値の上限値(例えば，16mEq/L)からAGの測定値を差し引く方法で求めていますが，AGの正常値の中間の値(例えば，12mEq/L)からAGの測定値を差し引く研究者もいます。

　このようわけで，基礎データとなる電解質の値につきものの変動性があるのと同様で，バイカーボネイトギャップの正常値に関して合意された数値はないのです。研究者によってはバイカーボネイトギャップが±6mEq/L以上変位した場合にこれを異常としていますが(Wrenn 1990)，±8mEq/L以上変位した場合にこれを異常とする研究者もいます(Paulson & Gadallah 1993)。

　異常値を厳密に求めることよりもさらに重要なことは，混合性酸・塩基平衡障害の診断におけるバイカーボネイトギャップの使い方です。しかし，教科書的に言うなら，バイカーボネイトギャップが＞6mEq/L，あるいは＜－6mEq/Lを異常値と呼ぶことにしましょう。そうすると，おまかな原因検索がすばやくできるからです。バイカーボネイトギャップの数値が異常ならばそれだけ，次に示す酸・塩基平衡障害のいずれかを反映している可能性が高くなるのです。

●陽性の，あるいは陰性のバイカーボネイトギャップ($\Delta AG - \Delta CO_2$)に関しての診断の進め方*

陽性のバイカーボネイトギャップ(＞6mEq/L)：アニオンギャップの変動幅から予測さ

れるよりも血清CO_2の減少が小さいのです。そして，次のことが疑われます。
- a. 代謝性アルカローシス，および／あるいは
- b. 呼吸性アシドーシスの代償としてのバイカーボネイトの蓄積

陰性のバイカーボネイトギャップ（＜－6mEq/L）：アニオンギャップの変動幅から予測されるよりも血清CO_2の減少が大きいのです。そして，次のことが疑われます。
- a. 高塩素イオン血症性代謝性アシドーシス，および／あるいは
- b. 呼吸性アルカローシスの代償としてのバイカーボネイトの排泄

＊バイカーボネイトギャップが陽性ないし陰性方向にもっと大きく振れている場合は，前にも述べたように，酸・塩基平衡障害が存在する可能性が高いのです。

ある1組の電解質のデータが示されて，酸・塩基平衡障害の可能性を尋ねられたら，以下の計算をしなければなりません。この過程は最初は面倒に思えますが，紙や鉛筆は要らず，素早くできます。あなたがこの方法を習得した後には，便利なショートカットを教えましょう。以下の値は129ページで示した42歳男性の症例から採ったものです。

1. アニオンギャップ AG ＝ Na^+ －（Cl^- ＋ CO_2）＝ 165 －（112 ＋ 32）＝ 21 mEq/L
2. $\varDelta$AG ＝ AG（測定値）－アニオンギャップの正常値＝ 21 － 12 ＝ 9 mEq/L
3. $\varDelta CO_2$ ＝ CO_2の正常値－CO_2（測定値）＝ 27 － 32 ＝ －5 mEq/L
4. バイカーボネイトギャップ＝ $\varDelta$AG － $\varDelta CO_2$ ＝ 9 －（－5）＝ 14 mEq/L

これらの計算には，静脈血の血清CO_2の正常値として一般的に合意されている27 mEq/Lが使用されています（図7-1）。バイカーボネイトの一部分は有機陰イオンによって緩衝された状態になっているので，それはバイカーボネイトギャップと呼ばれています。しかしながら，この計算式の中では血清CO_2が使用されています。なぜならば，臨床検査室で実際に測定し，かつ，アニオンギャップの基礎になるのが血清CO_2であるからです（前述したように）。この用語法によって混乱しないように心がけて下さい。CO_2と習慣的に呼ばれている静脈血の生化学検査値を使用して，バイカーボネイトギャップの計算が行われていることを読者に理解してもらうために，私は意図的に，両方の用語を用いてこれらのステップを示したのです。

この例では，14 mEq/Lという非常に高いバイカーボネイトギャップの数値は代謝性アルカローシスや呼吸性アシドーシスの代償された状態，あるいは両者の共存する場合を示します。静脈血のCO_2がわずかばかり上昇しているので，たとえすべての計算をしなくても，どちらか一方の診断名は頭に浮かぶでしょう。実際には，この症例の隠れた障害は代謝性アシドーシスであり，そのことはAGを計算で求めれば明らかにすることができます（この後に行われた動脈血ガス分析では$PaCO_2$は正常でしたので，代謝性アルカローシスのせいで静脈血のCO_2が上昇していることが判明したのです）。

● バイカーボネイトギャップの計算のショートカット

これまでに概略を示したステップは，バイカーボネイトギャップがどのようにして生

じ，何を意味しているのかを理解するのに重要なことばかりです。この計算方法を一度覚えてしまえば，それよりもずっと簡単なショートカットを使うことができます（使うべきでもあります）。そのショートカットはΔAGとΔCO_2の式の中のある項を消去して求めたものです。以下のようになります。

$$\begin{aligned}
\text{バイカーボネイトギャップ} &= \Delta AG - \Delta CO_2 \\
&= [AG - 12] - [27 - CO_2] \\
&= [(Na^+ - Cl^- - CO_2) - 12] - [27 - CO_2] \\
&= Na^+ - Cl^- - 39
\end{aligned}$$

[$Na^+ - Cl^- - 39$]は確かに，4つに分かれた前述の式に比べるとよりすっきりしています。しかし，バイカーボネイトギャップの真価を認識して使いこなす前には，この4段階のステップを知る必要があると私は思います。また，もちろんですが，39という定数はAGやCO_2の基準値が異なれば変わってくるでしょう。次の例では，長い式とショートカットの両方を使って，バイカーボネイトギャップを計算しています。

●バイカーボネイトギャップの臨床的な使い方

診断目的で，バイカーボネイトギャップが最も有用なのは，以下の症例のように，静脈血CO_2が上昇していない場合です。

Step.7 吐き気，嘔吐，腹痛が数日間持続した後，救急部を受診した28歳の男性には，どのような酸・塩基平衡障害が存在しているだろうか？ 患者の血圧は低く，皮膚のtentingがみられた。電解質のデータは以下の通りであった。

$Na^+ = 144$ mEq/L
$K^+ = 4.2$ mEq/L
$Cl^- = 95$ mEq/L
$CO_2 = 14$ mEq/L

1. アニオンギャップ $AG = Na^+ - (Cl^- + CO_2) = 144 - (95 + 14) = 35$ mEq/L
2. $\Delta AG = AG$（測定値）- あなたの施設のアニオンギャップの正常値 $= 35 - 12 = 23$ mEq/L
3. $\Delta CO_2 = CO_2$の正常値 $- CO_2$（測定値）$= 27 - 14 = 13$ mEq/L
4. バイカーボネイトギャップ $= \Delta AG - \Delta CO_2 = 23 - 13 = 10$ mEq/L

ショートカット：$Na^+ - Cl^- - 39 = 144 - 95 - 39 = 10$ mEq/L

バイカーボネイトギャップは10 mEq/Lであり，それは静脈血の血清CO_2の測定値が，ΔAGから予測されるよりも10 mEq/Lだけ高いということを意味しています。つまり，アニオンギャップ代謝性アシドーシス（脱水と灌流低下に由来）と代謝性アルカローシス（嘔吐および胃酸の喪失に由来）の両方が存在するということです。しかし，後者に関し

ては，バイカーボネイトギャップを計算することなしには知ることは困難でしょう。

さらっと見ただけではCO_2の低いのには気付くでしょうが，アニオンギャップが高すぎることは見逃すかもしれません。

バイカーボネイトギャップの計算をすると，以下の症例のように，アニオンギャップ代謝性アシドーシスとは違う代謝性アシドーシスの合併が見つかることもあります。

Step. 8 以下のような電解質のデータを示す急性腎不全の27歳の女性には，どのような酸・塩基平衡障害が存在しているだろうか？

$Na^+ = 140$ mEq/L
$K^+ = 4$ mEq/L
$Cl^- = 115$ mEq/L
$CO_2 = 5$ mEq/L
pH $= 7.12$
$PaCO_2 = 13$ mmHg
$HCO_3^- = 4$ mEq/L

血液ガスのデータは明らかに代謝性アシドーシスを示している。しかし，どのようなタイプだろうか？

---

1. アニオンギャップ $AG = Na^+ - (Cl^- + CO_2) = 140 - (115 + 5) = 20$ mEq/L
2. $\Delta AG = 20 - 12 = 8$ mEq/L
3. $\Delta CO_2 = 27 - 5 = 22$ mEq/L
4. バイカーボネイトギャップ $= \Delta AG - \Delta CO_2 = 8 - 22 = -14$ mEq/L

ショートカット：$Na^+ - Cl^- - 39 = 140 - 115 - 39 = -14$ mEq/L

患者のバイカーボネイトギャップは-14 mEq/Lと有意に低下しています。したがって，AGの上昇分だけから考えると，この患者のCO_2の測定値は14 mEq/Lだけ低いのです。言い換えれば，AGを惹起した1つのあるいは複数の酸が静脈血の血清CO_2の測定値を19 mEq/Lに低下させたに違いないということになります。この患者のCO_2の測定値は事実，5mEq/Lであり，これはそのようなアシドーシスが存在する追加理由となります。この症例では，高塩素イオン血症性代謝性アシドーシスが存在しているのです。このような病態は尿毒症（AGの増加を伴う代謝性アシドーシス）状態の腎不全患者や，間質性腎炎（高塩素イオン血症性代謝性アシドーシスを生じる。AGの増加は生じない）ではかなり普通に見られることです。

問題 7-3. 以下のような電解質のガスを示す場合には，どのような酸・塩基平衡障害が存在しているだろうか？

$Na^+ = 150$ mEq/L

K^+ = 3.5 mEq/L

Cl^- = 102 mEq/L

CO_2 = 20 mEq/L

pH = 7.46

$PaCO_2$ = 30 mmHg

HCO_3^- = 20 mEq/L

　バイカーボネイトギャップが異常だとしても，特定の酸・塩基平衡障害を確実に診断できるものではありません。その理由は，静脈血のCO_2が異常値を示す場合に遭遇した時と同じです。例えば，呼吸性アシドーシスの代償としてのバイカーボネイトの蓄積により，静脈血のCO_2が上昇したり，バイカーボネイトギャップが陽性となる場合があります。代償作用としてバイカーボネイトが蓄積するのは真の代謝性アルカローシスとは見なしません。これと同様に，呼吸性アルカローシスの代償としてのバイカーボネイトの体外排泄により，静脈血のCO_2が減少したり，バイカーボネイトギャップが陰性となる場合があります。代償作用としてのバイカーボネイト体外排泄は真の代謝性アシドーシスとは見なしません。代謝性アシドーシスや代謝性アルカローシスの定義は第8章に述べています。

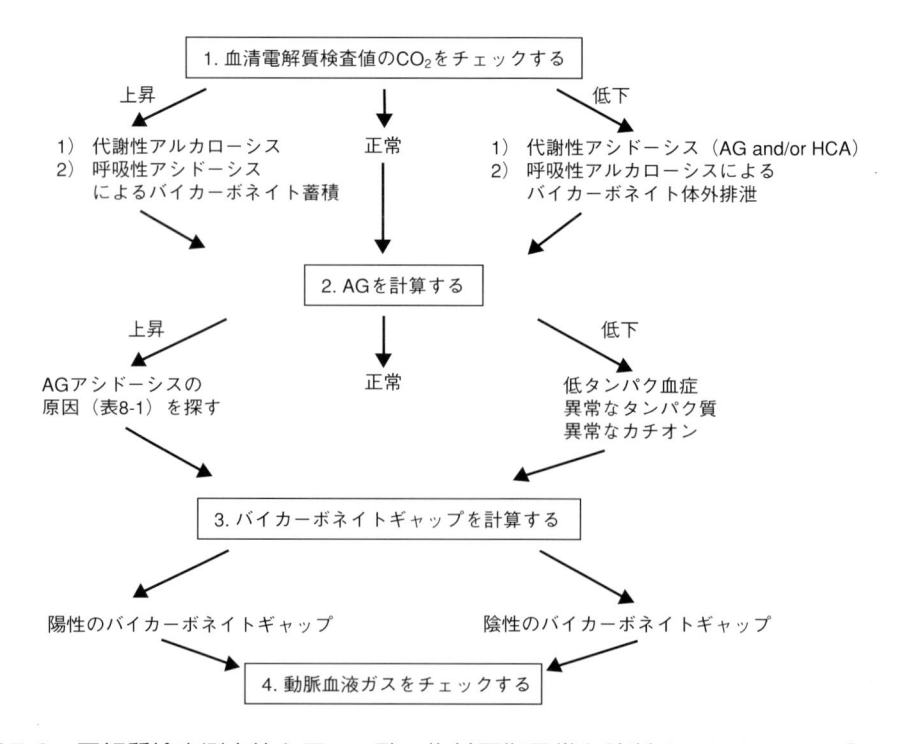

■図7-2　電解質検査測定値を用いて酸・塩基平衡異常を診断するためのアルゴリズム

各状態において，列挙した診断名は相互に排他的(診断名はただ1しか存在しない)ではない，ということを銘記しておくこと。内容は本文を参照。AG：アニオンギャップ，HCA：高塩素イオン血症性アシドーシス。

電解質を用いて酸・塩基平衡障害を診断するためのアルゴリズムを図7-2に示しています。矢印に従っていけば，静脈血のCO_2が減少した患者が，依然として代謝性アルカローシスを有していることがあるということが分かるでしょう。混合性の代謝性異常は必ず血液ガスの測定値を用いて調べなければいけないということを覚えておいて下さい。そしてまた，もしAGが正常ならばバイカーボネイトギャップを計算する必要はないということも覚えておいて下さい。

問題

7-4. 以下のCO_2測定値とAG値の4つの組み合わせをよく見て，次に示すような診断名に従って，酸・塩基平衡異常を診断して下さい（aからfの診断名を選べ）。それぞれの組み合わせには複数の診断名が含まれている可能性がある。CO_2とは静脈血血清のCO_2測定値のこと。

a) 明らかな酸・塩基平衡異常はない
b) AG代謝性アシドーシス
c) 高塩素イオン血症性代謝性アシドーシス
d) 代謝性アルカローシス
e) 慢性呼吸性アルカローシス
f) 慢性呼吸性アシドーシス

1) AG = 22 mEq/L, CO_2 = 17 mEq/L
2) AG = 14 mEq/L, CO_2 = 17 mEq/L
3) AG = 28 mEq/L, CO_2 = 20 mEq/L
4) AG = 12 mEq/L, CO_2 = 33 mEq/L

7-5. 47歳の女性が，発熱，嘔吐，意識障害が急激に発症し，救急部に運ばれてきた。検査時には全身状態は急性期症状を呈していた。室内気を吸入している状態での動脈血血液ガスの値は以下の通り。

pH = 7.42
HCO_3^- = 24 mEq/L
$PaCO_2$ = 38 mmHg
PaO_2 = 84 mmHg

これらの値を見れば，あなたは論理的に答えを導くことができる（答えはただ1つ）。

a) バイカーボネイト（重炭酸イオン）緩衝系を巻き込んだ有意の酸・塩基平衡障害はない。
b) この動脈血血液ガス値は測定エラーを表している可能性がある。
c) 静脈血電解質値は異常なCO_2値を示している可能性がある。
d) もし酸・塩基平衡障害が存在するなら，それは混合性のはずである。

7-6. 34歳の男性が，次第に倦怠感が増加し下肢が腫れるという症状を呈して救急部に受診して来ました。以下のような臨床生化学検査データを示した。どのような酸・塩基平衡障害

が存在しているだろうか？

pH = 7.40
Na^+ = 149 mEq/L
$PaCO_2$ = 38 mmHg
K^+ = 3.8 mEq/L
HCO_3^- = 24 mEq/L
Cl^- = 100 mEq/L
PaO_2 = 72 mmHg
CO_2 = 24 mEq/L
BUN = 110 mg/dL
クレアチニン = 8.7 mg/dL

ベースエクセスと重炭酸イオン

　血液ガス検査室から提出されるもっと面倒な計算値の1つにベースエクセス（BE）があります。私はBEという用語を使用しませんし，生徒に教えることもありません。しかし，血液ガスのレポートには，BEのことがしばしば出てきますので，ここでその用語の説明をしましょう。臨床家のほとんどはBEが重炭酸イオン濃度［HCO_3^-］と何か関係があるものであるとは知っています。でも，正確にはどういうことかは知りません。

　重炭酸イオンとは別に，血液は他にも緩衝塩基を含んでおり，その主たるものはヘモグロビンです。血液に固定酸を加える時，1L当りの緩衝塩基の総量［BB］は，加えた酸の量に応じて減少しますが，それはちょうど重炭酸イオンの減少と同じです。同じように，重炭酸イオンは血液の全緩衝塩基の一部分ですから，代謝性アルカローシスの場合には［BB］も増加します。換言すれば，［HCO_3^-］の上昇も低下も，すべて［BB］の上昇と低下に反映されます。

　理論上，［BB］は［HCO_3^-］だけではなく全緩衝塩基を表しますから，［HCO_3^-］よりさらに正確に代謝性酸・塩基異常を評価するはずです。もちろん［BB］の値を決めるためにはその患者のヘモグロビン含量を知らなければなりません。正常ヘモグロビン値15g/dLでは［BB］は約48mEq/Lで，8g/dLでは約45mEq/Lです。

　ベースエクセスはその患者の［BB］の正常値と実際の［BB］との差です。もともとは血液のin vitroの滴定に基づく測定値なのですが，今日，血液ガス検査室で報告されるベースエクセス（BE）は，実際には次のような計算式が用いられています。

　　BE ＝［BB］の正常値 －［BB］の実際の値*

　BEの正常値は±2mEq/Lです。もしBEが正の値（2mEq/L以上の）ならば，代謝性要素（緩衝塩基）が過剰で，［HCO_3^-］もまた増加しているはずです。もしBEが負の値（－2mEq/L以

脚注　*計算によって求められた実際の値。

下の）ならば，患者は塩基不足で，[HCO_3^-] もまた減少しているはずです。この状態は"負のベースエクセス"と呼ばれることもありますが，これは明らかに誤解しがちな言葉です。

BEは血中の代謝性の要素（そのうちほぼ半分が重炭酸イオン）の増加，あるいは減少を報告する込み入った方法です。BEはHCO_3^-だけではなく，すべての緩衝塩基を考慮に入れていますから，BEとHCO_3^-との間には1対1の関係はなく，正確な直線の比例関係もありません。

次の動脈血ガスデータには，HCO_3^- も BE も含まれています。15mEq/L という BE は代謝性の要素が非常に増えていることを示します。これはまた，HCO_3^-の計算値にも現われ，それは正常値より18mEq/L高くなっています。いずれの値も，pHと$PaCO_2$を考慮に入れれば，2通りの酸・塩基異常を示唆します。すなわち，代謝性アルカローシスと代償性呼吸性アシドーシスです。

pH	7.45
SaO_2	93%
$PaCO_2$	62mmHg
Hb	13.9g/dL
PaO_2	73mmHg
BE	15mEq/L
HCO_3^-	42mEq/L

血液ガスの読み方を教える場合に，私がBEを強調しない理由は4つあります。

1番目として，BEという用語が分かりにくいこと。特に，BEが負である場合，負のベースエクセスといういやな言葉になります。

2番目として，BEは計算値であり，検査室によって計算式が異なること（ある検査室では全血液に対するBEを求めるのに対して，他の検査室では全細胞外液に対するBEを計算しています）。その式は複雑で，例えば酸素含量式やアニオンギャップの式などと違って，およそ臨床家にとって知る必要のないものです。こうしてBEは血液ガスの解釈にミステリーのベールをかけ，解釈をややこしくします。

3番目として，慢性呼吸器疾患の場合に不都合が生じること。重炭酸イオン値が高くても低くても許容範囲にあるような慢性呼吸器疾患の場合に，BEの異常な値が出ると，要注意の「代謝性異常」を疑うようになります。例えば，慢性呼吸性アシドーシスの状態で安定した患者の血液ガス値がpH 7.36, $PaCO_2$ 58mmHg, HCO_3^- 34mEq/Lであったとします。これらのデータと一緒に報告される12mEq/LというBE値は重大な代謝異常を暗示します。実際には，この代謝性の反応は呼吸性アシドーシスを代償するために腎臓が重炭酸イオンを貯溜したものであり，予想に違わない正常なものです。

4番目として，重炭酸イオンの計算値に注目してこれを活用すれば，BEを知らなくても血液ガスは正しく解釈できること。BEの報告はしない検査室もありますが，HCO_3^-の計算は必ず行うので，臨床家は，BE抜きで酸・塩基平衡状態を解釈することに十分に慣れるべきです。HCO_3^-の使い方に熟練すれば，BEのことを計算したり，悩んだりする必

要はなくなるはずです。

　要約すれば，BEとは血液サンプルの全塩基量がその正常値からどれだけ外れているかという概念に基づいた計算値です。計算値には正も負もあり得ます（後者は「負のベースエクセス」ないし塩基欠損（base deficit）と呼ばれます）。BEにはその過剰とか欠損の妥当性は考慮されておらず，重炭酸イオンの計算値からもたらされる以上の有用な情報は何もありません。このような理由で，この本では以後いっさいBEを用いません。

問題 の解答

7-1. 動脈血 HCO_3^- の計算値(34mEq/L)と血清 CO_2 の測定値(24mEq/L)との間には10mEq/Lの差がある。もしpHとPaCO₂が正しいならば，HCO_3^- の計算値も正しい。静脈血清 CO_2 は不正確として無視して良い。もちろんpHか，PaCO₂のいずれかの測定が正しくなければ，HCO_3^- もまた正しくない。しかし，この提出されたデータを解釈しようとするなら血液ガスデータか静脈 CO_2 データのどちらかを採用しなければならない。両者を使用するわけにはいかない。これらの血液ガス値は代謝性アルカローシス(HCO_3^- の上昇)の状態にあることを示唆している。静脈血 CO_2 の測定値と血液ガスの HCO_3^- との大きな差について考えられる理由は表7-2に列挙してある。

7-2. 静脈血の重炭酸イオンと動脈血の重炭酸イオンとが等しいと仮定して，静脈血 CO_2 を計算せよ。

アニオンギャップ $= Na^+ - (Cl^- + CO_2) = 20mEq/L$

$20mEq/L = 145 - (104 + CO_2)$ であるから

$CO_2 = 21mEq/L$

H-H式からpHは以下のように求められる。

$$pH = 6.1 + \log \frac{21}{0.03(50)} = 7.25$$

7-3.
1. アニオンギャップを計算する。$AG = Na^+ - (Cl^- + CO_2) = 150 - (102 + 20) = 28\ mEq/L$
2. $\Delta AG = 28 - 12 = 16\ mEq/L$
3. $\Delta CO_2 = 27 - 20 = 7\ mEq/L$
4. バイカーボネイトギャップ $= \Delta AG - \Delta CO_2 = 16 - 7 = 9\ mEq/L$

ショートカット：$Na^+ - Cl^- - 39 = 150 - 102 - 39 = 9\ mEq/L$

この症例では，AGの増加幅は血清 CO_2 の低下幅より9mEq/Lだけ大きい。すなわち，血清 CO_2 の測定値は予測した値より高くなっている。したがって，代謝性アルカローシスが共存している可能性がある。言い換えると，AGの増加と静脈血清の CO_2 の低下が存在する場合でも，患者には代謝性アルカローシスが存在していることもあるということである。最後だが，呼吸性アルカローシスも存在している。

電解質データを無視して，血液ガスデータだけを使うならば呼吸性アルカローシスだけしか分からない。そして，アニオンギャップを求めるだけでは(バイカーボネイトギャップをチェックしなければ)，アニオンギャップ代謝性アシドーシスと代謝性アルカローシスの両者がこの患者に存在することを見逃すことになるかもしれない。代謝性アシドーシスと代謝性アルカローシスが共存している，このような病態はあなたが想像するよりもはるかに多いもので，アルコール中毒患者や腎疾患患者に多く見られる。典型的な例としては数日間嘔吐を続けていた患者(代謝性アルカローシス)が，その後に低血圧に陥った場合である(乳酸アシドーシスをきたす)。

7-4. 与えられた診断(Dx)名はお互いに排他的なものではない。共存していることもある。完璧な診断を下すには，動脈血ガスと完全な臨床的評価が必要である。

1. $\Delta AG = 10$

    $\Delta CO_2 = 10$

Answer

    バイカーボネイトギャップ = 0
    Dx = b
2. ΔAG = 2
    ΔCO_2 = 10
    バイカーボネイトギャップ = −8
    Dx = c, e
3. ΔAG = 16
    ΔCO_2 = 7
    バイカーボネイトギャップ = 9
    Dx = b, d, f
4. ΔAG = 0
    ΔCO_2 = −6
    バイカーボネイトギャップ = 6
    Dx = d, f

7-5. 解答は d

この患者に酸・塩基平衡障害があるとすれば，それは単純性ではなく混合性であるに違いない。a は正しくない。なぜなら，HCO_3^- が正常ということは，バイカーボネイト（重炭酸イオン）緩衝系を巻き込んだ酸・塩基平衡障害を除外できないからである。バイカーボネイトを正常値にするためには，2 つかそれ以上の代謝異常があるはずである（すなわち，代謝性アルカローシスおよび代謝性アシドーシス）。b は正しくない。なぜなら，与えられた情報からは測定エラーを確認する証拠がないからである。c は正しくない。なぜなら，静脈血清の CO_2 は動脈血の HCO_3^- の測定値とかけ離れたものであってはならないからである。d は正しい。なぜなら，a が正しくない理由と同じである。この患者は混合性酸・塩基平衡障害を示している。次の問題の中で，この患者のもっと多くの臨床検査データが示される。

7-6. まず最初に，pH，PCO_2，HCO_3^- の計算値，血清 CO_2 はすべて正常であることに注目しなさい（この症例では，血清 CO_2 = 動脈血の HCO_3^-）。ざっと見たところでは，酸・塩基平衡障害はないように見える。明らかな変化は BUN とクレアチニンの著明な上昇だけのように見える。しかし，この解答に示すように段階を踏んでいくと，もっと完全な病態が浮かび上がってくる。

1. アニオンギャップを計算する。
    AG = Na^+ − (Cl^- + CO_2) = 149 − (100 + 24)
       = 25 mEq/L
2. ΔAG = 25 − 12 = 13 mEq/L
3. ΔCO_2 = 27 − 24 = 3 mEq/L
4. バイカーボネイトギャップ = ΔAG − ΔCO_2 = 13 − 3 = 10 mEq/L
    ショートカット：Na^+ − Cl^- − 39 = 149 − 100 − 39 = 10 mEq/L

+10 mEq/L というバイカーボネイトギャップは代謝性アルカローシスを示す。したがって，この患者は pH と $PaCO_2$ は正常であるが，代謝性アシドーシスと代謝性アルカローシスの両者を有していることになる。この患者は尿毒症であるとともに（代謝性アシドーシスをきたす），利尿剤の服用を続けてきた（代謝性アルカローシス）。

第8章　1次性酸・塩基平衡障害と混合性酸・塩基平衡障害

H-H式の変数間の相互関係

　HCO_3^- の $PaCO_2$ に対する比率と pH との間の簡単な相関関係を使って，4通りの1次性酸・塩基平衡障害とその代償性変化を記述することができます(図8-1)。どの酸・塩基異常の場合も，その記述に当たっては，血液そのものの変化と，患者の症状の変化と区別することが必要です。前者は酸血症(acidemia)とアルカリ血症(alkalemia)という用語で，後者はアシドーシス(acidosis)とアルカローシス(alkalosis)という用語で記述されます(Winters 1965)。この重要な区別法の理由は，混合性酸・塩基平衡障害を論じるところでより明白になるでしょう。以下に定義をいくつか示しておきます。

　酸血症：血液の pH が7.35未満の状態をいいます。

　アシドーシス：酸血症を起こす方向へ進む1次性の生理学的プロセス。例：組織の低灌流による乳酸アシドーシスに由来する代謝性アシドーシス；急性低換気に由来する呼吸性アシドーシス。もし患者が同時にアルカローシスを合併していれば，結果として，その血液の pH は低くも，正常にも，高くもなります。

　アルカリ血症：血液の pH が7.45を超えた状態をいいます。

　アルカローシス：アルカリ血症を惹起する方向へ進む1次性の生理学的プロセス。例：利尿剤の過剰投与に由来する代謝性アルカローシス；急性過換気に由来する呼吸性アルカローシス。もし患者が同時にアシドーシスを合併していれば，結果として，その血液の pH は高くも，正常にも，低くもなります。

　1次性酸・塩基平衡障害：HCO_3^- か $PaCO_2$ のどちらかの初期変化によって出現する4通りの酸・塩基平衡障害のそれぞれを言います(図8-1)。もし，HCO_3^- が最初に変化するならば，病態は代謝性アシドーシス(HCO_3^- の減少：酸血症)か，代謝性アルカローシス(HCO_3^- の上昇：アルカリ血症)です。もし，$PaCO_2$ が最初に変化するならば，その病態は呼吸性アルカローシス($PaCO_2$ の減少：アルカリ血症)か，呼吸性アシドーシス($PaCO_2$ の上昇：酸血症)です。

　代償性変化：初期変化の結果として生じる HCO_3^-，あるいは $PaCO_2$ の変化。代償性変化はアシドーシスとかアルカローシスとかの用語で分類はしません。例えば，代謝性アシドーシスのための代償として，ただ単に過換気している($PaCO_2$ を下げる)患者については，呼吸性アルカローシスであるとは言いません。その場合の過換気は代謝性アシドーシスのための単なる代償として生じるのですから，呼吸性アルカローシスはないのです。呼吸性アルカローシスとは1次性障害の呼称であり，それだけでアルカリ血症へ

1次性変化		代償性変化
代謝性アシドーシス		
$\downarrow pH \cong \dfrac{\downarrow HCO_3^-}{PaCO_2}$		$\downarrow pH \cong \dfrac{\downarrow HCO_3^-}{\downarrow PaCO_2}$
代謝性アルカローシス		
$\uparrow pH \cong \dfrac{\uparrow HCO_3^-}{PaCO_2}$		$\uparrow pH \cong \dfrac{\uparrow HCO_3^-}{\uparrow PaCO_2}$
呼吸性アシドーシス		
$\downarrow pH \cong \dfrac{HCO_3^-\ *}{\uparrow PaCO_2}$		$\downarrow pH \cong \dfrac{\uparrow HCO_3^-}{\uparrow PaCO_2}$
呼吸性アルカローシス		
$\uparrow pH \cong \dfrac{HCO_3^-\ **}{\downarrow PaCO_2}$		$\uparrow pH \cong \dfrac{\downarrow HCO_3^-}{\downarrow PaCO_2}$

■図8-1 4通りの1次性酸・塩基平衡異常とその代償性変化

1次性変化はpHに大きな変化をもたらす(大きい矢印)。代償作用(小さい矢印で表したHCO_3^-や$PaCO_2$の変化)は$HCO_3^-/PaCO_2$の比を正常化してpHを正常方向に戻そうとする(pHの左の小さい矢印)。それぞれの1次性異常はいろいろな種類の特定の臨床病態(表8-3参照)によって引き起こされ得る。*:$PaCO_2$が10mmHg上昇するごとに,HCO_3^-は生化学的緩衝作用により,〜1mEq/Lだけ増加する(最大1mEq/Lの割合で)。**:$PaCO_2$が10mmHg低下するごとに,HCO_3^-は生化学的緩衝作用により,〜2mEq/Lだけ減少する(最大2mEq/Lの割合で)。

至るものです。複雑化していない代謝性アシドーシスでは患者は決してアルカリ血症をきたさないのです。

4通りの酸・塩基平衡障害とその臨床的原因

いずれの1次性酸・塩基平衡障害においても,診断は「貧血」や「発熱」というレベルの診断と変わらないのです。適切な治療を行うためには,特定の原因を探さなければなりません。いずれの1次性酸・塩基平衡障害(図8-1)も,すぐには原因が判明しないかもしれませんが,それでも1つの,あるいは複数の特定の臨床病態から起こっているのです。表8-1には酸・塩基平衡障害をきたす,よく知られた臨床病態を列挙してあります。

● 呼吸性アルカローシスと呼吸性アシドーシス

1次性酸・塩基平衡障害の議論をするなら,まず呼吸性アルカローシスと呼吸性アシドーシスから始めねばなりません。これらの2通りの病態はどちらも,炭酸ガスで身体

表8-1 4通りの1次性酸・塩基平衡障害をもたらすいくつかの臨床的原因

代謝性アシドーシス
  アニオンギャップの増加したもの
  ・乳酸アシドーシス
  ・ケトアシドーシス
  ・中毒，例えばパラアルデヒド，エチレングリコール，メタノール，アスピリン
  アニオンギャップが正常のもの
  ・下痢
  ・腎尿細管性アシドーシス
  ・間質性腎炎
  ・NH_4Cl の過剰投与
  ・尿管S字状結腸瘻からのドレナージ
  ・アセタゾールアミド投与

代謝性アルカローシス
  塩素イオン反応性（NaClやKClに反応する）
    contraction alkalosis，利尿剤，副腎皮質ホルモン，経鼻胃管吸引，嘔吐
  塩素イオン抵抗性
    すべての高アルドステロン病態（例えば，クッシング症候群，バーター症候群），
    高度のK^+喪失状態

呼吸性アシドーシス（呼吸不全）
  ・中枢神経抑制，例えば薬物過剰，麻酔
  ・胸郭（chest bellow）の脆弱あるいは機能異常，例えば重症筋無力症，
    ポリオ，高度の肥満，横隔膜麻痺，フレイルチェスト，麻酔剤の注入
  ・肺疾患とあるいは上気道疾患，例えば，重症喘息発作，慢性閉塞性肺疾患，
    重症肺炎，重症肺水腫，上気道閉塞

呼吸性アルカローシス
  ・随意的過換気
  ・低酸素血症（高地も含む）
  ・肝不全
  ・不安（過換気症候群）
  ・敗血症
  ・急性肺疾患，例えば，急性肺塞栓，肺炎，軽度の喘息発作，軽度の肺水腫

を「滴定」することに例えることができます。表8-2は$PaCO_2$が15mmHgから90mmHgへ上昇するときのHCO_3^-とpHの変化を表しています。これらのデータは，2つの研究論文に載っている，ヒトを対象としたそれぞれ別の実験から得られたものです（Brackett, et al. 1965，Arbus, et al.1969）。これらは，図8-2でも，酸・塩基マップ上に，急性呼吸性アルカローシスと呼吸性アシドーシスの帯域（band）として描かれています。

低い$PaCO_2$帯域（急性呼吸性アルカローシス）は，複数の待機的手術患者に対して麻酔

■表8-2 $PaCO_2$の急性変化に伴うpHおよびHCO_3^-の変化(Brackett 1965, Arbus 1969のデータから)

$PaCO_2$が急に変化した直後(すなわち急性腎性代償が生じる以前)の時点でのpHおよびHCO_3^-の値を示す。これらは各$PaCO_2$値に対して,急性呼吸性アルカローシスおよび急性呼吸性アシドーシスの95%信頼帯域に含まれる範囲の値を取る(図8-2)。表に示された程度に急性過換気あるいは急性低換気で,しかも他の酸・塩基異常がなければ,95%の人はこのデータの範囲の血液ガス値を持つはずである。急性過換気では重炭酸イオンは低下し,急性低換気では上昇することを銘記せよ。

$PaCO_2$(mmHg)	pH	HCO_3^- (mEq/L)
15	7.61 〜 7.74	15.3 〜 20.5
20	7.55 〜 7.66	17.7 〜 22.8
30	7.45 〜 7.53	21.0 〜 25.6
40	7.38 〜 7.45	22.8 〜 26.8
50	7.31 〜 7.36	24.1 〜 27.5
60	7.24 〜 7.29	25.1 〜 27.9
70	7.19 〜 7.23	25.7 〜 28.5
80	7.14 〜 7.18	26.2 〜 28.9
90	7.09 〜 7.13	26.5 〜 29.2

Arbus GS, Hebert LA, Levesque PR, et al. Characterization and clinical application of the "significance band" for acute respiratory alkalosis. N Engl J Med 1965; 280: 117-23.

Brackett NC Jr, Cohen JJ, Schwartz WB. Carbon dioxide titration curve of normal men. N Engl J Med 1965; 272: 6-12.

中に過換気を行って得られたものです。それらの動脈血ガスは10分間以内に測定されました。高い$PaCO_2$帯域(急性呼吸性アシドーシス)は健常者のボランティアを環境室(人工的に環境を調節できる実験室)に入れ,5%CO_2を吸入させて得られたものです。これらの血液ガスもまた10分間以内に測定されました。

急性呼吸性アシドーシスおよびアルカローシスの帯域は,混合性酸・塩基平衡障害がある場合に特に有用です。血液ガス値が上記の帯域の下方にはずれた呼吸性障害は,a)病態が急性ではないか,あるいは,b)病態が混合性かもしれないことを示しています。

問題 8-1. 以下に示す各病態について4通りの1次性酸・塩基平衡障害のいずれが存在するか述べよ。そして代償反応の方向や性質について示せ(例えば,↑HCO_3^-)。図8-1を見ないで答えよ。

	病態		1次性障害	代償
a	↓ pH	↓ HCO_3^-		
b	↓ pH	↑ $PaCO_2$		
c	↑ pH	↓ $PaCO_2$		
d	↑ pH	↑ HCO_3^-		

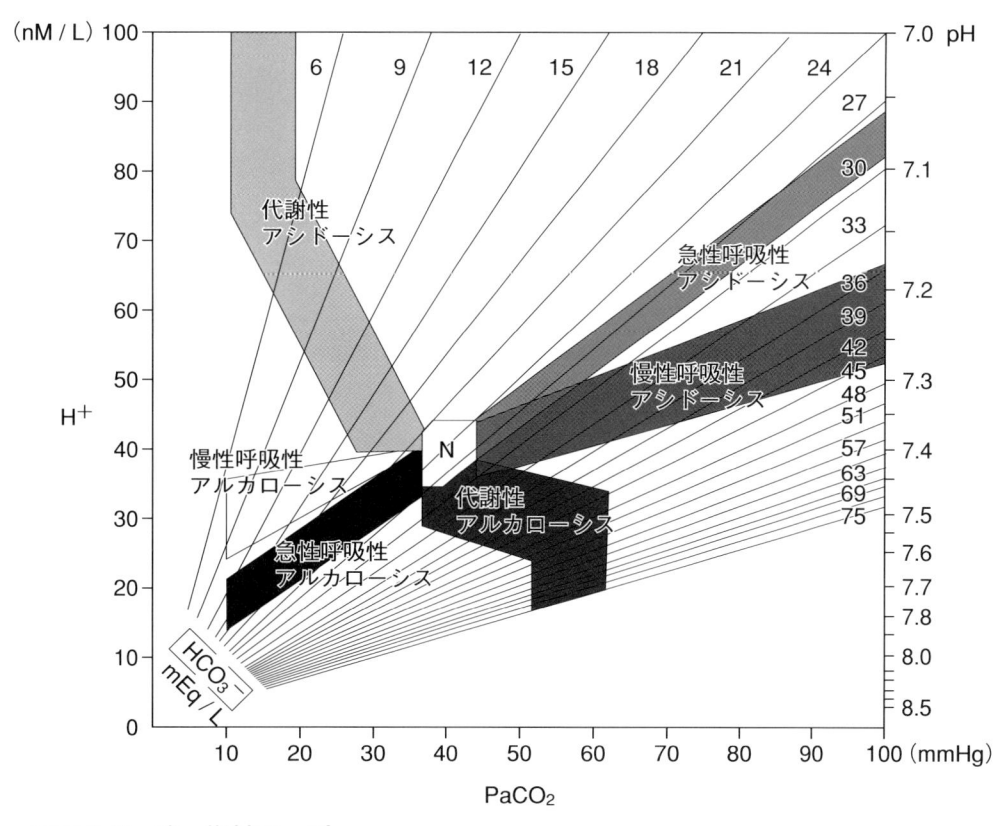

図 8-2 酸・塩基マップ

酸・塩基マップは 4 つの 1 次性酸・塩基異常と慢性呼吸性アシドーシスおよび慢性呼吸性アルカローシスの信頼帯域を示している。ヒトを炭酸ガスで滴定した帯域は，急性呼吸性アルカローシスの帯域に急性呼吸性アシドーシスの帯域を加えることによって連続した帯域となる。
急性呼吸性アルカローシスの帯域は，この図では，$PaCO_2$ は 10～40mmHg。急性呼吸性アシドーシスの帯域はこの図では $PaCO_2$ は 40～100mHg。表 8-2 も参照せよ（Goldberg M, Green SB, Moss ML, et al. Computer-based instruction and diagnosis of acid-base disorders. JAMA 22: 269-75, 1973, copyright 1973, American Medical Association）。

問題 8-2. ある患者の動脈血ガス値は pH 7.14，$PaCO_2$ 70mmHg，HCO_3^- 23mEq/L であった。どのような酸・塩基平衡障害が考えられるか？

●代謝性アシドーシス

　代謝性アシドーシスはアニオンギャップの増加したアシドーシスとアニオンギャップの正常なアシドーシスとに分けると便利です（表 8-1）。アニオンギャップの増加したアシドーシスは，乳酸アシドーシスのように，非測定陰イオン（乳酸陰イオン）が血中に過剰に入り込んで生じます。正常 AG のアシドーシスは以下の状況で生じます。すなわち，例えば NH_4Cl 投与の結果などのように，ルーチンで測定される Cl^- が過剰な陰イオンとして存在する血液です。あるいは，血中から重炭酸イオンが失われて塩素イオンで置換される場合（高度の下痢，腎尿細管アシドーシス）です。

代謝性アシドーシスに対して，期待しうるヒトの代償範囲(95%信頼帯域)は図8-2に示してあります。この帯域は(例えば糖尿病性ケトアシドーシスのような)複雑化していない代謝性アシードシスが，少なくとも24時間は続いている患者から作成されたものです(Asch, et al. 1969; Pierce, et al. 1970)。血液ガス値がこの帯域に入らないような代謝性アシドーシスを持つ患者は，おそらくは，1) ごく早期の代謝性アシドーシス(十分な代償がまだ起きていない)か，2) 混合性酸・塩基平衡障害です。

●代謝性アルカローシス

代謝性アルカローシスは，血液に重炭酸イオンが過剰に入ったり，あるいはHClが失われたりすることから生じます。過剰な重炭酸イオンは外からの注入か，腎からの過剰の再吸収(利尿剤の過剰使用による)から生じます。HClの喪失は，嘔吐や経鼻胃管吸引の際に見られる所見です。

他の1次性酸・塩基平衡障害と異なり，代謝性アルカローシスには細い信頼帯域はありません。図8-2に見られる信頼帯域は，正常$PaCO_2$と高$PaCO_2$の両方にまたがっています。しかし，実際には$PaCO_2$は，その代償作用により，純粋な代謝性アルカローシスの帯域から外れて広い範囲にわたって変化します。最近の研究では，この酸・塩基異常に，広い代償帯域(compensation band)が2本存在することが分かりました。それらの帯域はHCO_3^-の上昇度の大きさで2分されるのです(Javaheri 1982; Javaheri & Kazemi 1987)。

その患者には
混合性酸・塩基平衡障害が存在するか？

血液ガスに関係した話題のうち，混合性酸・塩基平衡障害ほどややこしいものは，多分他にないでしょう。この話題は第7章で血清電解質とのからみで論じています。アニオンギャップやバイカーボネイトギャップの計算が混合性代謝性酸・塩基平衡障害(例えばアニオンギャップ代謝性アシドーシスや代謝性アルカローシス)の発見に役立つと述べています。

もちろん，病態を正確に診断するとともに，相対的重症度を診断するためには，少なくとも動脈血ガス検査を1回は施行することが必要でしょう。動脈血液ガス検査を行う場合，図8-2中にあるような酸・塩基マップが，混合性異常を解明するための補助手段としてしばしば持ち出されます。このようなマップや同様の視覚的補助手段は有用ではありますが(それは，もしすぐに手に入り，正しく使用されるならばの話であり，必ずしもそういうわけにはいきません)，同時期に採取した基本的な血液ガス値や電解質値に病歴を加えて考えるということで，最も複雑な異常も十分に解明できることが多いのです。なぜなら，代謝性アルカローシスを除くなら，単純な酸・塩基異常におけるpH，$PaCO_2$，HCO_3^-の変化はかなり予想通りの形式で出現するためです。これらの値が予想よりも大きく変化している場合には混合性異常が存在しているのが普通です。混合性酸・塩基平衡

障害を診断する方法として，私の考えた次の4つのルールは臨床でとても役立つでしょう。

◆**ルール1**：酸・塩基平衡障害の診断に関して，血清電解質を同時に測定せずに，解釈を行ってはなりません。血清CO_2が異常値を示す場合は，ある種の酸・塩基平衡障害が常に存在します（検査室のエラーや表記エラーがなければ）。そして2つ以上の酸・塩基障害がある場合には血清CO_2は正常なことがあります。アニオンギャップAGを計算測値しましょう。もし上昇していたらバイカーボネイトギャップを計算しましょう。$AG ≧ 20 nEq/L$ならアニオンギャップアシドーシスが強く疑われます。バイカーボネイトギャップが±6mEq/Lの範囲に存在するなら，AG代謝性アシドーシス以外の他の酸・塩基平衡障害が存在する可能性があります（第7章と図7-2を参照して下さい）。

◆**ルール2**：単一の酸・塩基平衡異常では血液のpHが正常になりません。単一の酸・塩基異常が軽症ならば，正常範囲のpH（7.35〜7.45）を示すことがありますが，明らかな異常値のHCO_3^-や$PaCO_2$と全く正常なpHとの組み合わせは，常に，2つ以上の1次性の酸・塩基異常の存在を示唆します。例：pH 7.40，$PaCO_2$ 20mmHg，HCO_3^- 12mEq/L。この患者の正常なpHは，2つの共存する不安定な酸・塩基異常，すなわち，急性呼吸性アルカローシスと代謝性アシドーシスに由来するものです。

◆**ルール3**：$PaCO_2$の一定の変化に対して，pHやHCO_3^-がどのように変化するかには一定の簡略化されたルールがあります。$PaCO_2$の変化に対してpHやHCO_3^-が予測値よりも高い場合とか低い場合にはその患者には，たぶん，代謝性酸・塩基平衡障害も合併していると思われます。1次性の低換気（呼吸性アシドーシス）なり，1次性の過換気（呼吸性アルカローシス）に由来する$PaCO_2$の変化は，それが10mmHg変化するごとのpHとHCO_3^-の変化予測幅として表8-3に示しています。

表8-3に示すこのようなルールは，呼吸性アシドーシスと呼吸性アルカローシスが共存する混合性酸・塩基平衡障害の診断において極めて有用です。もちろん，これらの2つの病態は$PaCO_2$の急性変化を述べたものであり，血液中の溶存CO_2の変性変化を述べたものです。$PaCO_2$の変化，すなわち溶存CO_2の割合の変化は溶存CO_2の水化反応に影響を及ぼします。

$$CO_2 + H_2O \Leftrightarrow H_2CO_3 \Leftrightarrow H^+ + HCO_3^-$$

急性CO_2蓄積（例えば，急性低換気）は水化反応を右方向へ加速し，その結果としてHCO_3^-はわずかに上昇します。CO_2の急性排出（例えば急性過換気）はその水化反応式を左方へ加速し，その結果，HCO_3^-はわずかに減少します。このようなHCO_3^-の変化はCO_2の水化反応による瞬時の変化であり，腎臓とは無関係です。つまり腎性代償作用とは関係がありません。このように，

 a) 高炭酸ガス血症でHCO_3^-の正常ないし軽度低下は，代謝性アシドーシスの合併を示します。例えばpH 7.27，$PaCO_2$ 50mmHg，HCO_3^- 22mEq/L。

 b) 低炭酸ガス血症でHCO_3^-の正常ないし軽度上昇は，代謝性アルカローシスの合併症を示します。例えばpH 7.56，$PaCO_2$ 30mmHg，HCO_3^- 26mEq/L。

■表8-3　$PaCO_2$の10mmHgの変化に対するpHおよびHCO_3^-の変化

条件	急性	慢性
呼吸性アシドーシス （$PaCO_2$が70mmHgに達するまで）	pHは0.07単位減少 HCO_3^-は1mEq/L上昇	pHは0.03単位減少 HCO_3^-は3〜4mEq/L上昇
呼吸性アルカローシス （$PaCO_2$が20mmHgに低下するまで）	pHは0.08単位上昇 HCO_3^-は2mEq/L減少	pHは0.03単位上昇 HCO_3^-は5mEq/L減少

◆**ルール4**：完全に代償された代謝性アシドーシスでは（12〜24時間かかる），以下の式を使用できます。

$$PaCO_2 の予測値 = (1.5 × 血清CO_2) + (8 ± 2)$$

この式を導くショートカットは興味深い観察結果によります。完全に代償された代謝性アシドーシスでは，$PaCO_2$の数値は動脈血のpHの下2桁の数字と等しい（あるいは近似している）はずです（Narins & Emmett 1980）。

つまり，

$$PaCO_2 の予測値 = pH の下2桁の数字 ± 2$$

これと比較して，代謝性アルカローシスの（$PaCO_2$増加による）代償作用はバラツキが大きく，症例によっては代償反応が僅少，あるいはまったく存在しないこともあります。

Step.1 以下の動脈血液ガス値が得られたとする。どれに酸・塩基異常がありそうか？
　　a) pH 7.28，$PaCO_2$ 50mmHg，HCO_3^- 23mEq/L
　　b) pH 7.50，$PaCO_2$ 33mmHg，HCO_3^- 25mEq/L
　　c) pH 7.25，$PaCO_2$ 30mmHg，HCO_3^- 14mEq/L

aのHCO_3^-は，急性低換気に関して予測される値よりも低値です。この患者は呼吸性アシドーシスとそれから随伴性の代謝性アシドーシスを持っています。bのHCO_3^-は，急性過換気に関して予測される値よりも高値です。この患者は呼吸性アルカローシスとそれから随伴性の代謝性アルカローシスを持っているのです。cの$PaCO_2$は，完全に代償された代謝性アシドーシスに関して予測される値よりも高値です。これは代謝性アシドーシスと随伴した呼吸性異常か，非常に初期の代謝性アシドーシスが考えられます。

いつも心掛けておくべきことは，どんな血液ガスデータの1セット（pHと$PaCO_2$）も，2つ以上の共存する酸・塩基異常で説明され得るということです。したがって，血液ガスがいずれか1つの95%信頼帯に入る時でも，患者は何か混合性酸・塩基異常を持っているかもしれません。すべての臨床情報や検査情報を詳しく分析することと患者を注意深く見守ることが，しばしば確信への唯一の道となります。

Step.2 35歳男性。以下の血液ガス値と電解質値を示して入院した。酸・塩基平衡状態を説明せよ。pH 7.52，$PaCO_2$ 30mmHg，PaO_2 62mmHg；Na^+ 145mEq/L，Cl^- 98mEq/L，K^+ 2.9mEq/L，CO_2 21mEq/L。この患者は肺炎で有熱状態であった。

pHと$PaCO_2$は急性呼吸性アルカローシスの帯域（バンド）に合っています。この患者は中等度の低酸素血症があり，この血液ガスデータだけならば肺炎による急性過換気で説明できましょう。しかしアニオンギャップは26mEq/Lと上昇しており，これは代謝性アシドーシスの合併を示唆します。⊿AGは14mEq/Lであり，バイカーボネイトギャップは8mEq/Lとなります。バイカーボネイトギャップを0にするCO_2の値は13mEq/Lということになります。したがって，この患者は3通りの別々の酸・塩基異常を表しています。それは呼吸性アルカローシス（肺炎由来），代謝性アシドーシス（腎疾患由来），低カリウム性代謝性アルカローシス（利尿剤の過剰使用による）です。その結果は？ 単純な急性呼吸性アルカローシスの血液ガス値と区別のつかない血液ガス値となっています。

問題

8-3. 45歳男性。数日前から呼吸困難を訴え始め，病院で受診。動脈血ガスデータは以下の通りであった。pH 7.35，$PaCO_2$ 60mmHg，PaO_2 57mmHg，HCO_3^- 31mEq/L。この酸・塩基状態の特色を述べよ。

8-4. 53歳男性。最初から救急病棟に収容された。血液ガス値（F_IO_2 0.21で）は以下の通りであった。pH 7.51，$PaCO_2$ 50mmHg，PaO_2 40mmHg，HCO_3^- 39mEq/L。この患者の酸・塩基異常の特徴を表しているのは以下のどれか？

 a）代謝性アルカローシスのみ
 b）代謝性アルカローシスと呼吸性アシドーシスの混合したもの
 c）代謝性代償を伴う呼吸性アシドーシス
 d）もっと情報がなければ決定できない

彼にはうっ血性心不全があることが判明したので，酸素吸入と利尿剤の投与を行った。3日後，臨床的に改善した。その時の血液ガスデータは，pH 7.38，$PaCO_2$ 60mmHg，HCO_3^- 34mEq/L，PaO_2 73mmHg（F_IO_2 24%で）であった。この時点での酸・塩基平衡状態をどう表すか？

8-5. 65歳男性。臨床検査値は以下の通りである。

pH	7.51	Na^+	155mEq/L
$PaCO_2$	50mmHg	K^+	5.5mEq/L
HCO_3^-	39mEq/L	Cl^-	90mEq/L
		CO_2	40mEq/L

BUN　　121mg/dL

血糖　　77mg/dL

この患者の酸・塩基状態を最もよく記述しているのは次のどれか？
- a) 重症代謝性アシドーシス
- b) 重症呼吸性アシドーシス
- c) 呼吸性アシドーシス＋代謝性アルカローシス
- d) 代謝性アルカローシス＋代謝性アシドーシス
- e) 呼吸性アシドーシス＋呼吸性アルカローシス

8-6. 52歳女性。薬物の過量服用により人工呼吸療法を2日間受けている。彼女の動脈血ガスは、過去12時間は安定していたが、pH 7.45, $PaCO_2$ 25mmHg である。血清電解質は Na^+ 142mEq/L, CO_2 18mEq/L, Cl^- 100mEq/L, K^+ 4mEq/L である。この酸・塩基状態をどう評価するか？

8-7. 18歳の女性で大学生。急性喘息発作でICUに入院したが、救急病棟での治療によっても改善が見られない。動脈血ガス値(室内の空気下)は以下の通りである。pH 7.46, $PaCO_2$ 25mmHg, HCO_3^- 17mEq/L, PaO_2 55mmHg, SaO_2 87%。最大呼気流速(PEF)は95L/分(予測値の25%)であった。彼女に対して喘息薬の投与が続けられた。2時間後、彼女はさらに疲労を示し、ピークフローは60L/分を割った。血液ガス値(40%酸素下で)は以下の値を示すに至った。pH 7.20, $PaCO_2$ 52mmHg, HCO_3^- 20mEq/L, PaO_2 65mmHg。この時点で、気管内挿管と人工呼吸療法が考慮された。彼女の酸・塩基状態は？

8-8. 72歳男性。ショックで入院した。収縮期血圧は70mmHgであった。彼には慢性閉塞性肺疾患(COPD)の既往があり、かつ心臓病で薬を飲んでいる。動脈血液ガスのベースラインデータは、酸素吸入をした状態でpH7.34, $PaCO_2$ 68mmHg, PaO_2 65mmHg, HCO_3^- 36mEq/L であった。入院時の最初の動脈血ガスの結果は以下の通りであった(F_IO_2 0.40)。$PaCO_2$ 70mmHg, pH 7.10, HCO_3^- 21mEq/L, PaO_2 35mmHg, SaO_2 58%。彼は気管内挿管を受け、その後の血液ガス分析(同じF_IO_2で)では、pH 7.30, $PaCO_2$ 40mmHg, PaO_2 87mmHg, SaO_2 98%, HCO_3^- 19mEq/L。アニオンギャップは23mEq/Lに上昇している。彼の酸・塩基平衡状態は？

8-9. これまでの知識を再吟味した上で、以下の各々の文章が正しいか誤りか述べよ。
- a) 血清CO_2の測定値が急に24から21mEq/Lに変化する時はいつも、代謝性アシドーシスがある。
- b) 急性呼吸性アシドーシスでは、HCO_3^-は初期には上昇する。というのは、CO_2と水が反応しH_2CO_3を形成するからである。

c) もしpHもPaCO₂も正常値より高値ならば，HCO₃⁻の計算値もまた正常値より高いはずである。
d) 異常な血清CO₂値は常に何らかの酸・塩基異常を示唆する。
e) PaCO₂の慢性的高値を代償するのはHCO₃⁻の腎からの排泄である。
f) 正常なpHと異常なHCO₃⁻やPaCO₂値の組み合わせは，2つかそれ以上の酸・塩基異常の存在を示唆する。
g) 正常な血清CO₂値は酸・塩基平衡障害が存在しないことを示している。
h) 動脈血液ガス値が正常ならば，酸・塩基平衡障害が存在しないことを示している。

要約 ― 酸・塩基平衡異常の診断への臨床的および臨床生化学的アプローチ

それぞれの1次性酸・塩基平衡障害は，特定の病態や疾病によって起きる生理学的変化と見るべきであって，単に血液ガス値や電解質値の変化として見てはなりません。この見方は錯綜した，あるいは混合した酸・塩基異常を解明するのに役立ちます。酸・塩基異常の正しい診断と治療のために覚えておくべき要点は次の通りです。

- 動脈血ガスや，あるいは血清電解質の測定値を見て，その患者に酸・塩基異常があるかどうか判定する。電解質に関しては，図7-2に概説したステップを踏むこと。血清CO₂が異常かどうかチェックする。もし，上昇しているならAGを計算する。そしてもし上昇しているならバイカーボネイトギャップを計算する。
- もしpHとPaCO₂あるいはどちらかの測定値が異常値を示すなら，その測定データから，少なくとも1つの1次性酸・塩基障害を見つけることができるはずである（図8-1）。各々の1次性障害の変化は単純なので，記憶しておくべきである。
- 混合性酸・塩基異常（ルール2～4および表8-3）を示すような変位があるかどうか，pH，PaCO₂，HCO₃⁻をチェックすること。
- すべての臨床評価手段を利用して（病歴，理学的検査，他の検査室のデータ，および過去の動脈血ガスや血清電解質も含む），その酸・塩基異常を説明する（表8-1）。潜在的臨床病態が酸の異常に対抗する動きを覚えておくこと。すなわち，著明なアシドーシスが潜在的に存在しているなら，pHは高いことがあるし，あるいは著明なアルカローシスが潜在的に存在しているなら，pHは低いことがあり得る。
- 潜在性の臨床病態を治療する。通常はこのやり方で，ほとんどの酸・塩基平衡障害の修正は十分可能である。もし，アシデミアやアルカレミアが生命を危機的状態に陥れているならば，pHを7.30～7.52（[H⁺]50～30nM/L）の範囲に入るように治療する。
- 常に臨床的判定を加えること。第13章に概略を示したピットフォール12～14を参照のこと。

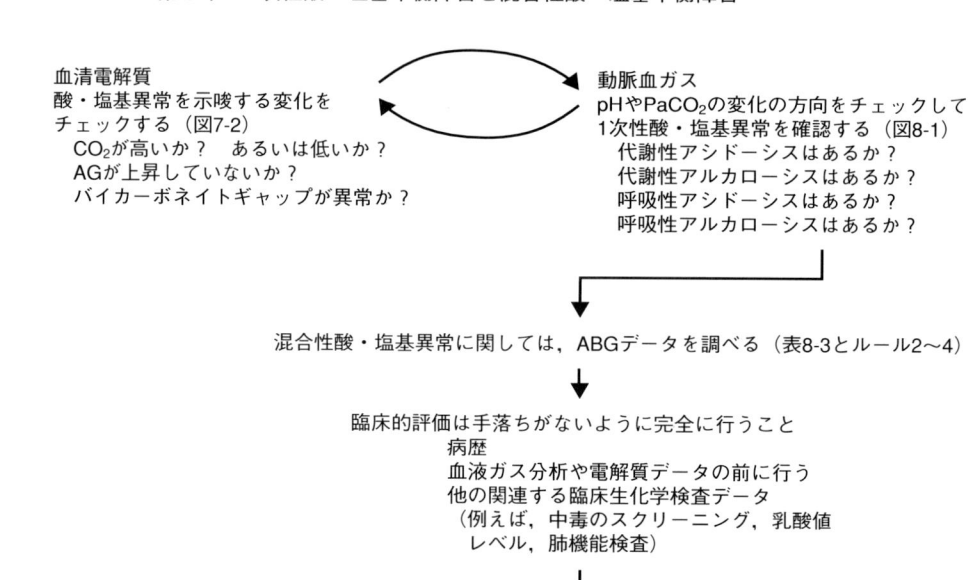

```
血清電解質                           動脈血ガス
酸・塩基異常を示唆する変化を        pHやPaCO₂の変化の方向をチェックして
チェックする（図7-2）                1次性酸・塩基異常を確認する（図8-1）
    CO₂が高いか？ あるいは低いか？      代謝性アシドーシスはあるか？
    AGが上昇していないか？              代謝性アルカローシスはあるか？
    バイカーボネイトギャップが異常か？  呼吸性アシドーシスはあるか？
                                        呼吸性アルカローシスはあるか？
```

↓

混合性酸・塩基異常に関しては，ABGデータを調べる（表8-3とルール2〜4）

↓

臨床的評価は手落ちがないように完全に行うこと
　　病歴
　　血液ガス分析や電解質データの前に行う
　　他の関連する臨床生化学検査データ
　　（例えば，中毒のスクリーニング，乳酸値
　　　レベル，肺機能検査）

↓

各酸・塩基平衡障害に関して原因となる潜在的臨床病態を同定する（表8-1）

↓

臨床病態の治療
常に臨床的判定を加えるべきである

■図8-3　単純性および複雑性酸・塩基異常の診断に対する臨床的アプローチ
（詳しくは本文を参照のこと）

Answer

問題 の解答

8-1.

病態	1次性障害		代償	
a	↓pH,	↓HCO_3^-	代謝性アシドーシス	↓$PaCO_2$
b	↓pH,	↑$PaCO_2$	呼吸性アシドーシス	↑HCO_3^-
c	↑pH,	↓$PaCO_2$	呼吸性アルカローシス	↓HCO_3^-
d	↑pH,	↑HCO_3^-	代謝性アルカローシス	↑$PaCO_2$

8-2. $PaCO_2$ の急性の上昇はpHを低下する。すなわち,急性呼吸性アシドーシスである。しかし,問題なのは,急性呼吸性アシドーシスだけなのか,あるいは何か2次的な生理学的変化が起きていないかということである。$PaCO_2$ が10mmHg上昇するごとに(腎性代償が始まる前であるが),pHは0.07単位低下する。この患者のpHは正常値より0.26低く,あるいは $PaCO_2$ の30mmHg上昇から予測できる値より0.05高いので,もう1つの代謝性異常が関与しているはずである。

この問題へのもう1つのアプローチは HCO_3^- の計算値を調べることである。HCO_3^- の計算値は正常値だが下限値に近いことに注意すべきである。この程度の急性 CO_2 蓄積では,HCO_3^- は3mEq/L上昇するはずである。$PaCO_2$ が上昇しているのに正常下限値の HCO_3^- は2次的な代謝性アシドーシスを示唆するもう1つの証拠になろう。その代謝性の要素としては,軽度の乳酸アシドーシスを生じる組織低灌流を挙げることができる。

8-3. $PaCO_2$ と HCO_3^- が上昇しているが,急性呼吸性アシドーシスから考えるより,HCO_3^- の値はもっと上昇している。患者は数日間呼吸困難を呈していたため,慢性酸・塩基異常と判定するのが妥当である。最も考えられるのは,この患者は慢性の呼吸性アシドーシス,あるいは部分的に代償された呼吸性アシドーシスということである。電解質データやもっと詳しい病歴なしでは,随伴性の代謝性異常を除外することはできない。

8-4. ここでの答えはdにするべきである。もし酸・塩基異常が(血液ガスや電解質のデータで)見つかれば,次のステップは臨床的原因を同定することである。$PaCO_2$, pH, HCO_3^- の上昇は代謝性アルカローシスを強く示唆するが,他の可能性もある。別々の血液サンプルの血液ガス値が,酸・塩基マップ上の1点に,重なって集まることがある。しかし,それらは互いに関係のない道筋を通ってその1点に集まっており,それだけではどのような酸・塩基異常の病態であるかを診断できない。血液ガス値だけに基づいて「代謝性アルカローシス」と診断を下すと,2つのピットフォールにはまる可能性がある。

ピットフォール1:それは最終診断を示しているようだが,そんなことはない。代謝性アルカローシスの原因はいくつもあり,その臨床的な原因を見出し,治療しなければならないのである。アシドーシスとアルカローシスという用語は代謝性や呼吸性という形容詞を付けても,「貧血」や「発熱」という用語と同じレベルの用語である。アシドーシスやアルカローシスは背景に潜む病気の表現であることを常に銘記すべきである。そして,決して臨床診断とすべきではない。

ピットフォール2:その患者には代謝性アルカローシスはないかもしれないし,代謝性アルカローシスとそれに加えて重篤な酸・塩基異常があるかもしれない。事実,この患者の初期の血液ガス値はいく

Answer

つかの臨床病態の可能性を示している。それらは，複雑化していない代謝性アルカローシス，続発性急性過換気(急性呼吸性アルカローシス)を伴った慢性呼吸性アシドーシス，代謝性アルカローシスが合併した呼吸性アシドーシスなどである。例えば，この患者の肺機能検査と血液ガス値が，1週間前は正常であり，その後，患者は利尿剤の投与を受けていたと仮定すれば，1次性代謝性アルカローシスが最もふさわしい診断であろう。また一方で，慢性的にCO_2蓄積をきたしていると仮定しよう。すなわち$PaCO_2$ 60mmHg，pH 7.41 という具合に。その患者はそれから肺炎を発症し，過換気を生じ，$PaCO_2$は60から50mmHgへと低下し，pHは正常値以上へ上昇する。この最終段階では慢性呼吸性アシドーシスと換気の急性増加(呼吸性アルカローシス)を加えた状態を示しているのであり，1次性の代謝性アルカローシスではない。このように，患者の状態は代謝性障害のみかもしれないし，呼吸性障害のみかもしれないし，あるいはその合併したものかもしれない。詳しい病歴と，できれば過去の血液ガスデータも含めた検査歴によってのみ，その酸・塩基異常の真の原因が決定できるのである。

うっ血性心不全に対する治療の後では，この患者の本来の動脈血ガス値は慢性呼吸性アシドーシス兼軽度の代謝性アルカローシスの状態を反映している。振り返って見れば，入院時のこの患者の血液ガス値は，慢性呼吸性アシドーシスの極期に急性過換気が生じた結果であった。

8-5. 解答はd：患者は嘔吐(代謝性アルカローシスを招来する)と同様に尿毒症(代謝性アシドーシスをきたす)を同時に示している。この患者は腎不全(BUN 121mg/dL)であり，血液はアルカリ性(pH 7.51)であるが，アニオンギャップの上昇(25mEq/L)によって，代謝性アシドーシスと確定診断されている。アニオンギャップアシドーシスにもかかわらず，血清CO_2は40mEq/Lまで上昇している(バイカーボネイトギャップ 26mEq/L)。したがって代謝性アルカローシスを示している。この患者ではアルカローシスが優位を占めている。つまり血液はアルカレミア(pH7.51)である。

与えられた情報からは，もう1つの病態として1次性呼吸性アシドーシスを除外することはできない(この患者が回復した後，潜在する肺疾患はなかった。酸・塩基異常を完全に診断するには数日から数週間フォローアップする必要があることがしばしばある)。

8-6. この患者の血液ガス値は，慢性呼吸性アルカローシスの状態を示唆する：$PaCO_2$の著しい低値とpHの軽度上昇。しかしながらこの評価は特定の診断を意味するものではなく，可能性を示唆するのみである。正確な診断は，臨床像に加えて他の臨床検査成績と結び付けて行わなければならない。この患者には混合性異常があるのだろうか。例えば呼吸性アルカローシス＋代謝性アシドーシスのような？　アニオンギャップは

$$Na^+ - (Cl^- + CO_2) = 142 - 118 = 24 mEq/L$$

アニオンギャップは上昇しており，代謝性アシドーシスを示唆している。しかし，その血液はアルカリ血症であるので，酸・塩基平衡障害は，ただ単に代謝性アシドーシスではない。彼女が代謝性アシドーシスと呼吸性アルカローシスの両方を持っているという十分な証拠がある。後者は過剰な人工呼吸療法のためである。代謝性アシドーシスの原因は，提供された情報からでは明らかでないので，究明しなければならない。アニオンギャップが上昇しているので，可能性としては組織灌流低下から生じる乳酸アシドーシスや薬剤誘起性の代謝性アシドーシスがある。

8-7. まず最初は，その患者は数日間の過剰換気による慢性呼吸性アルカローシスがあった。その間，彼女の腎臓からは重炭酸イオンが排泄され，pHは正常に近づいた。今は喘息の調子が悪化し，急性低換気の状態である。2回目の血液ガス値は慢性呼吸性アルカローシスに加わった急性呼吸性アシドーシスを反映している。重炭酸イオンは少ないが，1次性の代謝異常はない。治療は呼吸性の異常に向けられるべきである。

Answer

8-8. この患者は呼吸性アシドーシス以上のものを持っている。というのは初期の重炭酸イオンが低く算出されているからである(21mEq/L)。代謝性アシドーシスが同時に存在している。これはアニオンギャップの上昇で確定される。彼にはショックと高度の低酸素血症という，代謝性アシドーシスの原因が2つあった。気管内挿管後，人工呼吸療法によって$PaCO_2$は40mmHgという「正常値」に下がった。しかし代謝性異常(乳酸アシドーシス)が補正されていないので，まだ酸血症である。最終段階の血液ガス諸値は代謝性アシドーシスと不十分な呼吸性代償をまだ示している。あるいは，呼吸性アシドーシスと呼ぶ人もいるだろう。患者の$PaCO_2$が70mmHgから40mmHgへと変化したことに関して，呼吸性アルカローシスという呼び方，また代謝性アシドーシスを合併した状態での$PaCO_2$が40mmHgという場合の呼吸性アシドーシスという呼び方は技術的には正しい。

それらの変化をあなたが理解し，かつそれらのメカニズムを理解すれば，(酸・塩基障害上の)名付けは重要ではない。呼吸性アルカローシスの代わりに，過換気と表現すれば良いし，呼吸性アシドーシスの代わりに不十分な呼吸性代償と表現すれば良い。

8-9.
a) 誤
b) 正
c) 正
d) 正
e) 誤
f) 正
g) 誤
h) 誤

第9章 総合的な考察：解答を選ぶ

もうどんな状況でも動脈血ガスを解釈する用意ができています。この章では，動脈血ガスのデータを使って治療を行った5つの実例が示されています。それぞれの症例には多肢選択の問題が付いています。各問題について正解はただ1つです（章の末尾には解答と説明が載せてあります）。各問題の解答には，持っている知識を全部使うように心掛けましょう。症例ごとに，問題のすべてに解答してから，答え合わせをしましょう。

Mr. A：急性呼吸困難の1症例

Mr. Aは25歳男性で，呼吸困難が次第にひどくなったので，救急治療室に入院してきた。この3日間，咳を主とする上気道症状と発熱と進行性の呼吸困難があった。診察時にはチアノーゼが見られ，呼吸困難を呈し，左肺底部広範に吸気性ラ音が聞かれた。呼吸数は40/分であった。胸部X線検査で左下葉の肺炎が認められた。体温は38.9℃で白血球は17,000/mm^{3}であった。血清電解質はCO_2が20mEq/Lであることを除けば他は正常であった。室内気呼吸下で得られた動脈血ガスの値は以下の通りであった。

F_IO_2	0.21	Na^+	140mEq/L
pH	7.55	K^+	4.2mEq/L
$PaCO_2$	25mmHg	Cl^-	106mEq/L
PaO_2	38mmHg	CO_2	20mEq/L
SaO_2	78%		
HCO_3^-	21mEq/L		
%COHb	1.5%		
ヘモグロビン	14g%		

問題 1. 患者は重症の低酸素血症であるが，それは以下のいずれの結果であるか？
   a) 低換気と静脈血混合
   b) 過換気が酸素解離曲線を左方へシフトさせSaO_2を低下させた
   c) メトヘモグロビンの増加
   d) 換気・血流比不均衡
   e) 心拍出量の低下と酸素輸送の低下

2. 動脈血酸素含量はほぼ何mLO$_2$/dLか？
   a) 10
   b) 12.5
   c) 14.6
   d) 16
   e) 18

3. P(A-a)O$_2$はほぼ何mmHgか？
   a) 15
   b) 82
   c) 108
   d) 145
   e) 662

4. PaO$_2$/F$_I$O$_2$は？
   a) 100
   b) 150
   c) 180
   d) 230
   e) 310

5. 以下のいずれが患者の酸・塩基平衡状態を最もよく表現しているか？
   a) 著明な過換気と代謝性アシドーシス
   b) 呼吸性アルカローシスと代謝性アシドーシス
   c) 慢性呼吸性アルカローシス
   d) 急性呼吸性アルカローシス
   e) 呼吸性アルカローシスと代謝性アルカローシス

6. この時点で，抗生物質を投与する以外に，患者にどんな治療をすべきか？
   a) HCO$_3^-$の静注，および顔マスクや鼻カニューラによる低流量酸素吸入（F$_I$O$_2$＜0.4）
   b) ベンチュリー顔マスクによる28％酸素吸入
   c) 60％以上の酸素濃度の吸入気を供給するために非再呼吸顔マスクを用いる
   d) pHを下げPaO$_2$を80mmHg以上に上げるため，炭酸ガスと酸素を吸入する
   e) 最も効果的に酸素含量を上げるためには，顔マスクで酸素吸入し，輸血することである

約12時間後もMr. Aには改善がみられない。この時点まで彼はICUにいて，F_IO_2は顔マスクで90%まで上げてきた。しかしPaO_2は55mmHgに過ぎず，胸部X線写真は，今や両側の広範な肺炎を呈している。

診断：ARDS。原因は特定できないが，感染性の肺炎が原因と考えられる。酸素化障害により，ミダゾラムで鎮静させ，気管内挿管と人工呼吸療法を受けることになった。人工呼吸器の設定はF_IO_2 1.0，アシスト・コントロール（補助/調節）モードで，呼吸数は14回/分，一回換気量は600mL。彼の全呼吸回数は20回/分であり，快適そうに見える。最高吸気圧は40cmH$_2$O。この設定条件後30分での血液ガス値は，

F_IO_2	1.00
pH	7.40
$PaCO_2$	25mmHg
PaO_2	60mmHg
SaO_2	85%
HCO_3^-	15mEq/L
ヘモグロビン	13g/dL

問題 7. 低酸素血症の原因として最も妥当なものは？
　　a) 低換気
　　b) 酸素解離曲線の位置移動
　　c) 血流のみあり，換気のない肺胞領
　　d) 肺炎により生じた拡散障壁
　　e) 提供された情報だけからは明らかにし得ない

8. 動脈血酸素含量は何mLO_2/dLか？
　　a) 12.2
　　b) 14.8
　　c) 16.4
　　d) 17.4
　　e) 算出不能

9. P(A-a)O_2は何mmHgから何mmHgの範囲か？
　　a) 250〜275
　　b) 350〜375
　　c) 400〜450
　　d) 500〜550
　　e) 600以上

10. PaO_2/F_IO_2 は？
    a) 60
    b) 120
    c) 180
    d) 250
    e) 300

11. この時点での Mr. A の酸・塩基状態を最もよく表現しているのはどれか？
    a) 慢性代謝性アシドーシス
    b) 慢性呼吸性アルカローシス
    c) 呼吸性アルカローシス＋代謝性アシドーシス
    d) 代謝性アシドーシス＋呼吸性アシドーシス
    e) 提供された情報からは決定できない

12. この時点での最良の治療方法は？
    a) 1単位の血液の輸血
    b) 人工呼吸器回路に PEEP をかける
    c) 酸素解離曲線を左方移動させるために過換気する
    d) 酸素解離曲線を右方移動させるために換気を抑える
    e) 調節呼吸（プレッシャーコントロール換気）を行うために患者に麻酔をかける

Mr. B：慢性閉塞性肺疾患（COPD）の1症例

　Mr.Bは65歳男性で，中等度呼吸困難で救急室に運ばれてきた。彼は毎日2箱のタバコを45年間吸ってきた。そして家族の嘆願にもかかわらず禁煙しようとはしなかった。外来で行った肺機能検査では重症COPDの特徴を持った高度の気道狭窄を示した。咳や呼吸困難が出現する数日前までは，症状が改善したと告げられていた。この頃，彼は喫煙量を減らし，1日半箱にしていた。

　救急病棟での理学的検査では，爪や口唇にチアノーゼ，両側肺にウィーズ（wheeze）が，そして肺底部のあちこちでラ音が聞かれた。Mr. Bの呼吸数は30/分で，副呼吸筋を使用していた。下肢と足背には浮腫が認められ，手に軽度の振戦が見られた。呼吸困難はあるが，意識は清明で見当識もしっかりしていた。胸部レントゲン写真では，横隔膜の平低化が見られ，いかにもCOPDらしい過膨張所見が見られたが，急性の浸潤影は認めなかった。心電図検査では肺高血圧症に一致する所見が見られた。しかし冠動脈虚血の疑いはなかった。

　Mr. Bの最初の動脈血ガスと電解質のデータは，以下の通りである。パルスオキシメトリーS_PO_2（ルームエア下，F_IO_2 0.21）は62％であった。

F$_I$O$_2$	0.21	Na$^+$	140mEq/L
pH	7.36	K$^+$	4.2mEq/L
PaCO$_2$	60mmHg	Cl$^-$	91mEq/L
PaO$_2$	35mmHg	CO$_2$	35mEq/L
SaO$_2$	51%		
HCO$_3^-$	33mEq/L		
ヘモグロビン	17g/dL		

問題

1. この低酸素血症の1番妥当な生理学的説明は？
   a) 左−右シャントのみ
   b) $\dot{V}/\dot{Q}$ 不均衡のみ
   c) 低換気と $\dot{V}/\dot{Q}$ 不均衡
   d) 低換気，$\dot{V}/\dot{Q}$ 不均衡，一酸化炭素レベルの上昇
   e) 拡散障害と $\dot{V}/\dot{Q}$ 不均衡

2. この時点でどう対処するか？
   a) ドキサプラムのような呼吸刺激薬と重炭酸塩の投与
   b) 顔マスクで40%以下の F$_I$O$_2$
   c) 顔マスクでできるだけ100%に近い F$_I$O$_2$
   d) PaO$_2$ を60mmHg以上に上げるには，F$_I$O$_2$ をどのようにしようと，気管内挿管し，機械換気を施行することである。
   e) 1単位の血液を瀉血して吸入気酸素濃度を最大に高めるために非再呼吸顔マスクを使用する。

3. 問題2に対するあなたの解答は以下のいずれの知識に基づくか？
   a) 背景疾患(原病)の治療こそ最も重要な治療である。
   b) 酸素解離曲線のこの部分でのPaO$_2$の小さな変化は，SaO$_2$の比較的大きな変化をもたらすことができる。
   c) 酸素解離曲線のこの領域では，SaO$_2$を改善するためには高いF$_I$O$_2$が必要である。
   d) 低酸素血症は生命を脅かす。患者のPaO$_2$はできるだけ速やかに改善せねばならない。
   e) 酸素吸入をしつつヘモグロビンを除去することが，酸素輸送を総合的に改善する。

Mr. Bはあなたの処方に基づき，最初は改善が見られたが，6時間後には意識レベルが低下して，呼び覚まさねば眠ってしまう状態となった。再度動脈血ガスデータを採った結果(酸素吸入下で)は以下の通りである。

pH	7.10	Na$^+$	140mEq/L
PaCO$_2$	80mmHg	K$^+$	4.4mEq/L
PaO$_2$	40mmHg	Cl$^-$	90mEq/L
SaO$_2$	64%	CO$_2$	26mEq/L
HCO$_3^-$	24mEq/L		

Mr.Bは精神状態の変化,低換気,低酸素血症および酸血症のために人工呼吸療法が必要であると,決論を下すに至る。

問題 4. Mr.Bの気管内挿管前の酸・塩基状態は以下のいずれか？

a）慢性呼吸性アシドーシスを背景に出現した急性呼吸性アシドーシスと代謝性アルカローシスの合併

b）慢性呼吸性アシドーシスを背景に出現した急性呼吸性アシドーシスと代謝性アシドーシスの合併

c）慢性呼吸性アシドーシス＋代謝性アシドーシス

d）慢性呼吸性アシドーシス＋代謝性アルカローシス

e）提供された情報からは決定できない

Mr.Bは「ブルーブローター(blue bloater)」の典型例である。ブルーブローターとは重症の慢性気管支炎に対する用語で,重症な低酸素血症(ブルー,あるいはチアノーゼ)や右心不全(ぶくぶく腫れた,あるいは浮腫)をきたす傾向のある人に用いられる。適切な医療によって,そのような患者はより長く生命を長らえることができる。治療には,慎重な酸素吸入,気管支拡張剤,ステロイドの短期間投与,禁煙が挙げられる。致死的原因になり得るのは,上気道感染,肺炎,肺塞栓やその他の肺の障害である。感染はMr.Bの非代償の原因として妥当である。

Mr.Bの人工呼吸器は呼吸数16/分,1回換気量は700mLに設定されている。1時間後に得られた血液ガス値は,F$_I$O$_2$ 0.4で以下の通りであった。

pH	7.30
PaCO$_2$	50mmHg
PaO$_2$	80mmHg
SaO$_2$	90%
HCO$_3^-$	24mEq/L
ヘモグロビン	16.8g/dL

問題 5. この時点で何をなすべきか？

a）HCO$_3^-$を50mEq/L 静注し,再度血液ガスを採る

b) F_IO_2 を0.60へ上げる

c) 一回換気量を900mLへ上げる

d) 呼吸数を20/分へ上げる

e) 人工呼吸器の設定は変えない

以後数日間にわたってMr. Bは利尿剤，ステロイド，抗生剤および胸部理学療法によって治療を受け臨床的に改善した。第3病日までにウィーズは消え，意識清明となり，気分も改善した。気管内チューブを指差し，ジェスチャーで抜管できないかと希望した。この時点では，人工呼吸器は，6/分の間欠的強制換気（IMV），一回換気量が700mL，自発呼吸数は10/分であった（つまり全呼吸数は16/分）。F_IO_2 0.28で，動脈血ガスの検査値は以下の通りであった。

pH	7.56
$PaCO_2$	40mmHg
PaO_2	65mmHg
SaO_2	94%
HCO_3^-	35mEq/L
ヘモグロビン	15gdL

問題 6. この時点で，何をなすべきか？

a) 気管内チューブを抜管するが，同じF_IO_2で維持する。

b) 6時間以内に血液ガス検査を再検し，悪化がなければ抜管し，同じF_IO_2を維持する。

c) 抜管をしないで人工呼吸器を取り外す（例えば，同じF_IO_2でblow-byかTピースを用いる）。それは気管内チューブを通して自発換気ができるようにすることである。2～3時間以内に血液ガス検査を再検し，もし値が適切なら抜管する。

d) 酸素ガスの補充を止める（すなわちF_IO_2は0.21にする）。しかし人工呼吸器の他の設定値はそのままにしておく。もしPaO_2が適正ならば抜管する。

e) F_IO_2は同じに維持しながら，1分間のIMVの回数を減らす。

7. 問題6に対するあなたの解答は以下のどの事実に基づいているか？

a) 気管内挿管の合併症はたくさんあるので，チューブはできるだけ速やかに，抜去すべきである。

b) 血液ガスの測定値はその時点での患者の状態を反映している。そして状況は刻一刻変化する。しかし，もし血液ガス値がある一定期間内に本質的に同じならば，その患者の状態は安定していると言えそうである。

c) もし患者が気管内チューブを通じて自分自身で呼吸することが可能ならば，チューブなしでも呼吸できるであろう。

d) 退院後はその患者は室内気を呼吸するに違いない。だから，抜管前に血液ガス値が少なくとも室内気下で適切な値であることを確認しなければならない。

e) 目標は，ガス交換に関して従前の値に復帰させることである。だから，人工呼吸器の補助なしで一定以上の良好な血液ガスの値が得られない時は抜管はしない。

8. この時点で欲しい追加情報は？（最良の解を1つ選べ）
    a) 胸部X線
    b) P_{50}
    c) ％カルボキシヘモグロビン
    d) 血清電解質
    e) 血清カルシウム

9. この時点で必要と思われる追加治療は？（最良の解を1つ選べ）
    a) 抗生物質
    b) 輸血
    c) F_IO_2を0.4へ上げる
    d) 塩化カリウム
    e) グルコン酸カルシウム

10. 抜管に成功し，病院を退院し，Mr.Bはまだ喫煙していたが，全身状態はよかった。退院後，臨床的に安定した時，室内気呼吸で彼が示すに違いない動脈血ガスの一連の組み合わせは？
    a) PaO_2 80, $PaCO_2$ 60, pH 7.35, SaO_2 90
    b) PaO_2 58, $PaCO_2$ 55, pH 7.37, SaO_2 86
    c) PaO_2 90, $PaCO_2$ 35, pH 7.43, SaO_2 90
    d) PaO_2 38, $PaCO_2$ 67, pH 7.38, SaO_2 80
    e) PaO_2 72, $PaCO_2$ 28, pH 7.34, SaO_2 93

Mr. C：中毒の1症例

　Mr. Cは27歳の男性で，昏睡状態で救急室へ運ばれた。友人の証言によれば，彼は自宅で意識を失っているところを発見された。喫煙歴があり，麻薬常習の疑いがあった。しかし，救急室には麻薬常習と断定できる人は誰もいなかった。理学的所見では昏睡状態で8/分の呼吸をしていた。バイタルサインは安定しており，脈は105/分の頻拍であった。ECGは，冠動脈虚血を示す所見はないが洞性徐脈を呈した。動脈血を血ガス分析（F_IO_2 0.21）へ送り，静脈血を電解質測定と中毒のスクリーニングへ送った。動脈血ガスデータが真先に戻ってきた。その結果は以下に示す。

pH	7.34
$PaCO_2$	42mmHg
PaO_2	82mmHg
SaO_2	93%（計算値）
HCO_3^-	22mEq/L
ヘモグロビン	16g/dL

問題

1. この時点でどのような情報が必要か？ 最良の解を1つ選べ。

    a) アニオンギャップ

    b) 血清 K^+

    c) CO オキシメータで実測した酸素飽和度 SaO_2

    d) P_{50}

    e) 血中乳酸値レベル

2. 問題1に対する解答は以下のいずれの事実に基づいているか？

    a) アニオンギャップは，どんなタイプの代謝性アシドーシスが存在するか決めるのに役立つ

    b) 代謝性アシドーシスならば，高カリウム血症が存在するか否か，そしてどの程度のものなのか知ることが重要である

    c) 酸素飽和度の算出値は本当は SaO_2 が低下していることを隠してしまう可能性がある

    d) 酸素解離曲線の位置は，その患者の酸素化が適切かどうか決めるのに役立つ

    e) 乳酸値レベルは体組織灌流不足を示唆し，昏睡の原因を診断する上で役立つことがある

臨床生化学検査が追加指示され，その結果は以下の通りであった。

SaO_2	50%（測定値）
COHb	47%
乳酸	2.0mM/L

これらのデータを手にした時，彼の友だちの1人が報告に戻ってきた。Mr.Cの猫がアパートで死んでいるのを発見された。そして警察と消防隊が呼ばれた。消防士はアパート内の空気から一酸化炭素を検出した。それは室内暖房器具の欠陥によるものであった。この友人のおかげで関連性のある情報が得られ，Mr.Cは急性一酸化炭素中毒によって昏睡になったことが分かったのである。

問題 3. Mr. C の酸素含量は約何 mL O_2/dL か？

  a) 8.0
  b) 10.9
  c) 11.6
  d) 12.8
  e) もっと情報がなければ決定できない

4. 酸素解離曲線の位置は？

  a) 体組織レベルで酸素の放出を阻害する
  b) 肺胞毛細血管レベルで酸素の摂取を阻害する
  c) Mr. C の半分のヘモグロビン含量を持ち，正常のガス交換する患者と同じ
  d) このケースでは臨床的には適切な関連はない
  e) 提供された情報から評価することはできない

5. この時点で以下の追加治療のうち，どの1つを処方するか？

  a) 気管内挿管し，人工呼吸器下に100%酸素を与える
  b) 気管内挿管し，人工呼吸器下に60%酸素を与える
  c) 顔マスクで90%酸素を与える
  d) 顔マスクで50%酸素を与える
  e) 鼻カニューラで3L/分の酸素を与える

ECGモニタでは虚血性変化の所見が認められ，ECG 12誘導で確認された。ニトログリセリンの10μg/分のスピードでの経静脈投与を指示した。今，100%の吸入気酸素濃度の酸素投与を受けている。1時間後の動脈血ガス分析は以下のようであった。

  pH   7.45
  $PaCO_2$ 30mmHg
  PaO_2 525mmHg
  SaO_2 75%
  HCO_3^- 22mEq/L
  %COHb   25%
  ヘモグロビン   16g/dL

問題 6. これらの血液ガスデータをどのように解釈するか？

  a) 一酸化炭素中毒の改善と一致する
  b) メトヘモグロビン血症の疑い
  c) 嚥下性肺炎の疑い

d）代謝性アシドーシスを起こしている

e）酸素中毒の強い疑いがある

7. この時点でどんな治療手段が最も適切か？

a）100%のF_IO_2を継続する

b）1gのメチルプレドニゾロンを経静脈投与する

c）メチレンブルーを静注する

d）100mEqの重曹を経静脈投与

e）高気圧治療室で酸素療法を行う

翌日，適切な治療手段が行われた後，Mr. Cは覚醒し，意識が清明になった。人工呼吸器が外され，気管内チューブは抜管された。この時点で，3L/分の経鼻酸素投与での動脈血ガスデータは以下の通りであった。

pH	7.42
$PaCO_2$	36mmHg
PaO_2	124mmHg
SaO_2	90%
HCO_3^-	24mEq/L
%COHb	8%
ヘモグロビン	15.8g/dL

問題 8. 彼の肺胞気・動脈血PO_2較差は？

a）増加

b）低下

c）この情報からは決定できない

d）過剰なCOの存在とは無関係

e）cとdの両者

Mr. Cは体調も良好で3日後に退院した。2週間後の再診時には無症状であった。以下のデータは室内気を呼吸している時に得られたものである。

pH	7.41
$PaCO_2$	37mmHg
PaO_2	88mmHg
SaO_2	91%
HCO_3^-	24mEq/L

%COHb   7%
ヘモグロビン   15g/dL

問題 9. この時点でのパルスオキシメトリーの測定値は？
    a) 91%より有意に高い
    b) 91%に近い（±1～2%）
    c) 91%より有意に低い
    d) 同時に存在するメトヘモグロビン量に依存する

10. この時点で一酸化炭素レベルがわずかに上昇していることに対する最も妥当性のある理由は何か？
    a) 彼はまだ故障した室内暖房器具を使っている
    b) 彼はまだタバコを吸っている
    c) 2週間前の急性障害により，かなりの程度の拡散障害が起きている
    d) 2週間前の急性障害により，換気・血流比不均衡を生じた
    e) この一酸化炭素レベルは体内の自然な一酸化炭素レベルと合致する

Mrs. D：嘔吐と脱水の1症例

　Mrs. Dは，45歳女性でアルコール中毒患者であり，膵炎や禁断症状で過去に何度も入院した既往がある。彼女は救急病棟に，数日間続く嘔吐と摂食不能で訪れた。理学的所見では，意識清明で見当識も良好であったが，脱水と低血圧があり，軽度の腹痛の愁訴があった。胸部X線所見では肺野はきれいだった。室内気吸入で得られた最初の動脈血ガスと血清生化学検査値は以下の通りであった。

pH	7.47	Na^+	130mEq/L
$PaCO_2$	48mmHg	K^+	2.9mEq/L
PaO_2	78mmHg	Cl^-	77mEq/L
SaO_2	92%	CO_2	33mEq/L
HCO_3^-	34mEq/L	BUN	69mg/dL
%COHb	2%	クレアチニン	2.6mg/dL
ヘモグロビン	10g/dL		

問題 1. Mrs. Dの酸・塩基状態は以下の表現のうちどれが最も妥当か？
    a) 代謝性アルカローシスのみ
    b) 代謝性アシドーシスのみ
    c) 代謝性アルカローシスと代謝性アシドーシス

d）代謝性アルカローシスと代償性呼吸性アシドーシス
　　e）代償性呼吸性アシドーシスと代謝性アシドーシス

　彼女は生理的食塩水および塩化カリウムの経静脈投与と経鼻胃吸引の治療を受けた。6時間後，動脈血ガス（F_IO_2 0.21），BUNと電解質のデータは以下の通りであった。

pH	7.51	Na^+	135mEq/L
$PaCO_2$	43mmHg	K^+	3.2mEq/L
PaO_2	69mmHg	Cl^-	84mEq/L
SaO_2	91%	CO_2	33mEq/L
HCO_3^-	33mEq/L	BUN	58mg%

問題 2. 当座の間，以下の事柄が生じた。そのうちどれが例外か？

　　a）アルカローシスは持続した。部分的には経鼻胃管吸引が原因
　　b）生理的食塩水の輸液によりアシドーシスは改善した
　　c）肺胞気・動脈血酸素分圧較差は増加した
　　d）アニオンギャップは増加した
　　e）酸素解離曲線は左方へシフトした

　経鼻胃管吸引チューブは抜去し，500mgのアセタゾールアミドを静注投与した。生理的食塩水の輸液は継続し，酸素を顔マスクで投与した（F_IO_2 31%）。12時間後，以下のような動脈血ガス，BUN，電解質データが得られた。

pH	7.48	Na^+	137mEq/L
$PaCO_2$	39mmHg	K^+	3.4mEq/L
PaO_2	95mmHg	Cl^-	88mEq/L
SaO_2	96%	CO_2	29mEq/L
HCO_3^-	28mEq/L	BUN	47mg/dL

問題 3. その分量のアセタゾールアミドで明らかに何が生じたか？

　　a）$PaCO_2$を上昇することなく酸素化が改善した
　　b）血清ナトリウム値が増加した
　　c）軽度の代謝性アシドーシスが生じた
　　d）アニオンギャップが減少した
　　e）上のいずれでもない

翌日までに，Mrs. D は入院時よりも状態が改善した。血圧は正常化して腹痛は止んだ。もう酸素吸入は止めた。動脈血ガス，BUN と電解質データは今，以下の通りである。

pH	7.45	Na^+	139mEq/L
$PaCO_2$	39mmHg	K^+	3.9mEq/L
PaO_2	79mmHg	Cl^-	94mEq/L
SaO_2	92%	CO_2	28mEq/L
HCO_3^-	27mEq/L	BUN	37mg/dL

問題 4. この時点での彼女の酸・塩基状態は以下の表現のうちどれが最も妥当か？

a) 正常
b) 軽度の持続性代謝性アシドーシス＋代謝性アルカローシス
c) 軽度の持続性代謝性アシドーシスのみ
d) 軽度の呼吸性アルカローシス＋代謝性アルカローシス
e) もっと情報がなければ決められない

Mrs. D は入院中に徐々に改善していった。そして 4 日後に退院した。退院日の血清電解質と BUN データは以下の通りである。

Na^+	137mEq/L
K^+	4.2mEq/L
Cl^-	100mEq/L
CO_2	20mEq/L
BUN	20mg/dL

問題 5. これらの BUN と電解質のデータは次のいずれを示唆するか？

a) 正常の臓器機能
b) 持続性代謝性アルカローシス
c) 持続性代謝性アシドーシス
d) 軽度の呼吸性アルカローシス
e) 軽度の呼吸性アシドーシス

Mr. E：人工呼吸器からのウィーニングが遷延した症例

Mr. E は 65 歳の男性。急性肺炎を合併した COPD 患者であり，2 週間入院している。入院当日に気管内挿管され，人工呼吸器治療をずっと続けている。臨床的に改善が見られたが，人工呼吸器からの離脱は不成功に終った。第 14 病日に気管切開を受けた。現在，

彼の主治医は動脈ラインを中止して，動脈血ガスを非侵襲的に管理することを希望した。

Mr. E の人差し指にはパルスオキシメータを設置して SaO_2（SpO_2）をモニタし，呼気終末 PCO_2（$PetCO_2$）を測定するために人工呼吸器回路にカプノグラフを設置した。第 15 病日に経時的に採られた血液ガス値と，SpO_2 や $PetCO_2$ の値との相関が調べられた。

第 15 病日の動脈血ガスデータの範囲		第 15 病日の SpO_2 と $PetCO_2$ データの範囲	
F_IO_2	0.40		
pH	7.41〜7.45		
$PaCO_2$	56〜63mmHg	$PetCO_2$	35〜40mmHg
PaO_2	70〜88mmHg		
SaO_2	90〜93％	SpO_2	89〜92%
HCO_3^-	32〜36mEq/L		
%COHb	1.5〜1.8%		
MetHb	0.8〜1.0		
ヘモグロビン	13.2〜13.4g/dL		

問題 1. $PaCO_2$ と $PetCO_2$ の大きな較差の最も妥当な理由は？

a) 人工呼吸器回路から時々漏れている
b) $PetCO_2$ が高い F_IO_2 で希釈される
c) 患者の肺疾患のため
d) その 2 つの値の開きは正常
e) カプノグラフの故障

動脈ラインを除去し，非侵襲的測定を維持した。人工呼吸器の設定は変更しなかった。第 16 病日には以下の通りであった。

$PetCO_2$	34mmHg
SpO_2	93%

問題 2. 次の文章は，1 つを除けばすべて真実と思われる。誤りはどれか？

a) Mr. E の酸素含量は適量である
b) Mr. E は過換気している
c) Mr. E はまだ呼吸性アシドーシスがある
d) Mr. E の $P(A-a)O_2$ は増加している
e) Mr. E には重症のメトヘモグロビン血症はない

第17病日の午後に，パルスオキシメータは1時間にわたってSpO₂が93%から88%へ低下したことを示した。その低下は他のパルスオキシメータでも確認された。これと同じ時刻には，Mr. EのPetCO₂は38mmHgで安定していた。

問題 3. 以下のすべては，1つを除けばSpO₂の下降を説明できる。その1つとはどれか？
  a) $\dot{V}/\dot{Q}$比不均衡の増加
  b) PaO₂の低下
  c) カルボキシヘモグロビンの増加
  d) 酸素解離曲線の右方シフト

第17病日に採った動脈血ガスデータは以下の通りである。

pH	7.44		
PaCO₂	60mmHg	PetCO₂	38mmHg
PaO₂	92mmHg		
SaO₂	86%	SpO₂	88%
HCO₃⁻	36mEq/L		
%COHb	1.5%		
MetHb	7.8%		
ヘモグロビン	13.4g/dL		
F₁O₂	0.40		

問題 4. この時点でどうするか？
  a) F₁O₂を上げる
  b) 輸液する
  c) すべての投薬を慎重にチェックする
  d) 還元剤の投与を開始する
  e) 人工呼吸器の設定を変える

適正な調整を加えた後にMr. EのSpO₂は改善した。第18病日，非侵襲的測定値と血清CO₂は以下の値を示した。

PetCO₂	36mmHg
SpO₂	92%
血清CO₂	33mEq/L

問題 5. 2日間にわたる $PaCO_2$ と $PetCO_2$ 測定値間の較差に基づけば，この時点での Mr. E の動脈血 pH はほぼいくらか？

   a) 7.32
   b) 7.37
   c) 7.42
   d) 7.49

Mr. E を人工呼吸器から徐々にウィーニングさせるために，設定値を調整している間の数日間は，これらの値は安定していた。入院中の3週間，彼は人工呼吸器による最小の換気補助(IMVモードで4呼吸/分)を受けていたに過ぎないが，快適に感じていた。この時点で，非侵襲的測定値と血清 CO_2 は以下の値を示した。

$PetCO_2$　　34mmHg
SpO_2　　　93%
血清 CO_2　　36mEq/L
F_IO_2　　　0.30

問題 6. この時点で，Mr.E を自発の呼吸に戻してやりたいとする。人工呼吸器の換気補助をすべて止めて，だが気管内チューブは装着したままで人工呼吸器に連結しておき，バックアップアラームだけにする。人工呼吸器の補助のない状態で酸素化と換気が十分なレベルを維持できる時，気管内チューブを抜管するのが目標である。この目標を達成するためには，以下のどれが合理的な方法か？

   a) 人工呼吸器を外す前に動脈ラインを挿入する。自発呼吸開始1時間後に血液ガス値をチェックし，値が適切であれば，気管内チューブを抜管する。
   b) 自発呼吸開始1時間後に動脈血ガス採血を1回施行する。もし適切な値であれば，気管内チューブを抜管する。
   c) 最初の1時間目は15分間の自発換気を行わせ，次の1時間(2時間目)は30分間の自発換気，3時間目は45分間の自発換気を行わせ，各トライアル中に非侵襲的検査値が望ましい範囲内にあれば，気管内チューブを抜管する。
   d) 患者が自発呼吸をしている間，非侵襲的検査の値と患者の呼吸数をフォローしていく。1時間後，患者は苦しんでおらず，SpO_2 や $PetCO_2$ が望ましい範囲内にあれば気管内チューブを抜管する。

問題の解答

症例A

1. 解答はd：低酸素血症の最も多い原因は$\dot{V}/\dot{Q}$不均衡である。数百万の肺胞・毛細血管単位の換気と血流の比の分配の異常である。患者は低換気ではないから，答えaは正しくない。

bは正しくない。なぜなら，酸素解離曲線の左方シフトはこのPaO_2ではより高いSaO_2をとるはずであり，どのようにせよPaO_2の低下を説明はできない。

cは正しくない。なぜならメトヘモグロビン血症を疑う理由は何もないからである（この pH とPaO_2に関してSaO_2は適切な値を示している）。最後にeを支持する証拠は何もない。

2. 解答はc：
$$CaO_2 = SaO_2 \times Hb\,(g/dL) \times 1.34\,mL\,O_2/gHb$$
$$= 0.78 \times 14 \times 1.34$$
$$= 14.63\,mL\,O_2/dL\ blood$$
（PaO_2は38mmHgにしか過ぎないので，溶存酸素の分画は無視できる。）

3. 解答はb：
$$P_{(A\text{-}a)}O_2 = P_AO_2 - PaO_2$$
$$P_AO_2 = F_IO_2(P_B - 47) - 1.2\,(PaCO_2)$$
$$= 0.21\,(760 - 47) - 1.2\,(25)$$
$$= 120\,mmHg$$
$$PaO_2 = 38\,mmHg$$
したがって$P_{(A\text{-}a)}O_2 = 120 - 38 = 82\,mmHg$

4. 解答はc：$PaO_2/F_IO_2 = 38/0.21 = 180.95$

5. 解答はd：$PaCO_2$の低下は患者が過換気していることを示している。HCO_3^-のわずかな低下は急性過換気に合致する所見である。アニオンギャップ14mEq/Lは正常範囲である。代謝性アシドーシスの疑いは何もないので，aとbは正しくない。

cは正しくない。なぜなら慢性化した状態なら，pHとHCO_3^-は低下するはずであるから。

eは正しくない。なぜなら，代謝性アルカローシスの疑いは何もないからである。

6. 解答はc：患者はCO_2蓄積が起こっていないから，吸入気酸素濃度を低める必要はない（F_IO_2を下げる必要はない）。したがって答えa, b, eは正しくない。さらに貧血はないので輸血も適応はない。

dは正しくない。なぜならこの混合気は$PaCO_2$を高め，仕事量を増し，基礎疾患である肺炎の治療には何ら役立たないからである。

7. 解答はc：この患者は右－左シャントがある。すなわち血液の一部が酸素化を受けずに肺を素通りしている。低換気ではないから，答えaは正しくない。

bは正しくない。なぜなら酸素解離曲線に起きる変化はPaO_2には影響を与えない。

dは正しくない。なぜなら100％の酸素は拡散のバリヤを克服するはずだからである。

最後に，ここにある情報からシャントの存在が明らかであるから，eは正しくない。重度の右－左シャントがない健康成人が100％酸素を吸入すればPaO_2は500mmHg以上になるはずである。

Answer

8. 解答はb：

酸素含量 = SaO$_2$ × Hb × 1.34
 = 0.85 × 13 × 1.34
 = 14.81mL O$_2$/dL blood

PaO$_2$は低い(60mmHg)ので，溶存酸素の関与は無視できる。

9. 解答はe：

100%酸素吸入中には
P$_{AO_2}$ = F$_I$O$_2$(P$_B$ − 47) − PaCO$_2$
 = 1.0(713) − 25
 = 688mmHg
P(A-a)O$_2$ = 688 − 60 = 628mmHg

肺胞気式の簡略式の係数1.2は，100%酸素吸入中は1.00になる。なぜなら窒素は肺から完全に除去されるからである(第4章参照)。

10. 解答はa：PaO$_2$/F$_I$O$_2$ = 60/1.00 = 60

11. 解答はc：単独の酸・塩基平衡異常状態(呼吸性アルカローシス，代謝性アシドーシス)ではどんな場合にしろ，pHが7.40ということはあり得ない。2つの酸・塩基異常が同患者に生じると，それぞれのpHを相殺して正常のpHとなることがある(アシドーシスではpHが低いし，アルカローシスではpHが高いので)。この程度の代謝性アシドーシスから期待されるよりもずっと過換気になっている。つまり，低酸素血症，肺炎あるいは人工換気で起こった1次性呼吸性アルカローシスを持っている。以上銘記すべきである。

12. 解答はb：ヘモグロビン含量はほぼ正常であるから，この患者に強いて輸血をする理由はない。答えcやdに関して言えば，この患者のpHは正常値なので，pHを変化させて起きる曲線のシフトは予知できない逆効果を患者に及ぼすことがある。換気が適正に得られない患者には麻酔下に弛緩させることが少なからずあるが，しかし彼のPaCO$_2$はすでに低い。選択肢の中の最良の解は呼気終末陽圧(PEEP)を加えることである。これは同じF$_I$O$_2$でより良い酸素移動(oxygen transfer)を可能にする手段である。

症例B

1. 解答はd：患者は換気が少なく(PaCO$_2$ 60mmHg)，少なくともPaO$_2$の低下の一因となっている。大気圧を760mmHgとするとP(A-a)O$_2$は43mmHgであり，これは室内気吸入下では高値であり，換気・血流不均衡を示しており，COPDが原因と考えるのが妥当である。パルスオキシメトリーSpO$_2$は62%だが，COオキシメトリーで測定したSaO$_2$は51%である。この情報は血中の一酸化炭素ヘモグロビンが増加していることを示す2つの手掛かりを与えてくれる。まず，PaO$_2$ 35mmHgはSaO$_2$が60%以上(pH 7.36)のはずであり，51%ではないことに注意を払うべきである。予測値よりも低いSaO$_2$は，患者のヘモグロビンに酸素以外の何かが結合していることを強く示唆している。ヘビースモーカーでは，過剰の一酸化炭素が原因である。次に，パルスオキシメトリーは一酸化炭素ヘモグロビンをオキシヘモグロビンと間違えて読んでしまう。もし，SpO$_2$とSaO$_2$に開きがある時，例えばこの症例のように(SpO$_2$ > SaO$_2$)，COHbの増加が強く疑われる(彼のCOHbは7.2%であった)。

問題の解答　175

Answer

　　SaO_2の低下によって，Mr. Bの動脈血酸素含量は約 11.8mL O_2/dL まで減少している。この低酸素血症には3つの理由がある。すなわち，低換気，換気・血流比不均衡，血中の過剰一酸化炭素である。

2. 解答はb：この患者にはCO_2蓄積と低酸素血症の所見がある。ともに重症の換気・血流比不均等から生じている。高いF_IO_2はV-Q関係を悪化させ，$PaCO_2$をさらに増加させることがある。この効果は「低酸素性駆動の鈍化」と呼ばれるものも多いが，しかし，その原因はたぶん，$\dot{V}/\dot{Q}$不均衡の悪化である。なぜなら，CO_2蓄積の患者の多くが，酸素を投与されても一回換気量や呼吸数を減らすことはないからである。しかし，F_IO_2とは無関係に，$PaCO_2$の上昇はわずかなものであり，患者を注意深く監視するなら，臨床的に重要ではない。このタイプの患者の多くは，SaO_2を安全なレベルに回復させるのに40%以上の酸素濃度を必要としないものである。

3. 解答はb：酸素解離曲線を見てみると，患者のPaO_2は曲線の急峻な立ち上がり部に位置していることが分かる。したがって，PaO_2のわずかな上昇がSaO_2の比較的大きな上昇をもたらすのである（曲線の平坦部分と比較して）。その結果，高いF_IO_2のために$PaCO_2$を増加させるという心配をせずに，酸素含量を増すことができる。

4. 解答はb：この問いに解答するのに役立つ情報はたくさんある。まず第1番目に，彼の$PaCO_2$はわずか6時間のうちに60mmHgから80mmHgへと上昇した。これは慢性呼吸性アシドーシスに急性呼吸性アシドーシスが重なったことを示すものである。もし，単一の酸・塩基異常が急性呼吸性アシドーシスならば，HCO_3^-は24mEq/Lより高いはずである（この$PaCO_2$ではpHは約7.15のはずであり7.10ではない）。pHとHCO_3^-は急性呼吸性アシドーシスと考えた場合に予測される値よりも低いので，pHを下げる他の状態があるはず。例えば代謝性アシドーシス。第2番目に血清CO_2が33mEq/Lから24mEq/Lへと低下した。この明らかな低下を見るだけで，急性代謝性アシドーシスが存在することが分かる（特に$PaCO_2$が上昇している時）。第3番目は24mEq/Lという大きなアニオンギャップであり，これは（入院時から）アニオンギャップアシドーシスが発展していることが確定的である。この病態で，一番考えられる原因は，乳酸アシドーシスである。最後に，この患者のバイカーボネイトギャップ（$\Delta AG - \Delta CO_2$）は，11mEq/Lまで増加しており，これは慢性呼吸性アシドーシスおよび/あるいは代謝性アルカローシスと合致する。この症例の所見は，代謝性アルカローシスの要素を否定し得ないが，慢性呼吸性アシドーシスで説明できる。

5. 解答はe：人工呼吸を1時間行った後，患者の$PaCO_2$は80mmHgから50mmHgへ低下した。この患者は不安定な一時期にあり，安定した換気状態には到達していない。次の1時間で$PaCO_2$はさらに低下した。このように人工呼吸器の設定は変えずに放置し，$PaCO_2$を急いで低くしようなど（答えc，dのような処置など）としないのが一番である。
　　aの中の処置は不必要である。なぜなら，$PaCO_2$の低下によりpHは上昇するからである。HCO_3^-の過剰投与は，$PaCO_2$が減少するにつれて，望ましくないアルカローシスを引き起こし得るからである。
　　bの処置は以下の2つの理由により，正当とは言えない。すなわち，40%の酸素吸入気を呼吸している場合としてはPaO_2は十分であり，pHが増加するにつれて，SaO_2は上昇するからである（酸素解離曲線は左方にシフトする）。

6. 解答はeあるいはc：Mr. Bの症例の問題7に対する解答を見よ。

Answer

7. 解答はe：その患者の酸・塩基状態と換気状態を，人工呼吸器を外して，室内気で呼吸できる状態に近づけることに治療目標を置くべきである．利尿剤とステロイド投与で引き起こされた代謝性アルカローシスがあり，pHの上昇と正常な$PaCO_2$（結果として高いHCO_3^-）を呈している．代謝性アルカローシスに対する代償は低換気である．気管内チューブを抜管すると，あるいは人工呼吸器を外してTピースにつなぐと，代謝性アルカローシスを代償するために，低換気がすぐに起きるであろう．抜管，あるいはTピース装着後，患者が低換気となるもう1つの理由は慢性肺疾患である．彼の病歴と動脈血ガス値が示すところによれば，彼は炭酸ガスが慢性に蓄積している患者のはずである．

急激な低換気による危険性の1つは，$PaCO_2$が上昇するにつれてPaO_2が低下することである．理想的にいえば，1)抜管後に急激に低換気にならないように，人工呼吸中に患者に通常のレベルの低換気状態を作り出しておくことである．そして，2)代謝性アルカローシスを積極的に治療することによって，さらなる低換気の代謝性原因を除くべきである．1つのアプローチは，アルカローシスの補正中にはIMVの回数を減らすことである．このように，酸・塩基状態や酸素化状態を注意深く監視しながら，患者を徐々に低換気にすることができるのである．このような管理を24時間施行した後には，抜管がよりうまくいくはずである．このような患者を人工呼吸器から離脱させるには，たくさんのアプローチがある．ここにある選択肢のうちeが，上述の理由によって，最も妥当と思われる．しかし，医師によってはcを選ぶ人もいるかもしれない（これも妥当と考えられる）．患者を人工呼吸器から外した状態に慣らすために短時間のTピース期間を置くのである．しかし，血液ガスを繰り返す前の2～3時間の待ち時間は長すぎるかもしれない．このような症例においては，その病態と直結した生理学的基本的知識や，治療に対する臨床的反応の生理学的解釈が重要であり，固定したルールに追従するだけではいけない．

8. 解答はd：その患者には代謝性アルカローシスがあるので，血清K^+値を知りたいと思うだろう．この時点では，他にどんな検査も特にいらないようである．

9. 解答はd：最も考えられるのは利尿剤治療による低カリウム血症である．

10. 解答はb：aは正しくない．なぜなら，$PaCO_2$ 60mmHgでPaO_2が80mmHgという値を患者が持つはずがないからである．このような数値では$P(A-a)O_2$がマイナスになる．

彼が慢性のCO_2蓄積者であることは分かっているから，解答cは正しいといえない．これらの血液ガス測定値は$PaCO_2$が軽度低下し，PaO_2は正常値であり，このような重症の肺疾患を有する患者が示すはずのないような値である．

dも適切ではない．なぜなら，彼が「良くなった」と言っている割りには，PaO_2が低過ぎるのである．生理学的な立場から言えば，このPaO_2ではSaO_2は75％以下であり，80％台の値ではないのである．

eは適切ではない．なぜなら，これらの血液ガス値は代謝性アシドーシスを示唆しているが，彼にはその理由がないからである．さらにまた，彼がこの程度まで過換気をして，「具合が良い」と感じるなど考えられないからである．

症例C

1. 解答はc：算出されたSaO_2値は，もし酸素解離曲線が正常からシフトしていたら，不正確かもしれない．P_{50}はこの情報を与えることになるであろうが，それはSaO_2測定よりもずっと複雑である．他に有用な情報があるかもしれないが，この場合には，まずSaO_2を求めるべきである．

Answer

2. 解答はc：Mr.Cの症例の問題1の解答を見よ。

3. 解答はb：
   CaO_2 = $(SaO_2 \times Hb \times 1.34) + (0.003 \times 82)$
         = $(0.50 \times 16 \times 1.34) + 0.25$
         = $10.97 mL\ O_2/dL$
   溶存酸素分画の計算の有無にかかわらず，解答はbであることを銘記せよ。

4. 解答はa：酸素解離曲線は左方にシフトし，それゆえに体組織レベルでは酸素の放出が遅延する。

5. 解答はa：この患者は昏睡状態で危機的な低酸素血症であった。列挙された選択肢の中では，気管内挿管し，人工呼吸器を装着して100％酸素を投与するのが最良の手段である。高気圧室もまた，適切な手段ではあるが，このような装置は数少ない病院にしか設置されていない。

6. 解答はa：これらの結果は，一酸化炭素中毒からの回復と一致する所見である。SaO_2はまだ低いが，血中から一酸化炭素が除去されるにつれて上昇している。この患者にはニトログリセリンが投与されているので，メトヘモグロビン血症を生じる危険もある。しかし，SaO_2 + ％COHbの総計は100％であるので，メトヘモグロビン血症の疑いはない。PaO_2は100％酸素吸入をしている人としては適切な値であり，嚥下性肺炎を疑う理由はない。血液ガスには代謝性アシドーシスを疑う所見はない。最後に，酸素中毒を引き起こすには時期があまりに早すぎる。

7. 解答はaあるいはe：他の3つの手技の適応はない。一酸化炭素を素速く除去するために，F_IO_2を高くしたいと思うはずだ。そして，酸素中毒を心配するにはまだ早すぎる。高気圧治療室を持った施設は，その治療を多分選択するであろう。なぜならば，一酸化炭素中毒の高気圧治療は良好な長期予後を示すという研究がいくつもあるからである。しかしながら，ほとんどの病院には高気圧治療室は設置されていない。

8. 解答はc：経鼻酸素3L/分ではF_IO_2は決定できない。したがって，肺胞気-動脈血PO_2較差を計算することはできない。室内気を吸入した場合を仮定して，PaO_2が予測した値よりも低ければ，bが明らかに正解である。答eに関しては，肺胞気-動脈血PO_2較差の関与が絶対的である。なぜなら，その増加は（嚥下性肺炎のような）併発肺疾患者や敗合併症を疑う一番のヒントになるからである。

9. 解答はa：パルスオキシメトリーの数値SpO_2 98％は，実は，COHb 7％，SaO_2 91％を反映しているのかもしれない。dは正しくない。なぜなら，COHb 7％，SaO_2 91％の時，％MetHbは2％以上にはなり得ないからである。

10. 解答はb：Mr.Cは非常に高い一酸化酸素中毒レベルで昏睡状態に至った。そのレベルは今，7％というやや高めの値で，多くの喫煙者と同程度の値である。拡散障害も$\dot{V}/\dot{Q}$不均衡も一酸化酸素レベルを上昇させることはない。ヘムの自然な分解によって生じる一酸化炭素レベルは3％以下である。

症例D

1. 解答はc：CO_2とpHの上昇は代謝性アルカローシスを示している。しかし，アニオンギャップは $130 - (77 + 33) = 20 mEq/L$

Answer

であり，

$20 - 12 = 8mEq/L$

のアニオンギャップの増加（ΔAG）がある。これは，またアニオンギャップ代謝性アシドーシスの存在を示している。この患者ではアルカローシスがアシドーシスの前面に現れている。つまり，pHが上昇している。アニオンギャップアシドーシスは，組織低灌流を伴う脱水に起因する。軽度の腎不全でも生じることがある。しかし，このBUNやCrの上昇は脱水に由来するものである。代謝性アルカローシスは嘔吐や2次的な低カリウム血症によるものである。炭酸ガス蓄積は代謝性アルカローシスに対して単独に生じた代償作用である。

2. 解答はd：アニオンギャップは輸液で実際に減少した。

$135 - (84 + 33) = 18mEq/L$

へと減少した。同時に，代謝性アルカローシスは持続した（CO_2は33mEq/Lに上昇したままである）。$P_{(A-a)}O_2$は増大し，（pHの上昇により）酸素解離曲線は左方へ移動した。

3. 解答はc：アセタゾールアミドは炭酸脱水酵素阻害剤であり，重炭酸イオンの腎臓での再吸収を妨げることにより，血液を酸性化する。その投与により，軽度の代謝性アシドーシスを引き起こし，HCO_3^-を28mEq/L（CO_2は29mEq/L）まで減らした。

4. 解答はb：アニオンギャップはまだ17mEq/Lと高い。

$139 - (94 + 28) = 17mEq/L$

アニオンギャップの過剰（ΔAG = 5mEq/L）は，しかし，血清CO_2の低下，約22mEq/Lを示すはずである。CO_2はまだ28mEq/Lと上昇したままなので，軽度だが頑固な代謝性アシドーシスの存在を示唆している。

5. 解答はc：アニオンギャップは今，

$137 - (100 + 20) = 17mEq/L$

であり，代謝性アシドーシスが持続している（ΔAG = 5mEq/L）ことを示している。たぶん，軽度の腎不全に由来するものであろう。同時に$ΔCO_2 = 27 - 20 = 7mEq/L$で，バイカーボネイトギャップ（ΔAG − ΔCO_2）は，

$5 - 7 = -2mEq/L$

である。この値は十分正常範囲内である。これらは，すなわち，静脈のCO_2は適正なまでに低下し，代謝性アルカローシスが修正されたことを示している。

症例E

1. 解答はc：この患者は肺疾患により大きな死腔がある。この理由で，（$PaCO_2 - P_{ET}CO_2$）が大きい（この正常な較差はわずかで，0〜数mmHgである）。解答aとeもまた可能性はある。カプノグラフやその接合部は頻回にチェックすべきである。F_IO_2は$PaCO_2$あるいは呼気終末PCO_2に直接的影響を及ぼすことはない。

2. 解答はb：$PaCO_2$と$PetCO_2$の初期の開きは21〜23mmHgであった。この較差が変化するような理由はないので，$PaCO_2$はまだ高い。彼は過換気をしていない。その他の解答は正しい。

Answer

3. 解答はc：カルボキシヘモグロビン（COHb）はパルスオキシメータでは測定はできないが，オキシヘモグロビンとして"読める"。だから，COHbの上昇はSpO_2に反映しない。その他のすべての状態は，SaO_2やSpO_2を真に減らし得る。

4. 解答はc：この患者は今，血中メトヘモグロビンが上昇している。彼はアセトアミノフィリン（Tylenol）を飲んでいる。その薬剤は，よくメトヘモグロビンの増加と関係がある。その投薬を中止した，この時点では，列挙したその他の処置のいずれも適応はない。

5. 解答はb：Henderson-Hasselbalch式も図8-2の酸・塩基マップも使用することができる。どちらにしろ，HCO_3^-と$PaCO_2$が必要である。前者について言えば，全CO_2 33mEq/Lを使う。$PaCO_2$に関しては，$PaCO_2 - PetCO_2$較差（約22mEq/L）と最も新しい$PetCO_2$測定値（36mEq/L）を加えて58mmHgという$PaCO_2$の測定値を得る。これらの値によりpH 7.37が得られる。

6. 解答d：動脈血ガスの測定を強いてやりなおす必要はない。呼吸数は呼吸困難の優れたモニタになる。SpO_2と$PetCO_2$があれば，自発呼吸をしている患者の監視には十分な情報となる。この症例では，解答cで概略を示した一連の段階的手技を行う必要はない。

第10章 総合的な考察：
文章による解答形式問題

血液ガス解釈の文章による記述

　この章では，血液ガスデータと簡単な臨床的な記述を添えた20症例を呈示します。電解質のデータが出てくる症例もあります。

　以下の1から20の症例のすべてのデータを，酸素化，換気，酸・塩基状態について，各章の内容を参照して解釈しましょう。解釈を裏付ける計算をしてみて下さい。大気圧は760mmHgとします。

　解釈を表現する言い廻しは自由にしてかまいません。コンサルタントになったつもりで，学生か医師がデータを呈示し，正式の解釈をして下さいと言ってきたと仮定しましょう。答え合わせをする前に，必ず自分自身の解釈を書き下ろしてみましょう。もし「頭の中だけの解釈」をしているならば，自分で自分をごまかして価値ある学習の機会を失うことになります。

　まず1つか2つの問題をやってみて，章末に載っている解釈とあなたの解釈とを比較してみてから，元に戻り，さらに先に進みましょう。1度に20題全部をやってしまわないほうがよいのです。

問題 1. 55歳男性。息切れのため肺機能検査室で検査を受けた。高血圧のために，彼の常用薬は，利尿剤1錠とアスピリン1日1錠である。1日20本のタバコを吸っている。

F_IO_2	0.21	HCO_3^-	30mEq/L
pH	7.53	%COHb	7.8%
$PaCO_2$	37mmHg	%MetHb	0.8%
PaO_2	62mmHg	ヘモグロビン	14g/dL
SaO_2	87%	CaO_2	16.5mL O_2/dL

酸素化：

換気：

酸・塩基：

2. 23歳女性。呼吸困難のため，救急病棟にいる。肺の理学的所見および胸部レントゲン写真は正常。

F_IO_2	0.21	%MetHb	0.6%
pH	7.55	ヘモグロビン	13g/dL
$PaCO_2$	25mmHg	CaO_2	17.4mL O_2/dL
PaO_2	112mmHg	Na^+	140mEq/L
SaO_2	98%	K^+	4.1mEq/L
HCO_3^-	21mEq/L	Cl^-	106mEq/L
%COHb	1.8%	CO_2	22mEq/L

酸素化：

換気：

酸・塩基：

3. 60歳女性。胸痛の検査のためにCCUにいる。顔マスクで酸素吸入を受けている。胸部X線写真は肺水腫を示している。

F_IO_2	0.40	HCO_3^-	15mEq/L
pH	7.22	%COHb	2.2%
$PaCO_2$	38mmHg	%MetHb	6.2%
PaO_2	76mmHg	ヘモグロビン	10.8g/dL
SaO_2	84%	CaO_2	12.2mL O_2/dL

酸素化：

換気：

酸・塩基：

4. 46歳男性。肺炎で病院に入院して2日目になる。彼は回復していたが，急に発汗し，呼吸困難となり，血圧が低下した。

F_IO_2	3L/分（経鼻酸素吸入）	HCO_3^-	12mEq/L
pH	7.40	%COHb	1.0%
$PaCO_2$	20mmHg	%MetHb	0.2%
PaO_2	80mmHg	ヘモグロビン	13.3g/dL
SaO_2	95%	CaO_2	17.2mL O_2/dL

酸素化：

換気：

酸・塩基：

5. 35歳男性。呼吸困難の精査のため肺機能検査室にいる。

F_IO_2	0.21	HCO_3^-	24mEq/L
pH	7.43	%COHb	1.5%
$PaCO_2$	37mmHg	%MetHb	0.6%
PaO_2	92mmHg	ヘモグロビン	14.8g/dL
SaO_2	96%	CaO_2	19.3mL O_2/dL

酸素化：

換気：

酸・塩基：

6. 44歳男性。昏睡状態で救急病棟に運ばれた。血圧と心拍数は正常であった。

F_IO_2	0.40	%MetHb	1.2%
pH	7.46	ヘモグロビン	13.7g/dL
$PaCO_2$	25mmHg	CaO_2	10.8mL O_2/dL
PaO_2	232mmHg	Na^+	136mEq/L
SaO_2	55%	K^+	3.8mEq/L
HCO_3^-	17mEq/L	Cl^-	101mEq/L
%COHb	43%	CO_2	15mEq/L

酸素化：

換気：

酸・塩基：

7. 30歳女性。突然起きた胸痛のために，救急病棟で精査を受けている。

F_IO_2	0.21	HCO_3^-	23mEq/L
pH	7.50	%COHb	1.3%
$PaCO_2$	30mmHg	%MetHb	0.3%
PaO_2	85mmHg	ヘモグロビン	12g/dL
SaO_2	95%	CaO_2	15.5mL O_2/dL

酸素化：

換気：

酸・塩基：

8. 23歳女性。昏睡状態で救急室へ運ばれた。彼女には糖尿病の病歴がある。

F_IO_2	0.21	血糖	675mg/dL
pH	7.02	Na^+	136mEq/L
$PaCO_2$	12mmHg	K^+	3.8mEq/L
PaO_2	115mmHg	Cl^-	107mEq/L
SaO_2	93%	CO_2	5mEq/L
HCO_3^-	3mEq/L		

酸素化：

換気：

酸・塩基：

9. 39歳男性。外来で，神経過敏な状態で精査を受けている。彼は見るからに不安げで，震えがある。そしてアルコール中毒の病歴がある。彼はいくつか錠剤を服用しているが，その名前は知らない。

F_IO_2	0.21	ヘモグロビン	8g/dL
pH	7.54	CaO_2	10.6mL O_2/dL
$PaCO_2$	54mmHg	Na^+	130mEq/L
PaO_2	65mmHg	K^+	2.8mEq/L
SaO_2	97%	Cl^-	84mEq/L
HCO_3^-	34mEq/L	CO_2	36mEq/L
%COHb	1.1%		

酸素化：

換気：

酸・塩基：

10. 58歳女性。新鮮血を吐血して救急室に運ばれた。血圧は少し下降し，頻脈で，呼吸数は36/分である。

F_IO_2	0.21	HCO_3^-	20mEq/L
pH	7.34	%COHb	6.1%
$PaCO_2$	35mmHg	%MetHb	0.4%
PaO_2	69mmHg	ヘモグロビン	4g/dL
SaO_2	88%	CaO_2	4.92mL O_2/dL

酸素化：

換気：

酸・塩基：

11. 48歳男性。急激に起こった呼吸困難のために救急病棟で精査を受けている。

F_IO_2	0.21	HCO_3^-	24mEq/L
pH	7.19	%COHb	1.1%
$PaCO_2$	65mmHg	%MetHb	0.4%
PaO_2	45mmHg	ヘモグロビン	15.1g/dL
SaO_2	90%	CaO_2	18.3mLO_2/dL

酸素化：

換気：

酸・塩基：

第10章　総合的な考察：文章による解答形式問題

12. 65歳女性。大腿骨骨折の手術の1日後に急激な血圧低下をきたした。

F_IO_2	0.21	HCO_3^-	23mEq/L
pH	7.47	%COHb	2.1%
$PaCO_2$	32mmHg	%MetHb	0.5%
PaO_2	57mmHg	ヘモグロビン	11.5g/dL
SaO_2	83%	CaO_2	12.9mL O_2/dL

手術前の動脈血ガス（室内の空気の呼吸下で）は PaO_2 84mmHg, $PaCO_2$ 39mmHg であった。

酸素化：

換気：

酸・塩基：

13. 以下の動脈血ガスデータは心肺蘇生中に得られたものである。

F_IO_2	1.00（アンビューバッグによる用手的人工呼吸中）		
pH	7.10	%COHb	2.1%
$PaCO_2$	76mmHg	%MetHb	0.5%
PaO_2	125mmHg	ヘモグロビン	12g/dL
SaO_2	99%	CaO_2	16.3mL O_2/dL
HCO_3^-	20mEq/L		

酸素化：

換気：

酸・塩基：

14. 28歳女性。アスピリンで自殺を図った後，救急病棟に収容されている。

F_IO_2	0.40	%MetHb	0.5%
pH	7.35	ヘモグロビン	12.6g/dL
$PaCO_2$	16mmHg	CaO_2	16.9mL O_2/dL
PaO_2	130mmHg	Na^+	140mEq/L
SaO_2	98%	K^+	4.1mEq/L
HCO_3^-	15mEq/L	Cl^-	100mEq/L
%COHb	1.1%	CO_2	16mEq/L

酸素化：

換気：

酸・塩基：

15. 65歳男性。外来で高度の肥満と高血圧の精査を受けている。彼の主訴は労作時の息切れである。

F_IO_2	0.21	HCO_3^-	30mEq/L
pH	7.33	%COHb	4.1%
$PaCO_2$	59mmHg	%MetHb	0.5%
PaO_2	54mmHg	ヘモグロビン	18g/dL
SaO_2	89%	CaO_2	21.6mL O_2/dL

酸素化：

換気：

酸・塩基：

16. 55歳男性。消化管内視鏡検査のすぐ後に，呼吸数が増加し，蒼白になった。内視鏡検査の前は，室内空気の呼吸下の血液ガスは正常であった。

F_IO_2	0.21	HCO_3^-	16mEq/L
pH	7.34	%COHb	1.1%
$PaCO_2$	31mmHg	%MetHb	18%
PaO_2	79mmHg	ヘモグロビン	11.1g/dL
SaO_2	75%	CaO_2	11.4mL O_2/dL

酸素化：

換気：

酸・塩基：

17. 70歳男性。呼吸困難のために気管内挿管を受けている。人工呼吸器の設定値は，一回換気量は700mL，補助/調節呼吸モードで呼吸数は14/分である。

F_IO_2	0.40	HCO_3^-	25mEq/L
pH	7.34	%COHb	2.1%
$PaCO_2$	48mmHg	%MetHb	1.1%
PaO_2	80mmHg	ヘモグロビン	14.5g/dL
SaO_2	95%	CaO_2	18.7mL O_2/L

酸素化：

換気：

酸・塩基：

18. 23歳男性。重症肺炎で救急室で精査を受けている。呼吸数は38/分で，副呼吸筋を使った呼吸をしている。

F_IO_2	0.90	%MetHb	1.1%
pH	7.29	ヘモグロビン	13g/dL
$PaCO_2$	55mmHg	CaO_2	15.8mL O_2/dL
PaO_2	47mmHg	Na^+	154mEq/L
SaO_2	86%	K^+	4.1mEq/L
HCO_3^-	23mEq/L	Cl^-	100mEq/L
%COHb	2.1%	CO_2	24mEq/L

酸素化：

換気：

酸・塩基：

19. 39歳男性。トレッドミルテストの前とテスト中に，動脈血ガスを採って検査した。彼の呼吸に関する病態は不詳（RR は呼吸数 / 分）。

	テスト前	テスト中
RR	12	30
F_IO_2	0.21	0.21
pH	7.43	7.41
$PaCO_2$	39mmHg	37mmHg
PaO_2	96mmHg	98mmHg
SaO_2	95%	95%
HCO_3^-	24mEq/L	24mEq/L

酸素化：

換気：

酸・塩基：

20. 55歳男性。重症COPDで，トレッドミルテストの前と検査中に動脈血ガスを採って検査した。

	テスト前	テスト中
RR	12	40
F_IO_2	0.21	0.21
pH	7.38	7.32
$PaCO_2$	42mmHg	51mmHg
PaO_2	72mmHg	55mmHg
SaO_2	92%	83%
HCO_3^-	24mEq/L	25mEq/L

酸素化：

換気：

酸・塩基：

Answer

血液ガスデータの解釈の文例

1. 酸素化：室内の空気下でPaO_2もSaO_2も低下している。$P(A-a)O_2$は上昇している（約43mmHg）。だからPaO_2の低下は$\dot{V}/\dot{Q}$不均衡が原因と言える。すなわち肺の問題である。SaO_2は減少している。一部はPaO_2の低下によるが，主としてカルボキシヘモグロビンの上昇からきている。ということは，タバコが原因と言える。動脈血酸素含量は適量である。
   換気：炭酸ガス産生のレベルは適量である。患者は過換気でも低換気でもない。
   酸・塩基：pHとHCO_3^-の上昇は代謝性アルカローシスを示唆している。それは利尿剤の使用と最も関連がありそうだ。低カリウム血症をみるために，血清カリウムイオンをチェックすべきである。

2. 酸素化：この程度の過換気にしては，室内の空気下でPaO_2は正常値である。かつ酸素含量は十分である。
   換気：過換気である。
   酸・塩基：pHの上昇と$PaCO_2$の低下は，急性呼吸性アルカローシスに一致する。HCO_3^-のわずかな低下は急性過換気だけで予期し得るものであり，代謝性アシドーシスを意味するものではない。これを裏付けるように，血清電解質は正常であり，アニオンギャップの増加はない。

3. 酸素化：40％酸素吸入では$P(A-a)O_2$は増加しており，肺水腫からくる$\dot{V}/\dot{Q}$不均衡と一致する。酸素解離曲線の右方シフト（アシデミアによる）のためにSaO_2は減少している。そしてメトヘモグロビンが上昇している。メトヘモグロビンの上昇は薬物治療と関係があるようだ。彼女は硝酸塩を飲んでいるだろうか？　SaO_2の低下と貧血の両方により，酸素含量は低下している。
   換気：患者の肺胞換気は正常である。彼女の明らかな代謝性アシドーシスからすると，臨床的には換気は不十分である。
   酸・塩基：pHの低下と正常な$PaCO_2$は，呼吸性代償が不十分な重症の代償性アシドーシスを示唆する。患者は高炭酸ガス血症（hypercapnia）と呼吸不全を起こす危険がある。

4. 酸素化：$PaCO_2$は，この程度に過換気をして酸素吸入をしている割には低く，重度の$\dot{V}/\dot{Q}$不均衡を示している。酸素含量は十分である。
   換気：$PaCO_2$は正常値の半値で，著明な過換気である。
   酸・塩基：HCO_3^-と$PaCO_2$の著明な低下と正常なpHは，呼吸性アルカローシスと代謝性アシドーシスの混合を示している。もしもこれらの変化が急激な発症であれば，敗血症の診断を強く考慮すべきである。感染の証拠が明らかな場合は特に考慮すべきである。

5. 酸素化：PaO_2とSaO_2は正常範囲内である。安静時の低酸素血症の証拠はない。
   換気：正常範囲。
   酸・塩基：正常範囲。
   要約すると，これらは正常な安静時動脈血ガス値である。

6. 酸素化：40％酸素吸入に対してPaO_2は適量の増加を示しており，重症の$\dot{V}/\dot{Q}$不均衡を示してはいない。しかしながら，カルボキシヘモグロビンのレベルが43％のため，患者のSaO_2は著しく減少している。そのため酸素含量は減少している。この患者における酸素供給は，アルカリ血症と一酸化炭素レベルの上昇により著しく危うくなっている。両因子ともに酸素解離曲線を左方へシフトさ

Answer

せるのである(すなわち，ヘモグロビンは正常よりも酸素とより強固に結び付いている)。
換気：過換気である。
酸・塩基：pHの軽度の上昇とPaCO$_2$とHCO$_3^-$の低下は，慢性呼吸性アルカローシスか，呼吸性アルカローシス＋代謝性アシドーシスを示す。患者のアニオンギャップが増加(20mEq/L)しているので，後者がより妥当のようである。

7. 酸素化：PaO$_2$は適切だが，P(A-a)O$_2$は増加しており(約29mmHg)，$\dot{V}/\dot{Q}$不均衡を示唆している。胸痛の症状から，可能性としては肺塞栓が疑われる。酸素含量は十分である。
 換気：過換気である。
 酸・塩基：急性呼吸性アルカローシスに合致する所見。

8. 酸素化：PaO$_2$は極度の過換気のために適切な割合で増加し，正常値を超えている。SaO$_2$はこのPaO$_2$値の割には若干低下している(酸血症による酸素解離曲線右方移動による)。しかし，それにもかかわらず，酸素含量と同様にこれもまた適量である。
 換気：PaCO$_2$は非常に低く，極端な過換気を示している。重症の代謝性アシドーシスに対する代償反応として限界ギリギリの状態である。
 酸・塩基：pHとPaCO$_2$は重症の糖尿病性ケトアシドーシスの状態に合致する。アニオンギャップは24mEq/Lへ上昇しており，ケト酸の上昇によりアニオンギャップアシドーシスが生じていることを示している。しかし，ΔAG(12mEq/L)は，彼女のアシドーシスの程度(ΔAGのみから考えられるCO$_2$は15mEq/Lにならなければならない)を十分説明できない。バイカーボネイトギャップ(ΔAG－ΔCO$_2$)は(12－22)＝－10mEq/Lであり，腎疾患とか下痢に由来する高クロル血症例代謝性アシドーシスの合併を示唆している。

9. 酸素化：PaO$_2$は減少しているが，酸素解離曲線の左方移動のためSaO$_2$は正常値を示している。患者は著明な貧血で，その結果，酸素含量は減少している。
 換気：低換気である。
 酸・塩基：pHとPaCO$_2$の上昇は，代謝性アルカローシスと呼吸性アシドーシスの両者の混在を示唆する。患者の血清カリウムイオンのチェックを薦める。血清電解質のデータは低カリウム血症と低ナトリウム血症と，正常なアニオンギャップを示している。この状況は利尿剤の使用で生じることがある。低換気は代謝性アルカローシスに対する代償性反応であろう。

10. 酸素化：室内の空気下ではPaO$_2$は低下しており，$\dot{V}/\dot{Q}$不均衡を示している。SaO$_2$は一酸化炭素レベルの上昇により，さらに低い。最後に酸素含量は著しく減少している。部分的にはSaO$_2$の低下によるが，主として重度の貧血のためである。
 換気：PaCO$_2$は正常下限値であるが，代謝性アシドーシスのために軽度の過換気反応を呈しているようだ。
 酸・塩基：pHとPaCO$_2$は軽度の代謝性アシドーシスを疑う。大半は，低血圧と低酸素血症(動脈血酸素含量低下)に関係がある。

11. 酸素化：その患者のPaO$_2$は2つの理由で減少している。すなわち，高炭酸ガス血症と$\dot{V}/\dot{Q}$不均衡である。後者はP(A-a)O$_2$の増加(約27mmHg)から明らかである。
 換気：患者は低換気である。
 酸・塩基：pHとPaCO$_2$からは急性呼吸性アシドーシス＋代謝性アシドーシスを疑う。HCO$_3^-$の算出値は，急性呼吸性アシドーシス単独で予想される値より低い。

Answer

12. 酸素化：PaO₂は室内の空気下では著明に低く，それは$\dot{V}/\dot{Q}$不均衡によるものである。もし以前のPaO₂値が正常ならば，肺に急性変化が起こったのである。術後というのを考慮に入れるならば，最も妥当な診断は急性肺梗塞であり，もちろん肺スキャンをオーダーすべきである。さらに彼女の酸素含量は，SaO₂の低下と貧血のため，わずかに低くなっている。
換気：過換気である。
酸・塩基：pHの上昇とPaCO₂の低下は，急性の単純性呼吸性アルカローシスと合致する所見である。

13. 酸素化：アンビューバッグで100%の酸素吸入下で，患者はP(A-a)O₂が増していた。これは高度の右−左シャントを表している。血液ガスが得られた時点では，酸素含量は十分であった。
換気：患者はアンビューバッグによって十分に換気されてはいない。
酸・塩基：このpHとPaCO₂は，急性呼吸性アシドーシス＋代謝性アシドーシスを示している。PaCO₂が76mmHgへ到達した急性の低換気だけなら，pHは7.10より高く，HCO₃⁻は20mEq/Lより高くなるはずである。

14. 酸素化：PaO₂は適量であるが，このF₁O₂は低い。これは$\dot{V}/\dot{Q}$不均衡の状態を示している。薬物乱用の状態では，他の可能性の中から誤嚥下肺炎を考慮すべきである。酸素含量は十分である。
換気：著しい過換気である。
酸・塩基：pHとPaCO₂は，呼吸性アルカローシスと代謝性アシドーシスの混合状態と合致する。これは，アスピリンの過量内服によく見られる状態である。アニオンギャップは24mEq/Lと上昇しており，これもまた代謝性アシドーシスを示している。

15. 酸素化：この患者は2つの理由でPaO₂が低下している。1つは$\dot{V}/\dot{Q}$不均衡（P(A-a)O₂の上昇で明らか）と高炭酸ガス血症である。彼の酸素含量は多血症という理由だけで適量となっている。しかし，元はと言えば，慢性的PaO₂低下と最も関係がありそうである。
換気：患者は低換気であり，それは多分，肥満と関係がある。
酸・塩基：部分的に代償された呼吸性アシドーシスと合致する。

16. 酸素化：この患者のPaO₂は少し低いが，SaO₂はこのPaO₂から予測されるよりずっと低い。それはメトヘモグロビンの上昇による。これは元々，処置中に使用した局所麻酔剤（例えばベンゾカイン）による作用と最も関係がありそうである。酸素含量は，SaO₂の低下と貧血の両者により低下している。
換気：過換気である。
酸・塩基：この患者には軽度の代謝性アシドーシスが生じている。低酸素血症の急激な出現と最も関係がありそうだ。

17. 酸素化：この患者のPaO₂は適量であるが，F₁O₂ 0.4吸入から予期される値よりずっと低値である。これは高度の$\dot{V}/\dot{Q}$不均衡を示している。SaO₂と酸素含量は適量である。
換気：人工呼吸器によりやや低換気状態にある。
酸・塩基：このpHとPaCO₂は軽度の急性呼吸性アシドーシスを示している。人工呼吸器の設定は肺胞換気を改善し，PaCO₂を下げ，pHを上げるために換気を増さなければならない。

18. 酸素化：PaO₂とSaO₂は90%吸入気酸素にかかわらず，著しく低下している。高度の換気・血流比不均衡を示している。

Answer

換気：この患者は頻呼吸があるにもかかわらず低換気であり，これは死腔換気が著しく多いことを示している．これは人工換気の必要を示唆している危険な状態である．

酸・塩基：pHの低下，$PaCO_2$の上昇とHCO_3^-の計算値の軽度低下は急性呼吸性アシドーシスと代謝性アシドーシスの合併を示している．アニオンギャップは30mEq/Lへと上昇しており，たぶん，乳酸アシドーシス由来の臨床的に無視できないアニオンギャップアシドーシスであることを示している．バイカーボネイトギャップ（$\Delta AG - \Delta CO_2$）は(18 − 3) = 15mEq/Lであり，これは原因不詳の無視できない代謝性アルカローシスが同時に存在していることを示している．要約すると，この患者には呼吸性アシドーシス，代謝性アシドーシス，および代謝性アルカローシスが存在している．

19. 酸素化：PaO_2もSaO_2も，運動前，運動中とも正常である．このレベルの運動ではヘモグロビンの酸素不飽和はない．

換気：トレッドミルの前は正常な肺胞換気である．運動中は炭酸ガス産生増加に見合う適切な肺胞換気が維持されている．

酸・塩基：運動前も運動中も正常である．

要約すれば，これはsubmaximalな運動（最大運動の一歩手前の負荷量）に対する血液ガスの正常な反応である．PaO_2も$PaCO_2$もどちらも大して変化しない．

20. 酸素化：運動前ではPaO_2もSaO_2も室内の空気下では少し低下している．運動中はPaO_2は著しく低下する．これは患者のCOPD肺の拡散障害の悪化を反映している可能性がある．

換気：運動前は正常な肺胞換気である．運動中は$PaCO_2$は増加するが，これは運動に伴う炭酸ガス産生の増加に対して換気が不十分であることを示している．

酸・塩基：運動前は正常である．運動中は，患者は不十分な肺胞換気から高炭酸ガス血症になり，急性呼吸性アシドーシスを起こしている．

第11章 すべてを総合して考える：
臨床的評価と検査の指示

　前述の2つの章では血液ガスデータを提示して解釈してもらいましたが，基本的な質問を取り扱うことはしませんでした．すなわち，「いつ血液ガス検査をすべきか？」あるいは，「何か他の検査で代用できないか？」などの類の質問です．データを機械的に解釈することも重要ですが，いつ，そしていずれのガス交換検査を施行すべきであるかを承知しておくことも，それに劣らず重要です．

　この章では簡略化した症例を16題提示します．各問題では，「いずれのガス交換検査が適応となるか」，あるいは「そのような検査は存在しない」ということの決定を求められます．本来，臨床の各場面において動脈血液ガス検査やその他の検査を施行する時には，患者の酸素化能，換気，および／あるいは酸・塩基平衡状態とそれらの検査との間に密接な関係があるかどうかを判断しなければなりません．もしそうであるなら，必要な検査を例示しなければなりません．

例えば，

- 動脈血液ガス検査のすべての値
- COオキシメトリーを含まない血液ガス
- COオキシメトリーのみ，あるいはその一部
- パルスオキシメトリー
- 呼気終末PCO_2
- 電解質測定値
- その他のいくつかの検査

　これらの症例のいくつかでは（実生活と同様に），唯一最良の検査はないかもしれません．患者の問題を処理するためには複数の検査が必要な情報を提供することもあるでしょう．ケースによっては，検査（あるいは追加検査）は必要ないかもしれません．あなたがここで提示された筋書きのどれに対して，どんなに容易に感じたとしても，私の答えを見てみる前にあなた自身の解答を書き記すことをやらねばなりません．このことはどれだけ強調してもしすぎることはありません．これらの質問に真剣に取り組むには，この方法しかありませんし，このようにすれば，結果として，練習問題から最も多くのものを手に入れることができるのです．

第 11 章 すべてを総合して考える：臨床的評価と検査の指示

問題 ▶ 症例 1. 45歳の男性が急激に発生した息切れと胸痛の症状を呈して救急部を受診した。彼の外観は灰色を呈し、そして血圧は 100 / 60 mmHg だった。心電図には心筋損傷を示す ST セグメントの上昇が認められた。

あなたはこの患者の酸素化能、換気、および酸・塩基平衡状態をどのように評価するか？

あなたの解答：

症例 2. 23歳の女性が胸膜性の胸痛を訴えて救急部を受診した。肺動脈塞栓症が臨床的に疑われた。

もしも、そうなら、どのようなガス交換検査法を施行すべきか？

あなたの解答：

症例 3.　　65 歳の女性が喘息の増悪のために入院した。2 日後には呼吸困難が少し悪化した。そして彼女の最大呼気流量（ピークフロー）は低下した。意識は清明でオリエンテーションもしっかりしているが，呼吸は苦しそうで，喘鳴（ウィージング）が聴診で認められる。彼女の呼吸数は 30/分，心拍数 = 112/分，および血圧 = 145/90 mmHg であった。3L/分の経鼻的酸素投与下で得られた動脈血ガスは次の通りである。

　　　$PaO_2 = 35$ mmHg　　　　　$PaCO_2 = 54$ mmHg
　　　SaO_2（計算値）= 71 %　　　pH = 7.31

次は何をすべきか？

あなたの解答：

症例 4.　　27 歳の男性が救急隊によってストアの火災から救われて，救急部に運ばれてきた。彼は苦しがってはいないが，頭痛を訴えている。そして顔には若干のすすが付着している。SpO_2 は 97 % である。バイタルサインは安定しており，彼は家に帰って家族と一緒にいることを強く望んでいる。また，彼の胸部 X 線写真はきれいである。
それ以上の検査の必要があるだろうか？

あなたの解答：

第 11 章　すべてを総合して考える：臨床的評価と検査の指示

症例 5.　　18 歳の男性が礼拝の間に気を失い，救急部に連れて来られた。彼には過去の病歴はない。同伴していた彼の姉妹は，彼がゴスペル歌の間に「不安になって，そして激しく呼吸し始めた」と言う。理学的検査で，この若く健康そうな青年は tachypnea と hyperpnea（速く深い呼吸）を呈していることが分かった。また手足の痙縮が見られた。脳神経学的な局所症状はなく，心臓と肺の検査は異常がなかった。パルスオキシメトリーの値は 99 ％であった。

　　もし必要ならば，ガス交換とか酸・塩基平衡などに関するどんな検査を行うべきだろうか？

あなたの解答：

症例 6.　　クリニックで，35 歳の非喫煙者女性が喘息で診察を受けている。彼女はわずかな体動で呼吸困難を訴える。彼女の最大呼気流量（ピークフロー）は予測値の 60 ％であった。心拍数は 100 / 分，呼吸数は 24 / 分であった。血圧は正常で，補助呼吸筋の使用は見られない。

　　ガス交換を評価するためにどんな測定検査が必要だろうか？

あなたの解答：

症例 7.　61 歳の男性が呼吸不全で機械呼吸を受けた状態で 6 日間 ICU にいる。彼の病状は改善し，今は，人工呼吸器から離脱することができた。下記のデータは，第 6 病日の 動脈血液ガス検査（午前 10 時採血）と，いくつかの非侵襲的検査（午前 10 時から午後 2 時までに採血）の結果である。

午後 2 時 0 分，患者がまだ人工呼吸器回路に接続している状態で検査が行われた。しかし，IMV 呼吸モードは off，すなわち，すべて自然な呼吸モードの状態で測定したものである。このモードで彼は快適であるように見えた。そして「気管内挿管チューブを抜いて下さい」と手持ちのメモ帳に書いた。

値	各測定値の時間経過			
	午前 10:00	正午	午後 1:00	午後 2:00
SpO_2(%)	96	96	95	95
$PetCO_2$(mmHg)	30	32	32	31
SpO_2(%)	96	96	95	95
$PetCO_2$(mmHg)	30	32	32	31
F_IO_2	0.35	0.35	0.35	0.35
IMV（人工呼吸器の呼吸数/分）	6	6	4	なし
呼吸数（/分）	14	14	12	15
pH	7.45			
$PaCO_2$(mmHg)	35			
PaO_2(mmHg)	77			
SaO_2(%)	93			

IMV：間欠的強制換気，呼吸数：全呼吸数（患者の自発呼吸と人工呼吸器の呼吸数の和）

気管内挿管チューブを抜く前に，もし施行するとすれば，どんな追加検査が必要だろうか？

あなたの解答：

症例 8. 62歳男性が無気力と脱水症のために救急病棟にいる。血液検査は次の値を示している。

$Na^+ = 140$ mEq / L　　　$SpO_2 = 95\%$ ($F_IO_2 = 0.21$)

$K^+ = 4.8$ mEq / L　　　BUN $= 88$ mg / dL

$Cl^- = 90$ mEq / L　　　クレアチニン $= 2.1$ mg / dL

$CO_2 = 24$ mEq / L

動脈血ガス測定の適応があるか？

あなたの解答：

症例 9. 疲労と倦怠感を訴えている23歳男性のインシュリン依存性糖尿病患者が救急病棟にいる。彼は過去2日間のインシュリン注射を施行していなかった。救急部で，次の静脈血および動脈血の値が得られた。

静脈血	動脈血（$F_IO_2 = 0.21$）
血糖 $= 845$ mg / dL	pH $= 7.10$
BUN $= 35$ mg / dL	$PaCO_2 = 10$ mmHg
クレアチニン $= 1.1$ mg / dL	$PO_2 = 112$ mmHg
$Na^+ = 140$ mEq / L	$HCO_3^- = 4$ mEq / L
$K^+ = 4.1$ mEq / L	
$Cl^- = 105$ mEq / L	
$CO_2 = 5$ mEq / L	
ケトン 陽性(尿)	

患者にはインシュリンと輸液の静脈内投与が開始された。
彼の酸・塩基平衡状態について，どのように経過を追えばいいだろうか？

あなたの解答：

症例 10. フォーチュン 500 会社がその経営者の 1 人の 45 歳男性に，彼が新しいポジションを得る前に，健康診断を受けるように要求した。検査の一部として会社は全肺機能検査を要請している。彼には喫煙歴はなく，呼吸器の愁訴を持っていない。肺活量とその他の肺機能検査は正常である。ルームエアでパルスオキシメトリー SpO_2 は 98 ％であった。

ベースライン値を確立するために動脈血ガス測定まで施行すべきだろうか？

あなたの解答：

症例 11. 55 歳の男性が慢性気管支炎に関して労災補償を申請したので，審査を目的とした検査が行われている。彼は昔は頻繁にタバコを吸ったものだが，5 年前から禁煙していると言う。しかしながら，彼の服にはタバコの明白な臭いがある。肺機能検査では高度の気流閉塞が明らかである。

どのようなガス交換検査をするべきだろうか？

あなたの解答：

症例12. 心臓発作に続発した急性肺水腫にて，71歳の女性がICUに入院している。彼女は機械呼吸（$F_IO_2 = 0.50$）を受けている。他の治療としてはニトログリセリンの静注，ジゴキシン，およびフロセミドを施行している。持続的パルスオキシメトリーとカプノグラフィーの両方によってガス交換モニタリングを行った。過去12時間の測定値はSpO_2が92〜96％，$PetCO_2$は30〜34 mmHgであった。午前9時には動脈血液ガスは$PaO_2 = 88$ mmHg，$PaCO_2 = 34$ mmHg，$SaO_2 = 98$％を示した。正午になって初めて，彼女の皮膚と粘膜が深い薄青い色合いを呈していることが分かった。しかしながら，SpO_2と$PetCO_2$に関しては変化していないように見えた。

もしするとするなら，どのようなガス交換検査をするか？

あなたの解答：

症例13. あなたは，階段を登る時に息切れを感じる54歳女性患者の臨床生化学検査データを検討しているところである。ヘモグロビンは18 g/dL（正常値は12〜15 g/dL）であった。

どのような検査を追加すべきか？

あなたの解答：

症例14. 73歳の女性が脱水症と尿路感染で入院した。彼女はナーシングホームで 血圧, 心臓病, 緑内障, および気管支炎の薬を貰っていた。入院時の臨床生化学検査の値では次の電解質値を示した。

Na^+ = 156 mEq / L Cl^- = 100 mEq / L
K^+ = 3.3 mEq / L CO_2 = 35 mEq / L

もし必要とすれば, どんな検査を追加すべきか？

あなたの解答：

症例15. 45歳の男性が慢性の頭痛のために神経科クリニックで診察を受けている。脳スキャンと 脳神経学的理学検査は正常であった。これまでに得られた臨床生化学検査は以下の通りである（F_IO_2 = 0.21）。

パルスオキシメトリー   動脈血ガス
SpO_2 = 97 %   pH = 7.43
         $PaCO_2$ = 37 mmHg
         PO_2 = 90 mmHg
         HCO_3^- = 24 mEq / L
         F_IO_2 = 0.21

もし必要とすれば, どのような検査を追加すべきか？

あなたの解答：

症例16. 25歳の看護婦が慢性の呼吸困難のために救急病棟で診察を受けている。彼女には呼吸困難と関連のある不定な胸部不快の病歴がある。彼女の症状はおよそ3週間継続していたが，彼女は（今まで）働き続けることが可能であった。彼女は非喫煙者であり，そして薬は飲んでいない。理学的検査，胸部X線写真，および心電図は正常であった。パルスオキシメトリーでは，SpO_2 は98％であった。潜在的な肺疾患がいくつか気になったので，その医師は動脈血ガスを採った。結果は以下の通りである。

$pH = 7.41$ $\quad\quad HCO_3^- = 23 \text{ mEq/L}$

$PaCO_2 = 37 \text{ mmHg} \quad\quad F_IO_2 = 0.21$

$PaO_2 = 94 \text{ mmHg}$

動脈血ガスデータではガス交換障害を示していないが，その医師は彼女の症状の原因について気がかりなので，換気・灌流肺スキャンを指示した。この検査は正常であった。彼女に対して「すべてが正常です」と言って安心させる前に，あなたはそれ以上の検査をオーダーするか？

あなたの解答：

臨床的評価と検査の指示

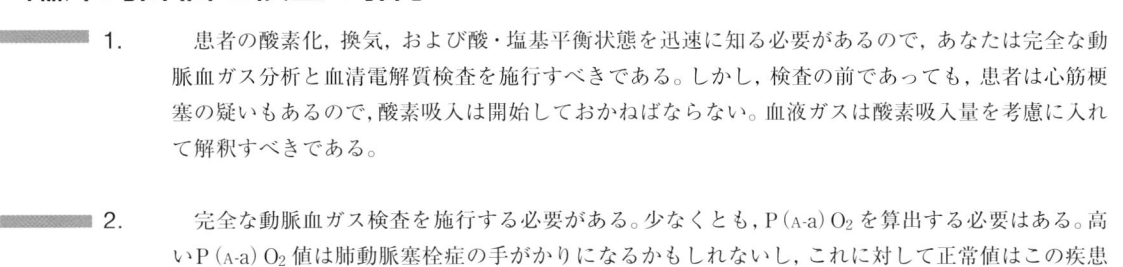

1. 患者の酸素化，換気，および酸・塩基平衡状態を迅速に知る必要があるので，あなたは完全な動脈血ガス分析と血清電解質検査を施行すべきである。しかし，検査の前であっても，患者は心筋梗塞の疑いもあるので，酸素吸入は開始しておかねばならない。血液ガスは酸素吸入量を考慮に入れて解釈すべきである。

2. 完全な動脈血ガス検査を施行する必要がある。少なくとも，$P_{(A-a)}O_2$ を算出する必要はある。高い $P_{(A-a)}O_2$ 値は肺動脈塞栓症の手がかりになるかもしれないし，これに対して正常値はこの疾患の診断を否定することになるだろう。COオキシメトリーなら CO の上昇を検出するであろう。

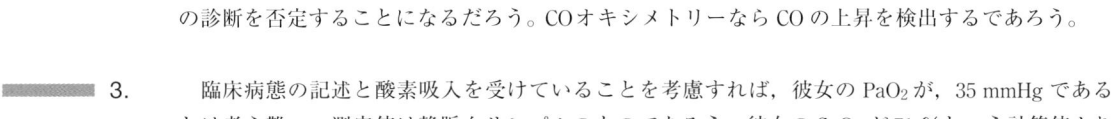

3. 臨床病態の記述と酸素吸入を受けていることを考慮すれば，彼女の PaO_2 が，35 mmHg であるとは考え難い。測定値は静脈血サンプルのものであろう。彼女の SaO_2 が 71％という計算値よりも高いことを，パルスオキシメトリーで素早く確認することが必要である。たとえサンプルが静脈血であっても，pH と $PaCO_2$ は動脈の値に類似するはずである。したがって，この患者は集中治療室で積極的に喘息に関してのモニタリングを必要とする。

4. 確かに，彼は一酸化炭素中毒からの苦しみのようである。肺のガス交換障害と一酸化炭素値の両方を調べるためには，COオキシメトリーを含めた動脈血液ガス分析が必須である。検査結果に無関係に，この患者は経過観察のために入院が必要である。彼には上気道炎症と遅発性の肺水腫の危険がある。

5. 急速に改善するなら，何の検査も要らない。病名は古典的な不安過換気症候群の1つであり，それは通常，紙袋を用いた再呼吸法や，不安を取り除いて元気をつけること，そして(時として)抗不安薬などの治療が効果がある。彼には確かに急性呼吸性アルカローシスが存在する。もし治療に反応しないなら，血液ガスの適応がある。

6. ガス交換を評価するにはパルスオキシメトリーだけで十分のはずである。概して，喘息による CO_2 の蓄積はピークフロー値が予測値の 50％よりも大きいならば起きないし，通常，SaO_2 は正常である。喘息増悪時に少し低下するだけである。彼女は非喫煙者であり，CO 中毒の疑いはないので，％COHb をチェックする必要はない。SpO_2 が非常に低くない限り，パルスオキシメトリーで十分であろう(例えば，室内気吸入下で＜92％)。そのように低い症例では血液ガスを調べる必要がある。もし彼女の喘息が治療の間に悪化するなら，血液ガスをもう一度検査する必要が生じるのは言うまでもない。

7. 追加検査はしないで気管内挿管チューブを抜去できる。SpO_2 と $PetCO_2$ は安定しているので，この症例では SaO_2 と $PaCO_2$ の代用にすることができる。それらの値と，難なく独力で呼吸できるという事実は，彼がもう機械呼吸を必要としないことを示している。

8. 動脈血ガスを測定すべきである。アニオンギャップは 26 mEq/L であり，代謝性アシドーシスを示している。彼のバイカーボネイトギャップは＋11 mEq/L であり，代謝性アルカローシスおよび/あるいは代償された呼吸性アシドーシスを示している。この複雑な酸・塩基平衡障害を解明するには，pH と $PaCO_2$ を測定することによってのみ可能である。

Answer

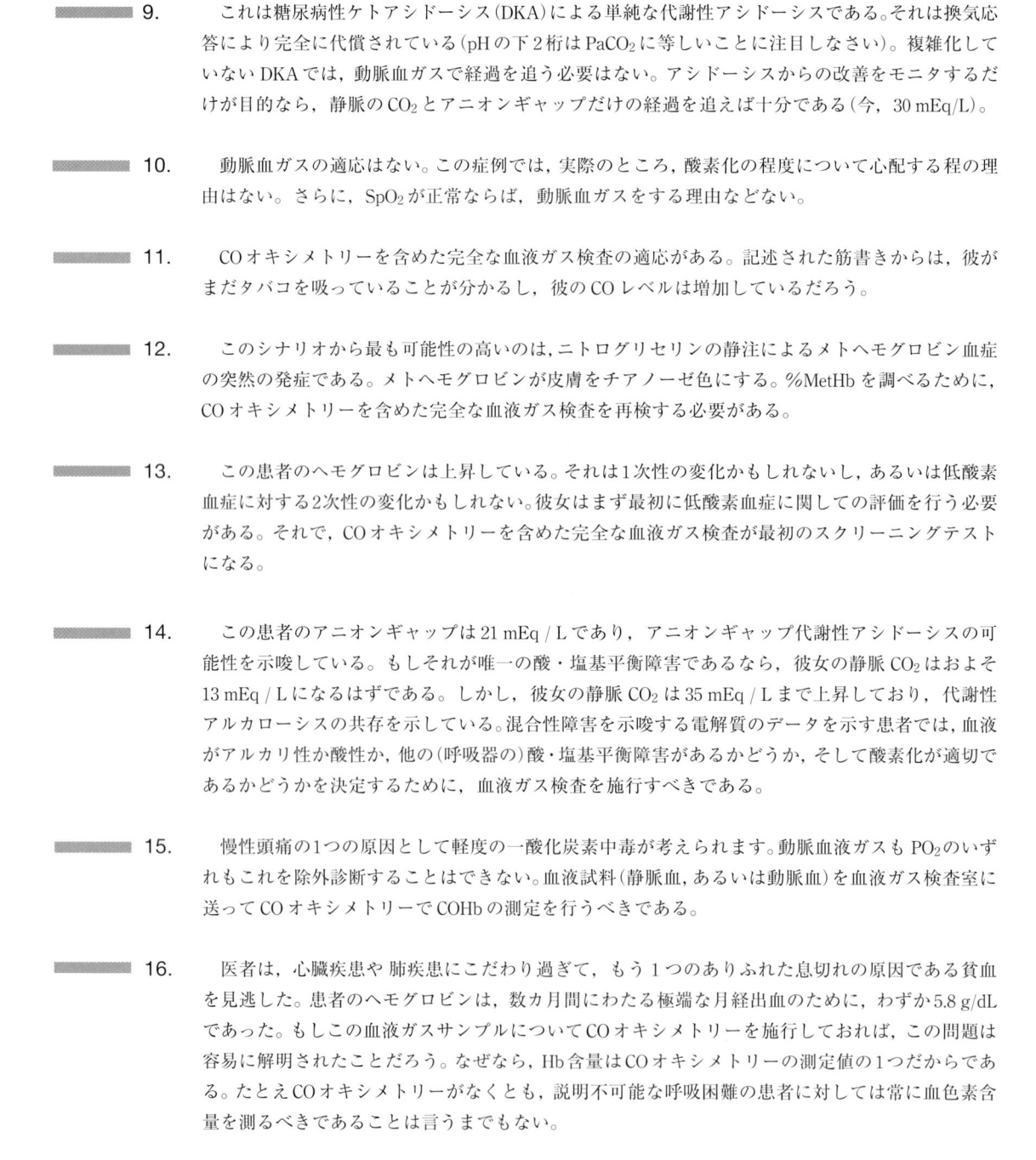

9. これは糖尿病性ケトアシドーシス(DKA)による単純な代謝性アシドーシスである。それは換気応答により完全に代償されている(pHの下2桁は$PaCO_2$に等しいことに注目しなさい)。複雑化していないDKAでは、動脈血ガスで経過を追う必要はない。アシドーシスからの改善をモニタするだけが目的なら、静脈のCO_2とアニオンギャップだけの経過を追えば十分である(今, 30 mEq/L)。

10. 動脈血ガスの適応はない。この症例では、実際のところ、酸素化の程度について心配する程の理由はない。さらに、SpO_2が正常ならば、動脈血ガスをする理由などない。

11. COオキシメトリーを含めた完全な血液ガス検査の適応がある。記述された筋書きからは、彼がまだタバコを吸っていることが分かるし、彼のCOレベルは増加しているだろう。

12. このシナリオから最も可能性の高いのは、ニトログリセリンの静注によるメトヘモグロビン血症の突然の発症である。メトヘモグロビンが皮膚をチアノーゼ色にする。%MetHbを調べるために、COオキシメトリーを含めた完全な血液ガス検査を再検する必要がある。

13. この患者のヘモグロビンは上昇している。それは1次性の変化かもしれないし、あるいは低酸素血症に対する2次性の変化かもしれない。彼女はまず最初に低酸素血症に関しての評価を行う必要がある。それで、COオキシメトリーを含めた完全な血液ガス検査が最初のスクリーニングテストになる。

14. この患者のアニオンギャップは21 mEq/Lであり、アニオンギャップ代謝性アシドーシスの可能性を示唆している。もしそれが唯一の酸・塩基平衡障害であるなら、彼女の静脈CO_2はおよそ13 mEq/Lになるはずである。しかし、彼女の静脈CO_2は35 mEq/Lまで上昇しており、代謝性アルカローシスの共存を示している。混合性障害を示唆する電解質のデータを示す患者では、血液がアルカリ性か酸性か、他の(呼吸器の)酸・塩基平衡障害があるかどうか、そして酸素化が適切であるかどうかを決定するために、血液ガス検査を施行すべきである。

15. 慢性頭痛の1つの原因として軽度の一酸化炭素中毒が考えられます。動脈血液ガスもPO_2のいずれもこれを除外診断することはできない。血液試料(静脈血、あるいは動脈血)を血液ガス検査室に送ってCOオキシメトリーでCOHbの測定を行うべきである。

16. 医者は、心臓疾患や肺疾患にこだわり過ぎて、もう1つのありふれた息切れの原因である貧血を見逃した。患者のヘモグロビンは、数カ月間にわたる極端な月経出血のために、わずか5.8 g/dLであった。もしこの血液ガスサンプルについてCOオキシメトリーを施行しておれば、この問題は容易に解明されたことだろう。なぜなら、Hb含量はCOオキシメトリーの測定値の1つだからである。たとえCOオキシメトリーがなくとも、説明不可能な呼吸困難の患者に対しては常に血色素含量を測るべきであることは言うまでもない。

第12章 静脈血ガス：
本書第1版への追加

　初版の読者の多くがもっと豊富な内容を望みました！　特に，重症者管理環境での血液ガスの情報をもっと多く欲しがったのです。それはそれでもっともなことですが，この本の背景にある哲学は，最も普遍的な臨床病態に関してだけでも，読者が血液ガス解釈を学ぶ手助けになりたいということです。すなわち，多くの臨床家が本当に知らねばならないすべての情報なのです。前の章がこの目標を満たしていますので，この章はオプションであると考えて下さい。この章では混合静脈血の血液ガスをカバーしており，そして，いくつかの重症疾患，例えば，敗血症，重症循環不全，心肺停止，ミトコンドリア中毒について焦点を当てています。

混合静脈血の血液ガス

　酸素化を評価する我々の能力は，普通，患者の全身的レベルに限定されています。若干の専門的なプロトコルは別として，個々の臓器の酸素化を査定することは不可能です。特定の臓器の低酸素症は損傷が発現した後にだけ認識できます。例えば，ショック肝は肝臓酵素の上昇で，脳虚血は脳症状で認識できるのです。この状況は不幸なことです。なぜなら，患者の全身的レベルの酸素供給は適切なように見えていても，いくつかの臨床病態(例えば，敗血症性ショック)は特定の臓器の低酸素症を惹起することがあるからです。

　精神状態が正常で，心臓血管の検査が正常である安定した患者(病歴，理学的検査と胸部レントゲン写真に基づいた)では，動脈血酸素含量(CaO_2)とそのコンポーネントは通常，酸素運搬量の適切性を査定するのに十分です。しかしながら，CaO_2だけの知識では，循環障害，例えば，敗血症，ショック，および重症うっ血性心不全などの患者には十分ではないかもしれません。これらの状況のもとでは，混合静脈血酸素飽和度(SvO_2)を使って酸素化を評価することは重要であるように思われます。

　混合静脈血は肺動脈の中の血液です。肺動脈は，すべての臓器からの静脈還流が十分に混じり合うと考えていい唯一の場所なのです。動脈血を使っての比較で明らかなことは，酸素分圧と酸素飽和度(それぞれ PO_2 と SO_2)を除外すると，混合静脈血ガス値は動脈血のそれらに近いということです(表12-1)。

　pH，PCO_2 と HCO_3^- 等の値と異なり，動・静脈血間の酸素値の差は幅広く，そして変動が大きいのです。これは酸素化能を評価するのに，なぜ末梢静脈血が絶対に使用でき

■表12-1　動脈血と静脈血の血液ガス正常値（安静時）

値	動脈血	静脈血	A-V較差の典型値
PO_2 (mmHg)	70〜100	35〜40	PaO_2 − 60
SO_2 (%)	93〜98	65〜75	SaO_2 − 25
PCO_2 (mmHg)	35〜45	42〜52	6〜8
pH	7.35〜7.45	7.32〜7.41	0.03〜0.04
HCO_3^- (mEq/L)	22〜26	24〜28	2〜4

ないかという1つの理由であるのです。これに対して、酸・塩基平衡状態体質を評価する場合には、末梢静脈を自由に流れる血液サンプルからの測定が有用であることが少なくないのです。

Step.1　医師は軽度の呼吸困難で入院している患者の撓骨動脈から血液試料を採血し、血液ガス検査室に分析のためにそれを送った。注射器の内筒は血液を得るために引き戻されなければならないので、医師は自分が動脈あるいは静脈を刺したかどうかについては定かではない。検査の結果、血液ガス値はpH = 7.25、PCO_2 = 76 mmHg、PO_2 = 42 mmHg、そして、酸素飽和度 = 77 %。「患者の全身状態がそれほど悪くない」から、医師は静脈のサンプルを送ったに違いないと判断した。これが正しいと仮定すると、これらの血液ガス値からまだどんな結論を引き出すことができるか？

この例では、測定されたPO_2と酸素飽和度は動脈血値かもしれないし、あるいは静脈血値であるかもしれません。酸素飽和度についてはパルスオキシメトリーで迅速に確定しなければなりません（そしてそうするべきです）。しかしながら、pHとPCO_2値は非常に異常であり呼吸性アシドーシスの状態を示すものです。静脈のpHと$PaCO_2$は動脈血値に近いのが普通ですから、静脈血のサンプルを測定したのではないのです。重症の血流灌流低下状態を除けば、動脈血値（PaO_2とSaO_2）と静脈血値（PvO_2とSvO_2）との間に、pHおよびPCO_2の大きな較差は現れません（表12-1）。このpHとPCO_2の値があまりに異常だからといって、静脈血のものであると思うのは大きな落とし穴でしょう。

血行動態的に安定した人が大気を呼吸している時、静脈血の酸素値はかなり狭い距離（PvO_2 = 35 − 40 mmHg、SvO_2 = 65 − 75 %）に留まります。これは、PaO_2が低いレベルに、例えば50 mmHgまで低下する場合でも当てはまります。静脈血のPO_2は主として心拍出量（C.O.）と組織によって引き抜かれる酸素の量によって決まります。その他、程度はそれより少ないですが、動脈血酸素分圧、酸素飽和度、酸素含量によっても左右されます。PaO_2、SaO_2、あるいはCaO_2が低下する時は、適切な酸素運搬量を維持するために心拍出量および／あるいは酸素摂取量（組織によって引き抜かれる酸素量）が増加します。その結果として、静脈血の酸素値は、あるとしても、それほど大きく変化するものではありません。

酸素運搬量，酸素摂取量，Fick 等式

さらにこの最後のポイントを説明するには，酸素運搬量と酸素摂取量に関する2つの重要な等式を紹介することが必要でしょう。以下のパラグラフを読み進む時は図12-1を参照して下さい。

● 酸素運搬量

酸素運搬量とは血行によって配達される酸素の量（mL O_2/分）のことをいいます。血液中の酸素量は酸素含量であり，配達される血液量は心拍出量（C.O.）であるので，O_2 分配は心拍出量 × 酸素含量になります。動脈循環と静脈循環との間では，等式は酸素含量の相違分だけ変化します。

動脈血酸素運搬量 Arterial O_2 delivery = C.O. × CaO_2

静脈血酸素運搬量 Venous O_2 delivery = C.O. × CvO_2

心拍出量を5L/分，動脈血酸素含量を20mLO_2/dLと仮定すれば，動脈循環の酸素分配（O_2 delivery）は以下の式のようになります。

O_2 delivery = 5,000mLO_2/分 × 20mLO_2/dL = 1,000mLO_2/分

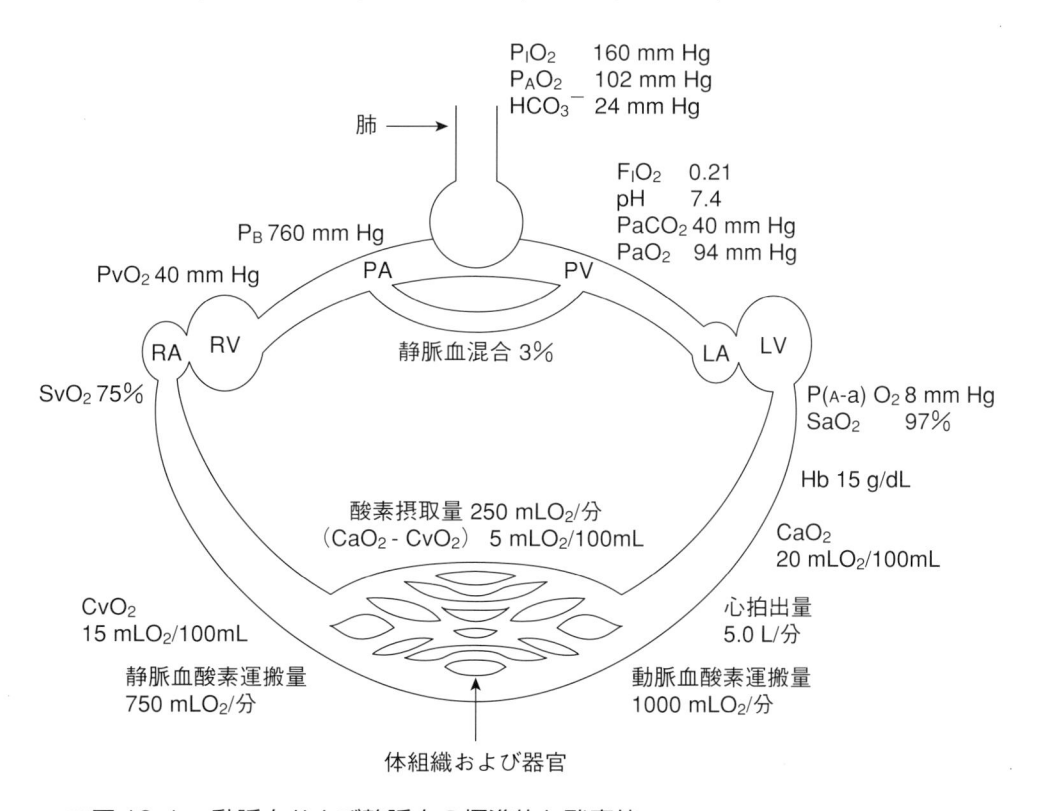

■図12-1　動脈血および静脈血の標準的な酸素値

3.0％に相当する標準的な肺の静脈血混合が，肺動脈循環と肺静脈循環との間のシャントとして概略的に示されています。RA 右房; RV 右室; PA 肺動脈; PV 肺静脈; LA 左房; LV 左室。Martin L: Pulmonary physiology in clinical practice. St. Louis: Mosby-Year Book, 1987.

● 酸素摂取量

酸素摂取量や $\dot{V}O_2$ は身体が毎分代謝で消費する酸素の量のことです。$\dot{V}O_2$ は動脈血の O_2 運搬量（O_2 delivery）と静脈血の O_2 運搬量との間の差にすぎません。

$$\dot{V}O_2 = \text{arterial } O_2 \text{ delivery} - \text{venous } O_2 \text{ delivery}$$

この考えを念頭に置けば，次のように酸素運搬量（O_2 delivery）のためのFick等式を容易に得ることができます。

$$\dot{V}O_2 = (C.O. \times CaO_2) - (C.O. \times CvO_2)$$

$$\dot{V}O_2 = C.O. \times (CaO_2 - CvO_2)$$

この重要な等式は，毎分身体が消費する酸素量が，心拍出量に動脈血と静脈血との酸素含量の差を掛け合わせたものに等しいことを述べているのです。健常者の安静時の値を用いましょう。

$$\dot{V}O_2 = 5000\text{mL}/\text{分} \times (20\text{mLO}_2/\text{dL} - 15\text{mLO}_2/\text{dL}) = 250\text{mLO}_2/\text{分}$$

1分間に1000mLの O_2 が組織に配達されますが，このうち，酸素摂取量（$\dot{V}O_2$）は250 mL O_2/分，すなわち，わずか25%だけが組織に摂取され，残りの750mLO$_2$/分に及ぶ酸素のかなり大きい部分が心臓の右側に戻るということに注目して下さい（図12-1）。酸素摂取量の25%という数字は不思議なことではありません。それは健常者が安静時に使用する典型的なパーセンテージなのです。

問題

12-1 以下の各状況での動脈血酸素供給量を求めよ。
　　a) $CaO_2 = 12\text{mL } O_2/\text{dL}$, C.O. = 4L/分
　　b) $SaO_2 = 100\%$, Hb = 8g/dL, C.O. = 6L/分
　　c) $PaO_2 = 60 \text{ mm Hg}$, pH = 7.40, Hb = 10g/dL, C.O. 3L/分
　　　C.O. は心拍出量

12-2 以下の各状況での酸素摂取量を求めよ。
　　a) C.O. = 6L/分, $SaO_2 = 100\%$, $SvO_2 = 60\%$, Hb = 10 g/dL
　　b) C.O. = 4L/分, $CaO_2 = 20 \text{ m LO}_2/\text{dL}$, $PvO_2 = 27\text{mm Hg}$,
　　　venous pH = 7.40, Hb = 15 g/dL
　　c) C.O. = 5L/分, a-v O_2 difference = 7mLO$_2$/dL
　　　a-v O_2 difference は動脈血静脈血酸素含量較差

$CaO_2 - CvO_2$，あるいはa-v O_2 較差，は全身の酸素化を理解する上で重要なコンセプトです。a-v O_2 較差がより大きいと，それだけ CvO_2 は低くなり，したがって混合静脈血の O_2 飽和度 SvO_2 はより低くなるのです。非常に低い SvO_2 は，通常，酸素が最大限，組織から引き抜かれていて，そして患者が嫌気性代謝の状態にある，あるいはそれに近い状態であることを示しています。重態の患者で，嫌気性代謝が見過ごされることは通常，死の前触れを意味しています。循環障害が高度の場合では，PaO_2 が適切である時でさ

■表 12-2　適切な酸素摂取量を維持するための代償機序：
CvO_2, SvO_2 および PvO_2 に及ぼす効果

病態	代償機序	CvO_2, SvO_2, PvO_2
C.O. の低下	$CaO_2 - CvO_2$ の上昇	すべて減少
CaO_2^a の低下	C.O. の上昇	すべて正常
	および／あるいは	
	$CaO_2 - CvO_2$ の維持	すべて減少

[a] 低い SaO_2 か貧血症による

え，SvO_2 が危機的に低いこともあります。それで，SvO_2 は全身的な酸素化の信頼性の高いインジケータであり得るのです。

　心拍出量と動脈血酸素含量の正常値は人によって相当に変化するものですが，安静時の25％という O_2 摂取量の正常値はあまりバラツキがありません。総酸素運搬量の25％という酸素摂取量は，総酸素運搬量の75％という相当大きな酸素予備量を静脈循環を介して心臓に返すことでもあります。このような大きい予備量には理由があります。それは運動時あるいは重症な病気の時に必要となることがあるからです。心拍出量は静脈血と動脈血とで等しいので，静脈の酸素運搬量（右心室に戻って来る O_2 量）は750mLO_2/dL（図 12-1）です。この値を用いて逆向きに計算してみましょう。

$$\text{Venous } O_2 \text{ delivery} = 750 \text{ mL } O_2/分 = CvO_2 \times 5{,}000 \text{ mL}/分$$

$$CvO_2 = \frac{750 \text{mL} O_2/分}{5{,}000 \text{mL}/分} = 15 \text{ mL } O_2/\text{dL}$$

血色素含量もまた動脈血と静脈血とで等しいので，そして，普通，配達された酸素の25％が組織によって摂取されるので，この例では，静脈血の O_2 含量は動脈血酸素含量の75％である，あるいは15mLO_2/分となります。

酸素摂取量を維持するための代償

　適切な酸素摂取量は生存にとってきわめて重要です。

　VO_2 が危機に曝された時，生体はそれを維持するために生理学的に適応しようとします。心拍出量を増やすとか／あるいは配達された O_2 の25％以上を組織が摂取したりするのです（表 12-2）。

　明らかに，C.O. あるいは CaO_2 の減少は酸素運搬量を低下させます。C.O. あるいは CaO_2 の減少した症例では，どのような場合にしろ，もし組織酸素摂取量（VO_2）が，すなわち，[C.O. $\times (CaO_2 - CvO_2)$] が何らかの方法で維持されないなら，乳酸アシドーシスや身体死が引き起こされます。生体が酸素不足の危機に曝されたとき，酸素摂取量を維持することができる生理学的代償機序の数は少ないということはFick等式から自明です（表 12-2）。

酸素を評価するために SvO_2 を使用する

全身レベルでの酸素化を評価するために SvO_2 を使用する時の落とし穴には，技術上のものと理論上のものがあります。技術的な問題は肺動脈血サンプルを得る場合です。SvO_2 を得るには患者の肺動脈にカテーテルを挿入しなければなりませんし，危険と出費を伴います。サンプルが適切な混合静脈血であり，SvO_2 が正確な測定値だと仮定すれば，安静時の患者では，以下の2つの文章が正当であるように見えます。

・異常に低い SvO_2 は，生体が必要とする酸素運搬量が配達されていないことを示しています。SvO_2 がより低いと，それだけ不足がいっそうひどいことを示しています。

・SvO_2 が正常値であれば酸素化は適切であることを示唆はしますが，しかし保証はしません。

● 異常に低い SvO_2 は酸素運搬量が不足していることを示しています

心拍出量が低下していたり，CaO_2 の減少を埋め合わせるために心拍出量を増加させることができない場合は，混合静脈血の酸素含量（したがって，SvO_2 と PvO_2 も）は低下するでしょう。普通は，心拍出量も $CaO_2 - CvO_2$ も，その代償の最大閾値まで増加することができます。すなわち，C.O. は 15 L/分まで，$CaO_2 - CvO_2$ は 15 mL/分まで増加することができるのです。

$CaO_2 - CvO_2$ を増やすことは，ほとんどの場合 CvO_2 を低下させることです。

したがって，SvO_2 は生体の総酸素需要に対して，酸素運搬量が適切かどうかを示すバロメータ（C.O. × CaO_2）であるのです（CaO_2 を上げるための代償機序には限界があります。PaO_2 の 60 mmHg 以上の部分の O_2 解離曲線の平坦化に起因して，過換気では SaO_2 をわずかしか上げることはできません。さらに，ヘモグロビン濃度の増加には長い時間を要します）。

SvO_2 が 40％あるいはそれを下回る時（おおよそ，pH 7.36 において PvO_2 27 mmHg に対応している），代償の限界を超えますので，SvO_2 がそれ以上低下すれば嫌気性代謝と乳酸アシドーシスをもたらすことになるでしょう。状態の回復が遅れれば，この症状は末期症状寸前と考えるべきです。

問題 12-3. 以下のデータが与えられる時，SvO_2 を計算せよ。各々のケースで，ヘモグロビン = 15 gm/dL および CaO_2 = 20 O_2/dL である。

　　a) C.O. = 5 L/分，$\dot{V}O_2$ = 200 mL O_2/分
　　b) C.O. = 8 L/分，$\dot{V}O_2$ = 300 mL O_2/分
　　c) C.O. = 2 L/分，$\dot{V}O_2$ = 250 mL O_2/分

12-4. ICUに入院中のある患者のベースライン値は以下の通りである。

$Hb = 15\ g/dL$

$SaO_2 = 98\ \%$

$C.O. = 5\ L/分$

$\dot{V}O_2 = 250\ mL/分$

$SvO_2 = 75\ \%$

$\dot{V}O_2$ が一定と仮定して次のように各値が変化する時,SvO_2 を計算せよ。

a) Hb は 10 g/dL まで低下する

b) SaO_2 は 80 % まで減少する

c) C.O. は 3 L/分まで減少する

● 正常な SvO_2 は酸素化が適切であることを示唆します

酸素化が適切であるということがなぜ正常な SvO_2 を示唆するのか(保証ではなく)の理由は次の通りです。

- 局所の血流の灌流低下は,身体のその他の部分の血流が適切ならマスクされることもあります。このように1つの臓器が酸素不足になることがあり得ますが,その酸素の少ない静脈の還流によって混合静脈血の酸素含量までもが有意な低下を起こすことはないようです。

- 体循環の右-左シャントも局所血流の灌流低下と同様の効果を呈することがあります。これらのシャントは敗血症や血行動態(hemodynamic)ショックとして知られています。もし酸素化した血液が体循環の動脈から(すなわち毛細血管を迂回して)静脈へ短絡して流れるなら,正常な(あるいは,さらに高値の)SvO_2 が結果として生じることもあるかもしれません。この測定値は誤った安心を与える結果となり得ます。なぜならその当該組織あるいは臓器は,危険な程度の低酸素血症であり,そして不可逆的損傷の間際であるかもしれないのですから。

- シアン化合物中毒のようないくつかの病態においては,酸素運搬量は適切ですが,ミトコンドリアは毒されており,それで全身の毛細血管と細胞の間の酸素移動(oxygen transfer)が阻止されるのです。再度強調しますが,SvO_2 は正常のこともあるし,あるいは正常値より高値のこともあり得るのです。実際,SvO_2 はシアン化合物中毒の診断の手がかりになることがあります。

要約すると,SvO_2 は若干の重症な病態の患者において,全身的レベルでの酸素化の適切性を評価するための最良の測定法の1つであるかもしれません。もし患者の SvO_2 が減少しているなら,すべての臓器に対して効率的に酸素を供給する能力が損なわれているか,あるいは危機に瀕しています。もし SvO_2 が正常なら,局所の血流の灌流低下や,左-右シャントや,ミトコンドリアの酸素摂取に問題がない限り,酸素化は多分適切でしょう。

混合静脈血のPO_2（PvO_2）は，また，SvO_2の代わりにも使用できます。しかしながら，この2つのうち，SvO_2は動脈血の酸素運搬量と酸素摂取量の関数ですから，SvO_2はPO_2より，いっそう信頼性が高いはずです。そして，PvO_2はSvO_2や酸素解離曲線の位置と関係があるのです。

静脈血は動脈血より酸性であるため，静脈血の酸素解離曲線は動脈血の曲線よりも右側にシフトしています。あるSvO_2の値については，カーブの右方シフトが大きいと，それだけPvO_2が高くなります。pH以外のファクタも，例えば赤血球の2,3-diphosphoglycerate濃度のように，解離曲線に影響を与えるものがあります。そのような訳でPvO_2とSvO_2との正確な関係は重症患者では予測が難しいのです。もしPvO_2を酸素化を評価するために使うのであれば，それは実測すべきであるし，SvO_2から推定するだけではならないのです。SvO_2が75％といっても，PvO_2値は酸素解離曲線の位置に依存して広範囲の値を示すことがあるからです。

確かに，混合静脈血の酸素測定は酸素運搬量の低下が疑われる患者に対してだけ施行します。右心カテーテルが適切に挿入されている時でさえ，肺動脈からのサンプル採取には技術的な問題が存在することもあるのです。右心カテーテルには，先端に光ファイバーセンサを持ちSvO_2の持続的測定が可能なものもあります。

混合静脈血の酸素測定法は，全身的な酸素化の適切性に関して，時として難しい疑問に答えるための洗練された検査法です。しかし，大多数の患者に対して酸素化を評価するには，理学的検査や臨床経過を参考にして動脈血液ガス値を解釈することで十分でしょう。

問題

12-5. 30歳のICU患者の各病態において，SvO_2とPvO_2を求めよ。患者の肺，酸・塩基平衡状態，および肺胞気—動脈血PO_2較差は正常と仮定する。大気圧は760mmHgとする。

a) C.O. = 5L/分, F_IO_2 = 0.21, Hb = 15g/dL, $\dot{V}O_2$ =250mLO_2/分, pH =7.40
b) 状況aと同じ，例外としてC.O. = 2.5L/分, pH = 7.30
c) 状況aと同じ，例外としてF_IO_2 = 1.00, pH = 7.50
d) 状況aと同じ，例外としてHb = 8g/dL, pH = 7.30

12-6. ひどいうっ血性心不全の69歳の女性が集中治療室で治療を受けている。尿量の減少の原因を明らかにするため，右心カテーテルが彼女の肺動脈に挿入される。以下のように，心拍出量と混合静脈血の酸素値が動脈血液ガス測定値とともに得られている。

C.O. = 2.9L/分　　　　CaO_2 = 14.5 vol%
PaO_2= 74mmHg　　　SvO_2 = 54%
SaO_2 = 92%　　　　　PvO_2= 26mmHg

彼女は心拍出量を強化するためにドブタミンの静脈注射を受け，3時間後には次の測定値が得られた。

C.O. = 3.8L/分　　　　CaO_2 = 14.5 vol%

$PaO_2 = 76mmHg$　　　　　$SvO_2 = 65\%$

$SaO_2 = 93\%$　　　　　　$PvO_2 = 34mmHg$

混合静脈血の酸素測定値（SvO_2, PvO_2）は動脈血の酸素測定値（PaO_2, SaO_2）を反映するか？　彼女の混合静脈血の酸素測定値の悪化はどのように説明できるか？

心肺停止時の静脈血ガス

心肺停止時の静脈血ガスの研究は，すべての病態の最も重大なこの局面についての我々の理解を深めるだけではなく，推奨されている治療の変更にも貢献しました。すなわち，心肺蘇生法（CPR）での型通りの重炭酸塩の静脈投与を変更しました。

1980年代の半ばまで，CPRでナトリウム重炭酸塩を与えることは型通りの治療でした。その理由は，心拍停止の間には乳酸アシドーシスがいつも存在しているので，乳酸を緩衝することで，蘇生（心臓の電気的除細動を含めて）の成功のチャンスを高めるであろうということでした。

Weilら（1986）による重要な研究までは，静脈血ガスについて考慮されることはあまり多くありませんでした。彼らは，心停止中の気管内挿管患者において動脈血と静脈血とでは血液ガス測定値が顕著な相違を見せることを明らかにしました。CPR中では，平均的な動脈血のpHは7.41，PCO_2は32 mmHgであり，代謝性アシドーシスと呼吸性アルカローシスを示す所見でした。しかしながら，混合静脈血では平均的に，pH 7.15, PCO_2 74 mmHgでした。動脈血の呼吸性アルカローシスに対する静脈血の呼吸性アシドーシスは，静脈血・動脈血逆転（venoarterial paradox）と呼ばれてきました。

このヒトの研究はより以前の動物の研究結果を確証しました。ブタにおける研究で，Weilら（1986）は心肺停止時や心肺蘇生中には，動脈血（pH = 7.56，$PaCO_2$ = 21 mmHg）と混合静脈血（pH = 7.29，$PaCO_2$ = 54 mmHg）とでは，酸・塩基平衡状態が顕著な相違を示すことを見いだしました。このように，動物とヒトの研究の両方が，CPR中には動脈血は呼吸性アルカローシスを示すのに，混合静脈血には呼吸性アシドーシスが存在することを確認したのです。

彼らは，心肺蘇生法，特にPCO_2の急速な増加時には，混合静脈血が最も正確に酸・塩基平衡状態を反映すると結論しました。動脈血は混合静脈血（すなわち組織）のpHの著明な低下を反映しないので，動脈血ガスは救急患者の酸・塩基平衡状態の適切な指針にはならないでしょう。

静脈血・動脈血逆転は，CPR施行中には，肺への血液の流れが乏しいという事実で説明できるでしょう。生産された二酸化炭素の大部分がガス交換のために肺胞へ配達されることがないのです。患者は手動的に換気されているから$PaCO_2$は低いのですが，CO_2の洗い出しは動脈循環側だけで起きているのです。要するに，静脈血中にはCO_2がたくさんあるのですが，この存在は動脈血には反映されません。それ故，動脈血ガスは静脈血の側面を反映しません。

このことが分かってからは，CPR時に重炭酸塩を推奨することは変更を余儀なくされたのです。もう，この薬はCPRで型通りの治療として推薦されません。なぜなら重炭酸塩によって生み出されたCO_2は換気では排出されず，ただ静脈血の呼吸性アシドーシスを悪化させるだけなのですから（さらに言えば，ナトリウム重炭酸塩は電気的除細動の成功のチャンスを改善しません）。

静脈血・動脈血逆転は第3章で言及したある観察事象を説明するのに役立ちます。呼気終末PCO_2（$PetCO_2$）が心拍停止時に急勾配で低下します。そして，それが正常値に向かって回復する様子は血行の回復を示しています。その理由は，CPRの間に施行する手動的人工換気あるいは機械呼吸は肺毛細血管のすべてのPCO_2を急速に洗い去り，通常，肺胞のPCO_2は＜10 mmHg という非常に低い値を示すことになります。物質代謝により生ずるCO_2はほんの少ししか新しく肺循環に配達されてこないので，血行の回復があるまでは，肺胞の，すなわち，呼気終末PCO_2は非常に低い値に留まります。

要約：静脈血ガス

要約すると，静脈血ガスは酸素化能に関する我々の理解を広げ，そして重症患者の病態の酸・塩基平衡状態や換気の状態を明確にするのに役立つことがあります。この情報は型通りの血液ガス解釈に興味を持っている普通の臨床家には必要ではないかもしれないけれども，興味深く，面白く，そして教育的です。

問題 12-7. 次の状況のそれぞれに関して，SvO_2は正常範囲，高値，低値のいずれとなるか述べよ。

  a) 心停止で蘇生努力を10分間施行した状態

  b) 貧血，Hb = 10g/dL

  c) 心拍出量が正常の2.5倍に達する極端な運動

  d) 低酸素血症，大気吸入下で PaO_2 = 60mmHg

  e) 血液の乳酸値の上昇を伴う，シアン化合物によるミトコンドリア中毒

  f) 一酸化炭素中毒，COHb = 50 ％

  g) 急性呼吸性アシドーシス，pH = 7.30，$PaCO_2$ = 55mmHg

問題 の解答

12-1. a) 酸素運搬量 = $CaO_2 \times C.O.$
$\qquad\qquad\qquad = 12mLO_2/dL \times 4 L/分$
$\qquad\qquad\qquad = 480mLO_2/分$

b) まず，CaO_2 を計算します。
$\qquad CaO_2 = (1.00 \times 8 \times 1.34) + 0.003 \times 600 = 12.5mLO_2/dL$
したがって，
$\qquad$ 酸素運搬量は $= CaO_2 \times C.O.$
$\qquad\qquad\qquad\quad = 12.5mLO_2/dL \times 6 L/分 = 750mLO_2/分$

c) SaO_2 が提示されないから，それは $PaO_2 = 60mmHg$ から計算されるべきです。異常血色素の結合がないとすると，pH = 7.4 において，SaO_2 は〜90％になります。PaO_2 の関与は小さいので無視します。

12-2. a) $\dot{V}O_2 = C.O. \times (CaO_2 \times CvO_2)$
$\qquad\quad = 6 L/分 [(1.00 \times 1.34 \times 10) - (0.60 \times 1.34 \times 10)]$
$\qquad\quad = 6,000 mL/分 \times 5.4mLO_2/dL$
$\qquad\quad = 324mLO_2/分$

b) 静脈血酸素飽和度は静脈血 PO_2, すなわち 27mmHg によって決まります。これは pH 7.4 で飽和度は 50 ％ です。
$\qquad \dot{V}O_2 = 4 L/分 [20 - (0.50 \times 1.34 \times 15)]$
$\qquad\quad = 4,000 mL/分 \times 10mLO_2/dL$
$\qquad\quad = 400mLO_2/分$

c) $\dot{V}O_2 = 5 L/分 \times 7mLO_2/dL = 350mLO_2/分$

12-3. a) $\dot{V}O_2 = C.O. \times (CaO_2 - CvO_2)$
$\qquad 200 mLO_2/分 = 5L/分 \times (CaO_2 - CvO_2)$

$\qquad CaO_2 - CvO_2 = \dfrac{200mLO_2/分}{5 L/分} = 5mLO_2/dL$

$\qquad CaO_2 = 20mLO_2/dL$ であるので
$\qquad (CaO_2 - CvO_2) = 5mL O_2/dL$
$\qquad\quad$ および $CvO_2 = 15mLO_2/dL = SvO_2 \times 1.34 \times 15$
$\qquad SvO_2 = 75 ％$

b) $\dot{V}O_2 = C.O. \times (CaO_2 - CvO_2)$
$\qquad 300mLO_2/分 = 8L/分 \times (CaO_2 - CvO_2)$

$\qquad CaO_2 - CvO_2 = \dfrac{300mLO_2/分}{8L/分} = 3.75mLO_2/dL$

$\qquad CaO_2 = 20mLO_2/dL$ であるので
$\qquad (CaO_2 - CvO_2) = 3.75mLO_2/dL$
$\qquad$ および $CvO_2 = 16.25mLO_2/dL = SvO_2 \times 1.34 \times 15$
$\qquad SvO_2 = 81\%$

Answer

c) $\dot{V}O_2 = C.O. \times (CaO_2 - CvO_2)$

$250mLO_2/分 = 2 L/分 \times (CaO_2 - CvO_2)$

$CaO_2 - CvO_2 = \dfrac{250mLO_2/分}{2 L/分} = 12.5mLO_2/dL$

$CaO_2 = 20mLO_2/dL$ であるので

$(CaO_2 - CvO_2) = 12.5mLO_2/dL$

$CvO_2 = 7.5mLO_2/dL = SvO_2 \times 1.34 \times 15$

$SvO_2 = 37\%$

12-4. a) $CaO_2 = 10 \times 1.34 \times 0.98 = 13.1mLO_2/dL$

$\dot{V}O_2 = 250mLO_2/分 = 5L/分 \times (CaO_2 - CvO_2)$

$CaO_2 - CvO_2 = 5mLO_2/dL$

$CvO_2 = 13.1 - 5 = 8.1mLO_2/dL$

$8.1mLO_2/dL = SvO_2 \times 1.34 \times 10$

$SvO_2 = 60\%$

b) $CaO_2 = 15 \times 1.34 \times 0.80 = 16.1mLO_2/dL$

$\dot{V}O_2 = 250mLO_2/分 = 5 L/分 \times (CaO_2 - CvO_2)$

$CaO_2 - CvO_2 = 5mLO_2/dL$

$CvO_2 = 16.1 - 5 = 11.1mLO_2/dL$

$11.1mLO_2/dL = SvO_2 \times 1.34 \times 15$

$SvO_2 = 55\%$

c) $CaO_2 = 15 \times 1.34 \times 0.98 = 19.7mLO_2/dL$

$\dot{V}O_2 = 250mLO_2/分 = 3 L/分 \times (CaO_2 - CvO_2)$

$CaO_2 - CvO_2 = 8.3mLO_2/dL$

$CvO_2 = 19.7 - 8.3 = 11.4mLO_2/dL$

$11.4mLO_2/dL = SvO_2 \times 1.34 \times 15$

$SvO_2 = 57\%$

12-5. a) $Hb = 15gm/dL$，肺は健常，高度は海面位なので，PaO_2 は $\sim 100mmHg$，SaO_2 は $\sim 98\%$ である。したがって，

$CaO_2 = (15 \times 1.34 \times 0.98) + 0.003(100) = 20mLO_2/dL$

$\dot{V}O_2 = 250mLO_2/分 = 5 L/分 \times (CaO_2 - CvO_2)$

$CaO_2 - CvO_2 = 5mLO_2/dL$

$CaO_2 = 20mLO_2/dL$

$CvO_2 = 15mLO_2/dL = 15 \times 1.34 \times SvO_2$

$SvO_2 = \dfrac{15}{15 \times 1.34} = 75\%$

$PvO_2 = \sim 40 mmHg$

b) $CaO_2 = (15 \times 1.34 \times 0.98) + 0.003(100) = 20mLO_2/dL$

$\dot{V}O_2 = 250mLO_2/分 = 2.5 L/分 \times (CaO_2 - CvO_2)$

$CaO_2 - CvO_2 = 10mLO_2/dL$

$CaO_2 = 20mLO_2/dL$

$CvO_2 = 10mLO_2/dL$

Answer

$$10 \text{mLO}_2/\text{dL} = 15 \times 1.34 \times \text{SvO}_2$$

$$\text{SvO}_2 = \frac{10}{15 \times 1.34} = 50\%$$

$$\text{PvO}_2 = \sim 29 \text{ mmHg}$$

c) $\text{CaO}_2 = (15 \times 1.34 \times 1) + 0.003 \times 600 = 21.9 \text{mLO}_2/\text{dL}$

$\dot{\text{V}}\text{O}_2 = 250 \text{mLO}_2/分 = 5\text{L}/分 \times (\text{CaO}_2 - \text{CvO}_2)$

$\text{CaO}_2 - \text{CvO}_2 = 5 \text{mLO}_2/\text{dL}$

$\text{CaO}_2 = 21.9 \text{mLO}_2/\text{dL}$

$\text{CvO}_2 = 16.9 \text{mLO}_2/\text{dL}$

$16.9 \text{mLO}_2/\text{dL} = 15 \times 1.34 \times \text{SvO}_2$

$$\text{SvO}_2 = \frac{16.9}{15 \times 1.34} = 84\%$$

$\text{PvO}_2 = \sim 55 \text{ mmHg}$

d) $\text{CaO}_2 = (7.8 \times 1.34 \times 0.98) + 0.003 \times 100 = 10.8 \text{mLO}_2/\text{dL}$

$\dot{\text{V}}\text{O}_2 = 250 \text{mLO}_2/分 = 5\text{L}/分 \times (\text{CaO}_2 - \text{CvO}_2)$

$\text{CaO}_2 - \text{CvO}_2 = 5 \text{mLO}_2/\text{dL}$

$\text{CaO}_2 = 10.8 \text{mLO}_2/\text{dL}$

$\text{CvO}_2 = 5.8 \text{mLO}_2/\text{dL}$

$5.8 \text{mLO}_2/\text{dL} = 8 \times 1.34 \times \text{SvO}_2$

$$\text{SvO}_2 = \frac{5.8}{8 \times 1.34} = 54\%$$

$\text{PvO}_2 = \sim 30 \text{ mmHg}$

12-6. 混合静脈血の酸素測定値(SvO_2, PvO_2)は動脈血の測定値を反映しない。ここで動脈血の酸素測定値はほんの少ししか変化しないのに対して，混合静脈血の測定値はドブタミンの投与で増加する。明らかに，心拍出量(2.9～3.8 L/分)の増加は全体的な酸素化を改善した。しかし，あなたは動脈の測定値からだけでは混合静脈血の酸素測定値を知ることはできないだろう。

12-7. a) 低値
b) 正常範囲
c) 低値
d) 正常範囲
e) 高値
f) 低値
g) 正常範囲

第13章 血液ガス解釈のピットフォール

　他の臨床検査と同様に，血液ガスを解釈する場合にも，陥りやすいピットフォールがあります。この章では最も一般的なピットフォールを簡単に論じますが，これにはサンプリングエラーからデータの明らかな見落としまでが含まれます。動脈血サンプルの採り方や測定の技法を述べることは，この本の責任範囲を超えます。しかし，これらはエラー源になり得るものとして，解釈の際に考慮すべきです。技術的なこと，方法論的な事柄については優れた教科書がいくつかありますから，読者の参考になるように巻末文献（付録E）に挙げておきました。解釈に影響を及ぼすよく遭遇する15のピットフォールを以下に述べます。

　1. 動脈血サンプルではない：血液サンプルが動脈から採られたのか，それとも静脈から採られたのか，知る由もない場合が時にあります。採血中の人には，普通はその違いが分かります。血液が拍動しながら注射器に入り，内筒がその力で上昇するならば，その血液サンプルはまず大概は動脈血です。静脈血には注射器を充満するだけの圧力はありません。反対に，もし注射器が手で内筒を引かないと血液で満たされない場合で，かつPaO_2が非常に低い場合は，そのサンプルはどうやら静脈血です。末梢静脈血のPO_2は40mmHg以下の場合がほとんどで，30mmHg以下のこともしばしばあります。$PO_2 >$ 40mmHg，あるいは$SaO_2 > 75\%$ならば静脈からの採血サンプルそのものではないと言って，まず間違いありません。静脈血中のPO_2やSaO_2とは違い，静脈血のpHやPCO_2は動脈血の値に近い値を示すので（表12-1参照），pHやPCO_2の異常は，血液ガスデータが静脈由来かどうかの鑑別には役立ちません（第12章参照）。

　静脈血が混合することがあります。サンプリングで静脈血が混じると，純粋な動脈血よりPO_2が低下します。何回も穿刺する場合に，静脈血混合が起きやすいようです。また，大腿動脈血を穿刺する場合も，すぐそばに内腔の大きな大腿静脈が伴走しているので，静脈血の混合が起きやすくなります。1回の穿刺で血液が急激に流入する場合は静脈血の混合ではないと言えるでしょう。血液サンプルが正しく採取されたかどうか疑わしい時は，テストを繰り返すか，その代わりにパルスオキシメータを施行してみることです。

　2. 患者が恒常状態にない：患者管理のために血液ガスデータを利用する場合，前もって患者を酸素化と換気について恒常状態にしておく必要があります。もし，人工呼吸器を連結したばかりの，あるいはF_IO_2を変えたばかりの患者から血液サンプルを採取した場合には，このピットフォールが問題になり得ます。健全な肺の持ち主が酸素吸入を始める場合（すなわち，F_IO_2が変化した場合），恒常状態に達するのは約3分間しかかかりません。しかし，COPDの患者では恒常状態に至るのに20分かかるかもしれません。し

たがってF₁O₂を変えた時は，原則として20分間待って採血すべきです。人工呼吸器装着患者では，呼吸器の設定が変わるとPaCO₂もPaO₂を影響を受けるので，患者が恒常状態に到達するために少なくとも30分間待つようにします。

3．抗凝固剤のたくさん入り過ぎた注射器：抗凝固剤が血液ガスデータに及ぼす影響を分析した研究がいくつかあります。その影響は抗凝固剤のタイプ（リチウムヘパリンが主だが，時にソディウムヘパリン），その濃度（1,000，5,000，25,000単位/mL），注射器内での抗凝固剤と血液サンプルとの比率によって違います。ヘパリンは最も普遍的な抗凝固剤ですが，注射器内に過剰に入ればPaO₂低下の原因になります。この問題は，留置した動脈ラインから血液を採る場合にしばしば起きるようです。こういうラインは普通，ヘパリン液でフラッシュされているのです。初めの数mLの吸引血を捨てるのを忘れると，サンプルに過剰のヘパリンを加えることになります。

過量の抗凝固剤によるpHの変化は一定していません。なぜならヘパリンはわずかに酸性であり，血液のPaCO₂が下がったときのpH上昇を相殺します。いろいろな影響要因があるため，もしヘパリンが多く混入した場合は，測定値から真の血液ガス値を決定するのは困難です。もし注射器が市販品ならば使用書を見て，内部に残る抗凝固剤の量を知っておくことです。さもなければ，注射器にヘパリンを吸わせて注射器と針の内部を湿らせ，次にヘパリンを全部押し出す方法が最善です。

4．気泡を混じたサンプル，あるいは放置されて空気に触れているサンプル：海水面では，大気のPO₂は約160mmHg（0.21×760mmHg）です。もし患者のPO₂が160mmHgより低い場合，サンプルが気泡を含んでいたり，あるいは注射器の内容が空気に触れるように放置されていたりすれば，サンプルのPO₂は上昇します。上昇の程度は，PaO₂の初期値と空気にどれだけ長く曝されたかによって決まります。サンプルが空気に曝されたことが，P(A-a)O₂がマイナスになった説明になる場合があります。反対に，もし患者のPaO₂が160mmHgより高ければ，空気に曝されたサンプルのPO₂は下がります。室内気はほとんど炭酸ガスを含まないので，サンプルが空気に触れた結果として，PaCO₂は下がり，pHは上がることになるでしょう。

血液ガス測定器の吸引チューブに気泡が誤って入り，測定値が正しく出ないことがあります。その1つの結果として，外見上P(A-a)O₂がマイナスになることがあります。もし一方で血液サンプルの一部をCOオキシメータに入れていれば，問題点は判明するのが普通です。例えば，室内気で呼吸している患者がPaO₂ 149mmHg，SaO₂測定値82％，％COHbも％MetHbも正常というデータを示すことがあります。この間違った高いPaO₂は血液ガス測定機器のチューブから入った気泡が酸素電極へ到達したものと考えるのが最も妥当です。

5．氷冷されずに放置されたサンプル：動脈血ガスサンプルは，血液ガス検査室へ運ぶ前に，必ず氷を詰めたバッグや容器に収納すべきです。代謝能力のある血液細胞は血液ガス値（特にPaO₂）を変えます。正常体温（37℃）では速やかに低下しますが，0℃（氷中）ではずっと緩やかです。氷冷のサンプルは少くとも1時間は安定しているはずです。氷

冷しない血液サンプルはすべて採血後数分以内に検査せねばならず，そうしなければ捨てねばなりません。細胞代謝は主としてPO_2を低下させます。末梢血の白血球数が100,000/mm^{3}を超えると（leukocyte larceny，白血球窃盗），サンプルを氷水で冷やしてPaO_2が著明に低下することを報告した論文がいくつかあります。このレベルの白血球数（普通，白血病で見られる）では，例えば「血液ガスは迅速に測定すること」のように，特別の指示を出すべきです。あるいは別の方法として，パルスオキシメータで患者の酸素飽和度を測る方法があります。それは高度の白血球増多症の影響を受けないからです(Sacchetti, et al. 1990)。

6. F_IO_2の不正確：血液ガスのレポートには，F_IO_2を併記するのが普通です。そのF_IO_2が不正確なら，血液ガスデータは生理学的には正しい意味を持っていても，解釈を誤ることになるでしょう。例えば，もしある患者は「顔マスクで40%酸素が投与されている」と記載されていて，実際には採血時にマスクが外れていたとすれば，酸素化は実際以上に悪いように評価されることになります。もう1つの例として，幸いなことには稀ですが，患者は処方通りの器具を装着しているのに，酸素供給源からのチューブが外れていたり，酸素が切ってある場合です。酸素吸入を受けている患者が，思いのほかPaO_2が低下している時は，いつも酸素供給源をチェックすべきです。

7. SaO_2の算出値をSaO_2の測定値として解釈：このピットホールは第6章で詳説しましたが，もしあなたがその血液ガス検査室がどちらのSaO_2のことを記載しているのか知っていれば，間違いを避けるのは簡単です。理想的なことを言えば，検査室はSaO_2の算出値を報告しないか，あるいは算出値を報告するのならば，それは計算によって求めた値であって実際に測定して求めたものではないと記すべきです。データを解釈する者は，そこで，一酸化炭素中毒やメトヘモグロビン血症（第6章参照）の場合，計算で求めたSaO_2は真実の（測定して得られた）SaO_2より有意に高いかもしれないことを悟らなければなりません。

8. 生理学的に正しくないデータ：これは，データがヒトの正常な生理学と矛盾する時のピットフォールです。例えば，$P_{(A-a)}O_2$がマイナスになる場合とか，あるいはHCO_3^-の計算値が，$PaCO_2$とpHの測定値からは出てきようのないものである場合です。前者の問題は患者が実は酸素吸入をしているのに，室内気を吸入していると記載している場合に起こるのが普通です（逆の問題であるピットフォール6と比較すること）。生理学的に正しくないHCO_3^-は，調べると普通は転記のエラーと分かります。例えば，もし技師が「pH 7.42，$PaCO_2$ 38，HCO_3^- 34」とレポートに書いていれば，あなたはすぐさまHCO_3^-の転記ミスだろうと気が付かなければなりません。そして，その誤ったデータに基づいて解釈することは絶対避けることです。

9. 患者の体温の影響に関する混乱：血液ガス測定機器では，動脈血ガスを正常なヒトの体温である37℃で分析しています。もしも患者が熱発していたとすれば，PaO_2と$PaCO_2$の測定値は患者の体内での値より低く出るでしょう。その機器の低い温度によって，ガス分子の動きは遅くなり，低い圧が記録されるのです。反対に，もし患者が低体

温ならば，PaO_2と$PaCO_2$の測定値は患者の体内での値より高く出るでしょう。なぜなら，その機器の温度の方が高いので，ガス分子は加速され，高い圧を記録するのです。37℃より高いか低いか，どちらの方向にも，体温の変化の1℃につきPaO_2は約5mmHg，$PaCO_2$は約2mmHg変化します。だから39℃の患者でPaO_2 80mmHg，$PaCO_2$ 40mmHgと測定された場合，「真の」あるいは in vivo の血液ガスはPaO_2 90mmHg，$PaCO_2$ 44mmHgということになります。

　検査室によっては患者の体温で自動的に補正しているところもありますが，故意にしていないところもあります。平均的に言えば，大方の医師は温度補正は不必要で，すべての血液ガスデータは正常体温37℃に基づいて解釈されるべきだと考えているようです。低体温の患者の低いPaO_2は正常体温者の正常なPaO_2と同程度に適量である（代謝が低下しているから）というのも，また真実かもしれません。

　本当のことを言えば，異常な体温時では何が適切な血液ガス値か，我々は知らないのです。ピットフォールは，血液ガスを解釈するために患者の体温を無視するところにあるのではなくて，温度補正をやりすぎるところにあります。臨床的には，ほとんどの場合，温度補正を考慮しないのが一番です。もし，データがすでに補正してあるのなら，「直し戻し」をしないで，正常体温としてデータの解釈を進めていくことです。

　最後に，1人の患者から連続して血液ガスを採る場合，全部同じ方法で処理されていることを確かめるのが重要です。もしある血液サンプルについては温度補正がしてあり，他の血液サンプルについてはしていなければ，PaO_2の変化は単に補正による変化を反映するだけで，患者の状況の真の変化を表してはいないかもしれないのです。

　10．患者名やIDカードナンバーを間違えて報告されたデータ：このピットフォールは以前のデータがあれば，また新しいデータがこれまでの経過から妥当と考えられないか，あるいは臨床的に意味をなしていないならば，容易に避けることができます（ピットフォール12を見よ）。このピットフォールは，以前の血液ガスデータがなくて，結果が，本来は他人であるその患者に適合するように見える場合は，避けることが難しくなります。

　11．口頭でなされるレポートの間違い：時として，人は血液ガスデータを間違って覚え，そこで正しくない情報を他の医療従事者に伝えることがあります。忙しい仕事の中にいると，医師は3組の血液ガス値を思い出しても，どれが誰のデータか分からず混同するかもしれません。間違って報告されたデータは，それはそれなりに生理学的な意味を持っており，そして別の患者の臨床所見と符合することさえあります。しかしデータは他の患者のものですから，当の患者には間違った治療が施行されることになります。血液ガスデータに基づいて治療を行う立場にある者は，データが正確であることを確める必要があります。ということは，記憶に基づいた口頭のレポートに頼るなということです。

　12．臨床的な意義付けのできないデータ：血液ガス値を臨床的に決定するということはできないにしても，時には，血液ガス値が患者の病態に合致しないことが明らかな場

合もあります。例えば，pH 7.21，$PaCO_2$ 23mmHgというレポートは，もし患者が意識清明で，呼吸困難が見られず，そして重症な代謝性アシドーシスを説明できるような病気が何もなければ，疑いを抱かなければなりません。データが臨床的意義付けのできないものならば，再検すべきです。これと反対のピットフォールにも出合うこともあり得ます（次のピットフォール13を参照）。

13. **正しいデータが無視される**：このピットフォールは，データがその患者としては極めて異常なので，医師が検査室のエラーもしくは採血時のミスと思うのですが，実は正しいという場合です。例えば，患者は安静時に呼吸困難を示していないけれども，PaO_2が非常に低いということもあります。このような場合には検査室エラーやサンプリングエラーと見なさず，再検するかパルスオキシメータで患者のSaO_2を測定すべきです。すべての臨床検査同様，どの検査を信じ，どれを無視し，どれを繰り返すべきかは，各自の経験と臨床的判断力によって決定しなくてはなりません。

14. **患者ではなく，血液ガスを治療する**：12番目のピットフォールに類することは，医師が血液ガス値を不必要な治療で修正しようとする時に生じます。最も多い例は，意識明瞭で侵襲度の低い治療法ですぐに良くなる重症呼吸性アシドーシス患者に気管内挿管することです。重症な血液ガス値の異常を呈しても意識清明な患者は，普通，緊急の気管内挿管は必要としません。「血液ガスにではなく，患者に気管内挿管するのである」という格言は，この場合役立ちます。このピットフォールを避けるには，経験と臨床判断の良否が求められます。血液ガス値をいつも臨床経過と照らし合わせて，そして基礎疾患をどのように治療すれば数値がどのように改善するか考える習慣をつけることが大切です。

15. **必要性のあるのに血液ガス測定を施行しない**：これは血液ガス解釈のピットフォールではありませんが，臨床的評価に血液ガスが必要な場合なのに，検査をしないために生じる結果です。すなわち，酸素化，換気，および／あるいは酸・塩基平衡障害をチェックするために，何らかの測定値が必要な場合です。このピットフォールを避けるためには，第11章をよく読むのが役立つでしょう。

付録A：後テスト

この後テストに90％以上の正解を獲得できれば，あなたは，動脈血ガス解釈について真に知る必要なすべてを修得した可能性があるのだ．おめでとう！

●実施方法

次の10の設問のそれぞれに関しては，正解は0か，1つか，複数である．答えを確かめる前に正解を○印で囲め．

問題

1. 一酸化炭素は
   a) 酸素解離曲線を左方に移動させる
   b) $PaCO_2$ を低下させる
   c) P_{50} を上昇させる
   d) CaO_2 を低下させる
   e) 一酸化炭素中毒は高い F_IO_2 で治療する

2. $PaCO_2$ 75mmHg，HCO_3^- 23mEq/L の患者には次のいずれが考えられるだろうか？
   a) 単独の1次性酸・塩基異常としての急性呼吸性アシドーシス
   b) 呼吸性アシドーシス＋代謝性アシドーシス
   c) もし室内気呼吸中に血液ガスが得られたら，PaO_2 < 70mmHg
   d) 動脈血 pH の低値
   e) 血清ナトリウムの低値

3. パルスオキシメトリーは，次のどの患者で不正確か？
   a) 一酸化炭素中毒患者
   b) 四肢の血行不良患者
   c) アフリカ系アメリカ人の家系
   d) 急性過換気の患者
   e) 酸素吸入中の患者

4. ヘモグロビンについて，次の文章のいずれが正しいか？
   a) 酸化型(oxidized)ヘモグロビンは，3価(酸化型，ferric)の状態の鉄を持ち，酸素と結合できない
   b) 脱酸素化(deoxygenated)ヘモグロビンは，2価(ferrous)の状態の鉄を持ち，酸素と結合していない

c) 酸素化(oxygenated)ヘモグロビンは，2価の状態の鉄を持ち，酸素と結合している

d) 一酸化炭素ヘモグロビン(カルボキシヘモグロビン)は，2価の状態の鉄を持つが，3価の状態の鉄は持たない

e) SaO_2 95%の意味することろはヘムの結合部位の95%が酸素と結合しているということである

5. アルコール依存症の49歳男性が3日間嘔吐し続けた後に入院した。動脈血ガスと電解質値(室内気下)は次の通りである。

pH	7.50	Na^+	138mEq/L
$PaCO_2$	53mmHg	K^+	2.3mEq/L
PaO_2	55mmHg	CO_2	42mEq/L
SaO_2	88%	Cl^-	74mEq/L

以下のどんな異常が考えられるか？

a) 代謝性アシドーシス

b) 代謝性アルカローシス

c) 呼吸性アルカローシス

d) 呼吸性アシドーシス

e) 換気・血流比不均衡

6. 高度の肺気腫の65歳男性がベッドで起座位をとっている。室内気下では呼吸数は23/分である。この時の動脈血ガス値は次の通りである。

pH	7.35
$PaCO_2$	65mmHg
PaO_2	45mmHg
SaO_2	78%
ヘモグロビン含量	10g/dL
F_IO_2	0.21

次の病態のいずれが酸素含量の低下の説明として合理的か？

a) 換気・血流比不均衡

b) 貧血

c) 一酸化炭素の過量

d) 高炭酸ガス血症

e) 酸素解離曲線の左方移動

7. 臨床において，以下のどれが，血液ガスの生理学に照らして正しい文章か？

a) $PetCO_2$ は $PaCO_2$ よりいつも高いはずだ。

b) P_AO_2 は PaO_2 よりいつも高いはずだ
c) ％オキシヘモグロビン＋％カルボキシヘモグロビン＋メトヘモグロビンは決して100％を超えない
d) 死腔の一回換気量に対する比は決して 1.0 を超えない
e) 自発呼吸をしている患者では，平均気道圧は大気圧を超えない

8. PaO_2 について，以下のいずれが正しい記述か？
   a) 心肺が正常なら，PaO_2 は肺胞気 PO_2 に影響を及ぼす因子だけの影響を受ける
   b) 心肺が正常なら，貧血は PaO_2 に影響を与えない
   c) 赤血球の溶血のある患者では，細胞融解時に酸素が放出されるので，PaO_2 は上昇する
   d) 酸素解離曲線が左方に移動するにつれて PaO_2 が低下するのは，より多くの酸素がヘモグロビンと結合するからである
   e) 高度が上がると PaO_2 が下がる理由は F_IO_2 が低下するからである。

9. 海抜 0m のコップの中では，以下のいずれの記述が正しいか？
   a) その PaO_2 は，コップの上の空気のそれと同じである
   b) その $PaCO_2$ は，コップの上の空気のそれと同じである
   c) その PN_2 は，コップの上の空気のそれと同じである
   d) その SaO_2 は，ヘモグロビンが存在しないからゼロである
   e) その CaO_2 は，ヘモグロビンが存在しないからゼロである

10. 以下に血清電解質の一連のデータがある。この電解質データに適合するとしたら，下の血液ガス値のいずれが適合するか？

    Na^+　　150mEq/L
    K^+　　　4.3mEq/L
    CO_2　　24mEq/L
    Cl^-　　100mEq/L

    a) pH = 7.20
    b) pH = 7.50
    c) $PaCO_2$ = 78mmHg
    d) pH = 7.23，$PaCO_2$ = 15mmHg，PaO_2 = 106mmHg
    e) pH = 7.40，$PaCO_2$ = 20mmHg，PaO_2 = 67mmHg

付録B：解答

前テストの問題に対する解答

1. aとbが正しい
    誤り：
    c) 患者は正常より深く呼吸をしているかもしれない。あるいは，CO_2産生量が低下しているなら，呼吸数と呼吸の深さが正常であっても過換気になっているかもしれない。
    d) 患者は代謝性アシドーシスを持っていたかもしれない。
    e) 急性過換気状態なので，患者はガス交換の恒常状態に到達していない。

2. a，b，c，eが正しい
    誤り：
    d) 肺疾患のある患者では，$PaCO_2$が高いか低いかを判断する有用なベッドサイドパラメータはない。

3. b，c，eが正しい
    誤り：
    a) 貧血はPaO_2ではなく酸素含量を減少させる。
    b) 一酸化炭素はSaO_2とCaO_2を低下させるが，PaO_2は低下させない。

4. aとdが正しい
    誤り：
    b，c，e：患者の酸・塩基バランスの正しい評価をするためには，Henderson-Hasselbalch式の3つの変数のうち少なくとも2つは必要である。

5. a，b，c，dが正しい
    誤り：
    e) 理論的には，血液ガス検査室で算出したHCO_3^-は，生化学検査室で算出した"CO_2"よりも2～4mEq/Lだけ低いはずである。静脈血の重炭酸イオンは動脈血のそれより高く，また血清CO_2測定値は溶存CO_2の影響に相当する部分を含んでいるからである。

6. a，c，d，eが正しい
    誤り：
    b) その他の決定因子は，例えば温度，pH，$PaCO_2$，2,3-DPGのような酸素解離曲線の位置に影響を及ぼす因子である。

7. c，d，eが正しい
    誤り：
    a) ヘモグロビンの1gは1.34mLの酸素と結合できる。
    b) CaO_2の正常値は16～22mL O_2/dLである。

Answer

8. a，c，eが正しい
   誤り：
   b) PaO_2とpHは，どんな式によっても直接相関することはない。
   d) PaO_2は，酸素解離曲線によってSaO_2と相関がある。それはS字状の型である。

9. bとdが正しい
   誤り：
   a) 「過換気」と「低換気」は$PaCO_2$との関係の上でのみ，臨床に用いるべきである。
   c) 正常肺を持っている人々では，過換気によりPaO_2は100mmHg以上に上昇し得る。
   e) 重症な酸・塩基平衡障害を持つ患者でも，これと反対の酸・塩基異常を持つことによって正常なpHを示すことがある（例えば，代謝性アシドーシスと代謝性アルカローシスの合併）。

10. a，b，eが正しい
    誤り：
    c) パルスオキシメータはCOオキシメータほど正確ではない。なぜなら，後者は4種類の波長の光を有し，ヘモグロビンの分類をするからである。そして，カルボキシヘモグロビンやオキシヘモグロビンを識別する。
    d) 呼気終末PCO_2は通常$PaCO_2$と等しいか低い値を示す。$\dot{V}/\dot{Q}$不均衡を有する肺疾患では，死腔の増大が呼気終末サンプルにPCO_2がゼロ，あるいは低地の空気を付加することによって$PaCO_2$より呼気終末PCO_2が低くなる。

後テストの問題に対する解答

1. a，d，eが正しい
   誤り：
   b) PaO_2は影響されない。
   c) COは曲線を左方移動するのでP_{50}は低下する。

2. b，c，dが正しい
   誤り：
   a) わずかに低い重炭酸イオンは代謝性アシドーシスを示している。
   e) 血清ナトリウムと酸・塩基状態の間には相関関係はない。

3. aとbが正しい
   誤り：
   c〜e：皮膚の色素，急性過換気，酸素吸入は，最新のパルスオキシメータのSaO_2の読みには影響を及ぼさない。

4. 全部正しい

5. a，b，d，eは正しい
   誤り：
   c) 呼吸性アルカローシスの症例のようであるが，患者は低換気であり，過換気ではない。

Answer

6. a，b，d が正しい
   誤り：
   c) PaO_2 45mmHg と pH7.35 に関しては，SaO_2 78%は適切な量である。そして，これらの値は一酸化炭素の過剰な存在を示唆するものではない。
   e) 低い pH と高い $PaCO_2$ では酸素解離曲線は右方へシフトする。

7. b，c，d，e が正しい
   誤り：
   a) $P_{ET}CO_2$ は $PaCO_2$ よりもいつも低いはずである。

8. a，b が正しい
   誤り：
   c) 放出された酸素分子のすべては，大気とすばやく平衡状態となるので，PaO_2 は増加しない。
   d) 酸素解離曲線の移動は酸素飽和度に影響を与えるが，PaO_2 には影響を及ぼさない。
   e) 呼吸可能な大気中では，どこでも F_IO_2 は一定であり，大気圧は高度とともに低下する。

9. a，b，c，d が正しい
   誤り：
   e) CaO_2 はゼロではない。なぜなら，溶存酸素が存在するからである。

10. a，b，c が正しい
    誤り：
    d) pH と $PaCO_2$ が低値の時は，CO_2 は低値となる。正常値である 24mEq/L の値を示すことはない。
    e) 正常な pH と低い $PaCO_2$ では，CO_2 は低値となる。正常値である 24mEq/L の値を示すことはない。

付録C：記号と略語

A：肺胞の，肺胞気の
ABG：動脈血ガス
AG：アニオンギャップ
⊿AG：デルタアニオンギャップ，測定されたAG値とその正常値との差
BB：バッファーベース，緩衝塩基
BE：ベースエクセス
BG：バイカーボネイトギャップ
BUN：血中尿素窒素，腎機能の1指標
CaO_2：動脈血酸素含量，mLO_2/dL
Cl^-：塩素イオン
CO：一酸化炭素
CO_2：炭酸ガス，二酸化炭素。CO_2という記号には2つの意味がある。1つは血液ガスとしてのCO_2（PCO_2として測定し，mmHgで表す）であり，他はタンパクと結合していないCO_2の量（血清電解質と一緒に測定され，単位はmEq/L）である
⊿CO_2：デルタCO_2，測定された血清CO_2値とその正常値との差
COHb：一酸化炭素ヘモグロビン，普通はヘモグロビン総量のパーセントで表す。例えば10%COHb
C_VO_2：混合静脈血の酸素含量
dL：デシリットル，100mL
DPG：ジホスフォグリセレート
Fe：鉄
FEV_1：一秒量，1秒間に強制呼出される気量
F_IO_2：吸入酸素濃度，小数（例えば0.21，1.00）や，パーセント（21%，100%）で表示される
FVC：forced vital capacity，努力性肺活量
g：グラム
h：時間
$[H^+]$：水素イオン濃度，nM/L（nMはナノモル）
Hb：ヘモグロビン
HCl：塩酸
HCO_3^-：重炭酸イオン
H-H式：Henderson-Hasselbalch式，ヘンダーソン・ハッセルバルヒ式
K^+：カリウムイオン
L：リットル，1,000mL
mEq/L：ミリ当量/L

MetHb：メトヘモグロビン
mg：ミリグラム
min：分
mL：ミリリットル
mmHg：ミリメータ水銀柱，圧の標準単位。時にはトール(torr)を用いる。1torr = 1mmHg
N_2：窒素
Na^+：ナトリウムイオン
O_2：酸素
Pないしp：圧
P_{50}：ヘモグロビンの酸素結合部位の50％が酸素と結合するPaO_2
$P(A-a)O_2$：肺胞気・動脈血酸素分圧較差。肺胞気PO_2の算出値と動脈血PO_2の測定値との差
P_ACO_2：肺胞気炭酸ガス分圧
$PaCO_2$：動脈血炭酸ガス分圧
P_AO_2：肺胞気酸素分圧
PaO_2：動脈血酸素分圧
P_B：大気圧
$PetCO_2$：呼気終末炭酸ガス分圧。呼気終末(end-tidal)の呼気ガスの炭酸ガス分圧の測定値
pH：水素イオン濃度(nM/L)の対数にマイナスをつけたもの
P_{H_2O}：水蒸気圧
P_IO_2：吸入気酸素分圧
pK：炭酸の解離定数の対数にマイナスをつけたもの
PvO_2：混合静脈血酸素分圧
QT：心拍出量
R：呼吸商
SaO_2：動脈血中のヘモグロビンの酸素飽和度
SpO_2：パルスオキシメータで測定した動脈血のヘモグロビンの酸素飽和度
torr：圧の単位　1torr = 1mmHg
V：気量，例えばV_Dは死腔気量，mLないしLで表す。
$\dot{V}$：単位時間あたりの気量，例えばV_A肺胞換気量L/分で表す。
V_A：肺胞気量，単位はmLないしL
V_D：死腔気量，単位はmLないしL
$\dot{V}/\dot{Q}$：換気/血流比，換気・血流比
V_T：1回換気量，単位はmLないしL
$\dot{V}_A$：肺胞換気量，単位はL/分
$\dot{V}_D$：死腔換気量，単位はL/分
$\dot{V}_E$：分時換気量，単位はL/分(普通呼気ガスサンプルで測定するのでEという記号がついている)
$\dot{V}O_2$：組織の酸素摂取率(酸素消費量)，mL/分で表す

付録D：用語解説

あ・・・

アシドーシス（acidosis）：単独で起こる酸血症（アシデミア）に至る生理学的プロセス。臨床的な原因として，低灌流の乳酸アシドーシス（代謝性アシドーシス）や低換気（呼吸性アシドーシス）が挙げられる。

アセタゾールアミド（acetazolamide）：炭酸脱水酵素阻害剤であり，腎尿細管からHCO_3^-の再吸収を妨げる。代謝性アルカローシスのケースで，血中HCO_3^-を下げるために薬として使われることがある。また高山病予防にも使われる。

圧（pressure）：分子が作り出す力。ガス分圧とはガスを構成する分子の数と分子運動の速度によって決まる。ガス分子が自由で，非ガス分子と化学的に結合していない場合に，すべてのガスは圧力を発揮する。酸素や炭酸ガスがヘモグロビンに化学的に結合している時は，いかなる圧力も発揮しない。

アニオンギャップ（AG，anion gap）：血清ナトリウムから，塩素イオンと重炭酸イオンを合わせたものを引いた値。正常値は12±4mEq/L。アニオンギャップの上昇は不測定陰イオンの過剰を意味し，代謝性アシドーシスの状態を示す。

アルカリ血症（alkalemia）：動脈血のpHが7.45より大きい場合に用いられる用語。

アルカローシス（alkalosis）：単独で起こるアルカリ血症（アルカレミア）に至る生理学的プロセス。原因として，利尿薬投与（代謝性アルカローシス）や急性過換気（呼吸性アルカローシス）が挙げられる。

い・・・

一回換気量（tidal volume）：正常な安静呼吸時の1回の吸気あるいは呼気。

一酸化炭素（carbon monoxide）：CO。無色，無臭のガス。ヘモグロビンと活発に結合してカルボキシヘモグロビンを形成。少量の一酸化炭素吸入で，重大な低酸素血症を生じ得る。一酸化炭素中毒の症状は，通常カルボキシヘモグロビンが10%を超した時に始まる。

一酸化炭素ヘモグロビン（carboxyhemoglobin）：一酸化炭素と結合したヘモグロビン。

え・・・

FEV_1：一秒量。最大吸気位から力一杯息を吐き出すとき，1秒間に吐き出した呼気量。

FVC（forced vital capacity）：肺活量。最大吸気位から力一杯息を吐き出すとき，この吐き出した量。

お・・・

オキシメトリー(oximetry)：動脈血酸素飽和度の非侵襲的測定法。最新の機器では脈拍も同時に測定可能。したがって時々この機器はパルスオキシメトリーと呼ぶことがある。

か・・・

過換気(hyperventilation)：炭酸ガス産生量に対して肺胞換気量が過剰な状態。過換気の結果$PaCO_2$は低下する。

拡散(diffusion)：細胞膜を介して呼吸ガスが交換される生理学的プロセス。呼吸器系での拡散はすべて，透過膜を介して高いガス圧の領域から低いガス圧の領域へ生じる。

ガス(gas)：許容される空間を満たすため3次元に膨張する物体。

換気(ventilation)：1分間に肺に入る空気量。全換気量ないし分時換気量($\dot{V}_E$)とは，死腔換気量($\dot{V}_D$)と肺胞換気量($\dot{V}_A$)を加えたものである。

換気・血流比(ventilation-perfusion ratio)：「換気／血流」とも書く。この血流に対する換気の比は単一の肺胞の場合もあるし，肺の領域の場合もあるし，両肺の場合もある。

換気・血流比不均衡(ventilation-perfusion imbalance)：肺胞ないし肺胞群への灌流量に対して，換気量が多いとかあるいは少ないとかいう状況のことである。換気・血流比の不均衡は，PaO_2低下の主な生理学的原因である。ある肺の単位が相対的に低換気とか，相対的に過剰血流とかいう状態から生じる。多くの肺疾患は換気・血流比の不均衡をきたす。

還元ヘモグロビン(reduced hemoglobin)：酸素と結合していないヘモグロビン。これは正常な酸化・還元状態であるferrous(Fe^{2+})の鉄を有する。

灌流(perfusion)：1分間当たりの，ある領域ないし臓器を循環する血液量。

き・・・

気管支炎(bronchitis)：気道の炎症。急性と慢性がある。慢性気管支炎は喫煙と関係が大きいことが多い。慢性閉塞性肺疾患へ進行していく。

く・・・

空気，エア(air)：地球の大気を構成する混合気で，78%の窒素，21%の酸素，1%の他のガスを含む。

け・・・

血液ガス(blood gas)：血液中に溶存したあらゆるガス。例えば酸素，窒素，炭酸ガス，一酸化炭素など。一般的には，血液ガスとは酸素分圧(PO_2)や炭酸ガス分圧(PCO_2)やpHを測定するためのテストのことをいう。

こ・・・

拘束性障害(restrictive impairment)：最大に吸気できないという特徴を持つ呼吸の障害。し

たがって，全肺気量(TLC)が低下する。例えば，胸水，肺線維症，うっ血性心不全，神経筋無力，肥満などの肺内外の多くの疾患によって生じる。

高炭酸ガス血症(hypercapnia)：$PaCO_2$の上昇($>45mmHg$)。

呼気終末(end-tidal)：一回換気量の呼気相での一番最後の気量。健常肺では呼気終末PCO_2は肺胞気PCO_2と等しいとみなされる。なぜなら肺胞気は呼気時の一番最後に肺から出てくるから。

呼吸性アシドーシス(respiratory acidosis)：$PaCO_2$の上昇とpHの低下で表される酸・塩基状態。

呼吸性アルカローシス(respiratory alkalosis)：$PaCO_2$の低下とpHの上昇で表される酸・塩基状態。

呼吸不全(respiratory failure)：呼吸器系の欠陥によってPaO_2低下，および／あるいは$PaCO_2$の上昇した状態のすべてをいう。この用語は以下の場合に用いられる。すなわち海面位で空気呼吸をしている時，PaO_2が60mmHgより下，あるいは$PaCO_2$が50mmHgより上の場合である。他の状況に関して当てはめる別の基準もある。

混合静脈血(mixed venous)：肺動脈血中の血液。すなわち，すべての静脈から右心に還流してくる混合静脈血。

さ

酸・塩基平衡異常：酸・塩基異常と略す。

酸化型ヘモグロビン(oxidized hemoglobin)：酸化型の鉄，Fe^{3+}を持つヘモグロビン。メトヘモグロビンと同義。

酸血症(acidemia)：動脈血のpHが7.35より下の場合に用いられる用語。

酸素(oxgen)：生命に基本的に必要な呼吸用ガス。大気の21%を占める。

酸素解離曲線(oxgen dissociation curve)：PaO_2に相応するSaO_2をプロットして得られるS字状曲線である。本曲線の右方ないし左方シフトは体組織への酸素供給に影響を与える。

酸素含量(oxgen content)：血液中の酸素量，mLO_2/dLで表す。

酸素吸入(supplemental oxygen)：大気中より多い酸素を患者に与えること。臨床医学では$F_IO_2>21\%$。

酸素飽和度(oxgen saturation)：酸素と化学的に結合しているヘモグロビンのパーセント。最大値は100%，正常値は95〜98%。

し

COオキシメータ(co-oximeter)：SaO_2，カルボキシヘモグロビン，メトヘモグロビン，ヘモ

グロビン含量を同一の血液サンプルから4種類の波長の光を用いて測定することのできる機器。血液ガス検査室では，COオキシメータはPO_2, PCO_2, pHを測定する血液ガスアナライザとともに用いられる。

死腔(dead space)：ガス交換の関与しない空気を含む空間。"解剖学的死腔"は肺胞領域を除くすべての気腔からなる(上気道および終末細気管支を含む全気管支)。"生理学的死腔"とはすべての解剖学的死腔とガス交換に関与していない肺胞領域と合わせたもの。解剖学的死腔は，ある患者において一定である。生理学的死腔は，換気・血流比不均衡の拡がりと重症度に従って変化し得るものである。(訳者注：しかし，生理学的死腔の定義は人によって違うことを知っておいた方がよい。例えば，学者によっては，「死腔＝解剖学的死腔＋生理学的死腔」と定義する人もいる。)

死腔換気(dead space ventilation)：気道(肺胞も含めて)に入り，ガス交換に関与しない空気の1分間の量。生理学的死腔に毎分入る空気量。死腔換気量は分時換気量から肺胞換気量を差し引いたものに等しい。

シャント(shunt)：血液が肺を流れるが空気として接触しない場合をいう。シャントは解剖学的原因(例えば動静脈瘻)，あるいは生理学的原因によって生じる。生理学的シャントは肺胞が換気されない(例えば無気肺によって)が，まだ血流はある場合(この部位では$\dot{V}/\dot{Q}$がゼロ)に生じる。

重炭酸イオン(bicarbonate)：HCO_3^-。重炭酸緩衝系の2つの緩衝要素のうちの1つ。正常値は24±2mEq/L 。

重炭酸イオンギャップ(バイカーボネイトギャップ，bicarbonate gap)：アニオンギャップの差から血清CO_2の差を引いたもの($\Delta AG - \Delta CO_2$)。明らかに異常なバイカーボネイトギャップ(正常範囲の±6mEq/L)がアニオンギャップとともに見られたら，何らかの混合性酸・塩基障害が存在することを示している。

信頼帯域(confidence band)：4種類の1次性酸・塩基異常のうちの1つに属する集団の95%が代償性反応を生じている，酸・塩基マップ上の領域。代謝性アシドーシス，慢性呼吸性アシドーシス，代謝性アルカローシス，慢性呼吸性アルカローシスと名付けられた，第6章の図6-2上の4つの領域。

す

スパイロメトリー(spirometry)：肺活量やその肺気量分画を測定する呼吸のテスト。

せ

生理学的死腔(physiologic dead space)：気道内と肺胞内の空気でガス交換に関与しない気量。

た

大気(atmosphere)：地球の表面と外の宇宙との間にあるガス状の被覆物。約240kmの厚み

がある。

大気圧(barometricpressure)：P_B，ある標高での大気の圧。海面位ではP_Bの平均圧は760mmHg。すなわち一端を閉じたガラス管の中で水銀を760mmHgの高さに押しあげる圧力。

代謝性アシドーシス(metabolic acidosis)：単独で生じる1次性の生理学的プロセスで，HCO_3^-を低下させて酸血症(アシデミア)を惹起する。低灌流乳酸アシドーシス，ケトアシドーシス，アスピリン過剰などがその原因である。

代謝性アルカローシス(metabolic alkalosis)：単独で生じる1次性の生理学的プロセスで，HCO_3^-を上昇することでアルカリ血症(アルカレミア)を惹起する。利尿剤の使用，コルチコステロイド，経鼻胃管吸引などがその原因。

代償(compensation)：1次性酸・塩基障害に対する直接的反応としてHCO_3^-や$PaCO_2$が変化すること。例えば，代謝性アシドーシスに関する代償としての過換気。

脱窒素化(denitrogenation)：100%酸素吸入により身体から窒素を除去するプロセス。

炭酸ガス(carbon dioxide)：二酸化炭素，CO_2，動物の代謝のガス状の副産物で血液の酸度を決定する重要な因子。CO_2の分圧は動脈血ガスの一部としてルーチンに測定される。

ち

チアノーゼ(cyanosis)：不飽和ヘモグロビン(脱酸素化ヘモグロビン)の含量が，毛細管で5g/dL以上となった時に皮膚や粘膜に出現する青色。

窒素(nitrogen)：不活性ガスで空気の78%を占める。

て

低換気(hypoventilation)：肺胞換気量が炭酸ガス産生量において低下した状態。低換気では$PaCO_2$が上昇する。

低酸素血症(hypoxemia)：PaO_2の低下ないし動脈血酸素含量の低下した状態。例えば$PaO_2 < 60mmHg$あるいは$SaO_2 < 90\%$。

低酸素症(hypoxia)：酸素供給が低下する場合の総称。低酸素血症，心拍出量の低下あるいは体組織毛細血管内で酸素摂取が低下した場合。

低炭酸ガス血症(hypocapnia)：$PaCO_2 < 35mmHg$。

電解質：electrolytes。血中の陽性ないし陰性に荷電したイオン。最もよく測定される電解質にはNa^+，K^+，HCO_3^-，Cl^-がある。

と

torr：圧力の単位。1torr = 1mmHg。

な

ナノモル(nanomole)：1モルの10億分の1。水素イオンの量はナノモルで表すことができる。例えばpH 7.40は[H^+]が40 nM/L である。

は

肺気腫(emphysema)：COPDの1つの型。肺胞毛細血管膜の破壊と換気・血流比の不均衡の増加が特徴。

ハイパーカービア(hypercarbia)：高HCO_3^-。血漿のHCO_3^-の計算値が26mEq/Lを超えた状態。

肺胞換気(alveolar ventilation)：V_A，肺胞に入り，ガス交換に関与する1分間当りの空気量。分時換気量から死腔換気量を引いたもの。

肺胞気式(alveolar gas equation)：平均肺胞気酸素分圧であるP_AO_2を求めるための計算式。$P_AO_2 = P_IO_2 - 1.2(PaCO_2)$。

肺胞気・動脈血酸素分圧較差(alveolar-arterial PO₂ difference)：計算から求められた平均肺胞気PO_2(P_AO_2)と動脈血PO_2(PaO_2)との差。いわゆる$_{A-a}$勾配。$P_{(A-a)}O_2$の上昇は普通，肺内の換気・血流比の不均衡を意味する。

ハイポカービア(hypocarbia)：低HCO_3^-。$PaCO_2$とpH値から計算で求めたHCO_3^-が22mEq/L以下の状態。

パルスオキシメータ：pulse oximeter。手指(あるいは耳朶)に2種類の波長光を送って，非侵襲的にヘモグロビンの酸素飽和度を測定する機器。COオキシメータと比較せよ。

ひ

ピークフロー(peak flow)：最大吸気位から強制呼出させて得られる最大流速(L/分，L/秒で表す)。

ふ

フェラス(ferrous)：ヘモグロビンと結合した正常な状態にある鉄。Fe^{2+}。

フェリック(ferric)：酸化型の鉄，Fe^{3+}。ferricイオンを有するヘムには酸素結合能力なし。

不活性ガス(inert gas)：他の物質と化学反応しないガス。例えば水素，ヘリウム，窒素，アルゴン。

フロー(flow)：単位時間当りの量，例えばL/分，L/秒。

分圧(partial pressure)：単一ガスが生じる圧力。分圧は他のガスによって影響を受けない。全ての分圧の総計は全ガス圧に等しい。空気ならば大気圧に等しい。

分時換気量(minute ventilation)：全換気量(total ventilation)と同義。1分間に吸入あるいは呼出する空気量。簡単にするために分時換気量は呼気で測定され，そのため$\dot{V}_E$と記号化

されている。

へ

閉塞性障害（obstructive impairment）：気管支を流れる気流の低下を意味する用語。普通は1秒率の低下の所見を示す。

Henderson-Hasselbalch式（Henderson-Hasselbalch equation）：HCO_3^- と $PaCO_2$ が既知の時にpHを計算する式。

ベースエクセス（BE，base excess）：正常な状態の全緩衝塩基の量（BB）と，ある血液サンプルの計算で求めた（BB）との差。BEの正常値は 0 ± 2 mEq/L。BEの増加は血清重炭酸イオンの増加と相関する。BEの減少（負のBE）は重炭酸イオンの減少と相関する。

ヘム（heme）：ヘモグロビンの鉄−ポルフィリン部で，ここで酸素と化学的に結合する。

ヘモグロビン（hemoglobin）：鉄・ポルフィリン・蛋白複合体で酸素を化学的に結合する。だから血中に溶存した酸素だけの場合よりはるかに大きな酸素運搬能力を持つ。ヘモグロビン1モルに対して4モルの酸素が結合できる。

ヘリウム（helium）：軽い質量の不活性ガス。ヘリウム希釈法という肺機能検査法で肺気量を測定する場合に用いる。

ま

慢性閉塞性肺疾患（COPD，chronic obstructive pulmonary disease）：大きな気道（直径2mm以上）の閉塞が疾病の本態で，治療によっても正常にはならない。COPDは2つに大別される。慢性気管支炎と肺気腫である。両者の病態はふつう長期喫煙で生じる。

め

メトヘモグロビン（methemoglobin）：酸化型の鉄 Fe^{3+} を持つヘモグロビン。この状態ではヘモグロビンは酸素と結合できない。

も

毛細血管終末（end-capillary）：肺循環において，肺胞とガス交換を行う毛細血管の最後の部分。健常肺では，毛細血管終末の PO_2 と PCO_2 は肺胞気の PO_2 や PCO_2 と等しいと見なされる。

付録E：参考文献

序章

Clark LC Jr. Monitoring and control of blood and tissue O_2 tensions. Trans Am Soc Artif Intern Organs 1956; 2: 41.

Clark LC Jr, Wolf R, Granger D, Taylor Z. Continuous recording of blood oxygen tensions by polarography. J Appl Physiol 1953; 6: 189.

Comroe JH Jr. Physiology of respiration. 2nd ed. Chicago: Mosby-Year Book, 1974.

Severinghaus JW. AHA! Chapter XVIII in Astrup P, Severinghaus JW. The history of blood gases, acids and bases. Copenhagen: Radiometer A/S, Copenhagen 1986.

Stadie WC. The oxygen of the arterial and venous blood in pneumonia and its relation to cyanosis. J Exp Med 1919; 30: 215.

3章

Callaham M, Barton C. Prediction of outcome of cardiopulmonary resuscitation from end-tidal carbon dioxide concentration. Crit Care Med 1990; 18: 358.

Clark JS, Votteri B, Ariagno R, et al. Noninvasive assessment of blood gases: state of the art. Am Rev Respir Dis 1992; 145: 220.

Eriksson L, Wollmer P, Olsson CG, et al. Diagnosis of pulmonary embolism based upon alveolar dead space analysis. Chest 1989; 96: 357.

Hatle L, Rokseth R. The arterial to end-expiratory carbon dioxide tension gradient in acute pulmonary embolism and other cardiopulmonary diseases. Chest 1974; 66: 352.

Isserles S, Breen PH. Can changes in end-tidal PCO_2 measure changes in cardiac output? Anesth Analg 1991; 73: 808.

Levine RL, Wayne MA, Miller CC. End-tidal carbon dioxide and outcome of out-of-hospital cardiac arrest. New Engl J Med 1997; 337: 301.

Liu SY, Lee TS, Bongard F. Accuracy of capnography in nonintubated surgical patients. Chest 1992; 102: 1512.

Moorthy SS, Losasso AM, Wilcox J. End-tidal PCO_2 greater than $PaCO_2$. Chest 1984; 12: 534.

Sanders AB, Kern KB, Otto CW, et al. End-tidal carbon dioxide monitoring during cardiopulmonary resuscitation: a prognostic indicator for survival. JAMA 1989; 262: 1347.

Shibutani K, Muraoka M, Shirasaki S. Do changes in end-tidal PCO_2 quantitatively reflect changes in cardiac output? Anesth Analg 1994; 79: 829.

Shibutani K, Shirasaki S, Braaz T, et al. Changes in cardiac output affect PET CO_2, CO_2 transport, and O_2 uptake during unsteady state in humans. J Clin Monit 1992; 8: 175-176.

Stock MC. Capnography for adults. Crit Care Clinics 1995; 11: 219.

Wright SW. Conscious sedation in the emergency department: the value of capnography and pulse oximetry. Ann Emerg Med 1992; 21: 93.

4章

Cinel D, Markwell K, Lee R, Szidon P. Variability of the respiratory gas exchange ratio during arterial puncture. Am Rev Respir Dis 1991; 143: 217.

Gowda M, Klocke RA. Variability of indices of hypoxemia in adult respiratory distress syndrome. Crit Care Med 1997; 25: 41. See also Letters. Crit Care Med 1997; 25: 1437, 1612.

Martin L. Abbreviating the alveolar gas equation. An argument for simplicity. Respir Care 1986; 31: 40.

Sorbini CA, Grassi V, Solinas E, Muiesan G. Arterial oxygen tension in relation to age in healthy subjects. Respiration 1968; 25: 3.

West JB, Hackett PH, Maret KH, et al. Pulmonary gas exchange on the summit of Mt. Everest. J Appl Physiol 1983; 55: 678.

5章

Comroe JH Jr, Botelho S. The unreliability of cyanosis in the recognition of arterial hypoxemia. Am J Med Sci 1947; 214: 1.

Lundsgaard C, Van Slyke DD. Cyanosis. Medicine 1923; 2: 1.

Martin L, Khalil H. How much reduced hemoglobin is necessary to generate central cyanosis? Chest 1990; 97: 182.

6章

Ayas N, Bergstorm LR, Schwab TR, et al. Unrecognized severe postoperative hypercapnia: a case of apneic oxygenation. Mayo Clin Proc 1998; 73: 51.

Barker SJ, Tremper KK. The effect of carbon monoxide inhalation on pulse oximetry and transcutaneous PO_2. Anesthesiology 1987; 66: 677.

Barker SJ, Tremper KK, Hyatt J. Effects of methemoglobinemia on pulse oximetry and mixed venous oximetry. Anesthesiology 1989; 70: 112.

Clark JS, Votteri B, Ariagno R, et al. Noninvasive assessment of blood gases: state of the art. Am Rev Respir Dis 1992; 145: 220.

Cote CJ, Goldstein A, Fuchsman WH, et al. The effect of nail polish on pulse oximetry. Anesth Analg 1988; 67: 683.

Council on Scientific Affairs, American Medical Association. The use of pulse oximetry during conscious sedation. JAMA 1993; 270: 1463.

Davidson JAH, Hosie HE. Limitations of pulse oximetry: respiratory insufficiency − a failure of detection. Brit Med J 1993; 307:372.

Eisenkraft JB. Pulse oximeter desaturation due to methemoglobinemia. Anesthesiology 1988; 68: 279.

Ernst A, Zibrak JD. Carbon monoxide poisoning. New Engl J Med 1998; 339: 1603-1608.

Hampson NB. Pulse oximetry in severe carbon monoxide poisoning. Chest 1998; 144: 1036-1041.

Hanning CD, Alexander-Williams JM. Pulse oximetry: a practical review. Brit Med J 1995; 311: 367.

Hutton P, Clutton-Brock T. The benefits and pitfalls of pulse oximetry. Brit Med J 1993; 307: 457.

Leasa DJ, Technology Subcommittee of the Working Group on Critical Care. Noninvasive blood gas monitoring: a review of the use in the adult critical care unit. Can Med Assoc J 1992; 146: 703.

Lindberg LG, Lennmarken C, Vegfors M. Pulse oximetry − clinical implications and recent technical developments. Acta Anaesth Scand 1995; 39: 279.

Raemer DN, Elliot WR, Topulos G, et al. The theoretical effect of carboxyhemoglobin on the pulse oximeter. J Clin Monit 1989; 5: 246.

Ralston AC, Webb RK, Runciman WB. Potential errors in pulse oximetry. III: Effects of interference, dyes, dyshaemoglobins and other pigments. Anaesthesia 1991; 46: 291.

Ries AL, Prewitt LM, Johnson JJ. Skin color and ear oximetry. Chest 1989; 96: 287.

Schnapp LM, Cohen NH. Pulse oximetry: uses and abuses. Chest 1990; 98: 1244.

Severinghaus JW, Astrup PB. History of blood gas analysis. VI. Oximetry. J Clin Monit 1986; 2: 270-288.

Severinghaus JW, Kelleher JF. Recent developments in pulse oximetry. Anesthesiology 1992; 76: 1018.

Stoneham MD, Saville GM, Wilson IH. Knowledge about pulse oximetry among medical and nursing staff. Lancet 1994; 344: 1339.

Veyckemans F, Baele P, Guillaume JE, et al. Hyperbilirubinemia does not interfere with hemoglobin saturation measured by pulse oximetry. Anesthesiology 1989; 70: 118.

Wahr JA, Tremper KK. Noninvasive oxygen monitoring techniques. Crit Care Clin 1995; 11: 199.

Watcha MF, Connor MT, Hing AV. Pulse oximetry in met-hemoglobinemia. Am J Dis Child 1989; 143: 845.

Zeballos RJ, Weisman IM. Reliability of noninvasive oximetry in black subjects during exercise and hypoxia. Am Rev Resp Dis 1991; 144: 1240.

7章

Campbell EJM. Rip H. Lamcet 1962; 1: 681.

Emmett M, Narins RG. Clinical use of the anion gap. Medicine (Baltimore) 1977; 56: 38.

Gabow PA, principal discussant. Disorders associated with an altered anion gap. Kidney Int 1985; 27: 472.

Gabow PA, Kaehny WD, Fennessy PV, et al. Diagnostic importance of an increased serum anion gap. N Engl J Med 1980; 303: 854.

Haber RJ. A practical approach to acid-base disorders. West J Med 1991; 155: 146.

Hills AG. pH and the Henderson-Hasselbalch equation. Am J Med 1973; 55: 131.

Hood I, Campbell EJM. Is pK OK? (Editorial) N Engl J Med 1982; 306: 864.

Lennon EJ, Lemann J Jr. pH － is it defensible? Ann Intern Med 1966; 65: 1151.

Narins RG, Emmett M. Simple and mixed acid-base disorders: a pratical approach. Medicine (Baltimore) 1980; 59: 161.

Oh MS, Carroll HJ. The anion gap. N Engl J Med 1977; 297: 814.

Oster JR, Perez GO, Materson BJ. Use of the anion gap in clinical medicine. South Med J 1988; 81: 229.

Paulson WD, Gadallah MF. Diagnosis of mixed acid-base disorders in diabetic ketoacidosis. Am J Med Sci 1993; 306: 295.

Sadjadi SA, A new range for the anion gap. Ann intern Med 1995; 123: 807.

Winter SD, Pearson JR, Gabow PA, et al. The fall of the serum anion gap. Arch Intern Med 1990; 150: 311.

Wrenn K. The delta ($\triangle$) gap: an approach to mixed acid-base disorders. Ann Emerg Med 1990; 19: 1310.

8章

Arbus GS, Hebert LA, Levesque PR, et al. Characterization and clinical application of the "significance band" for acute respiratory alkalosis. N Engl J Med 1969; 280: 117.

Asch MJ, Dell RB, Williams GS, et al. Time course for development of respiratory compensation in metabolic acidosis. J Lab Clin Med 1969; 73: 610.

Brackett NC Jr, Cohen JJ, Schwartz WB. Carbon dioxide titration curve of normal man. N Engl J Med 1965; 272: 6.

Javaheri S. Compensatory hypoventilation in metabolic alkalosis. Chest 1982; 81: 296.

Javaheri S, Kazemi H. Metabolic alkalosis and hypoventilation in humans. Am Rev Respir Dis 1987; 136: 1011.

Narins RG, Emmett M. Simple and mixed acied-base disorders: a practical approach. Medicine(Baltimore) 1980; 59: 161.

Pierce NF, Fedson DS, Brigham KL, et al. The ventilatory response to acute acid-base deficit in humans. Ann Intern Med 1970; 72: 633.

Winters RW. Terminology of acid-base disorders. Ann Intern Med 1965; 63: 873.

12章

Martin L. Pulmonary physiology in clinical practice. St. Louis: Mosby-Year Book, 1987.

Weil MH, Rackow EC, Trevino R, et al. Difference in acid-base state between venous and arterial blood during cardiopulmonary resuscitation. N Engl J Med 1986; 315: 153.

13章

Sacchetti A, Grynn J, Pope A, Vasso S. Leukocyte Larceny: spurious hypoxemia confirmed with pulse oximetry. J Emerg Med 1990; 8: 567.

血液ガス測定や解釈，基本肺生理学に関する推奨本

Androgue HJ, Madias NE. Management of life-threatening acid-base disorders. New Engl J Med 1998; 338: 26, 107.

Clark LC Jr. Measurement of oxygen tension: a historical perspective. Crit Care Med 1981; 9: 690.

Hsia CCW. Respiratory function of hemoglobin. New Engl J Med 1998; 338: 239.

Mizock BA. Utility of standard base excess in acid-base analysis. Crit Care Med 1998; 26: 1146-1147.

Pilon CS, Leathley M, London R, et al. Practice guidelines for arterial blood gas measurement in the intensive care unit decreases numbers and increases appropriateness of tests. Crit Care Med 1997; 25: 1308.

Schwartz WB, Relman AS. A critique of the parameters used in evaluation of acid-base disorders. N Engl J Med 1963; 268: 1382.

Schlichtig R, Grogono AW, Severinghaus JW. Human $PaCO_2$ compensation and standard base excess compensation for acid-base imbalance. Crit Care Med 1998; 26: 1173-1179.

Severinghaus JW, Astrup P. History of blood gas analysis. Int Anesth Clin 1987; 25: 1-224.

Severinghaus JW, Astrup P, Murray JF. Blood gas analysis and critical care medicine. Am J Resp Crit Care Med 1998; 157: S114.

Statement on acid-base terminology. Report of the ad hoc committee of the New York Academy of Sciences Conference, November 23-24, 1964. Ann Intern Med 1965; 63: 885.

Wahr JA, Tremper KK. Noninvasive oxygen monitoring techniques. Crit Care Clin 1995; 11: 199.

West JB. State of the art. Ventilation-perfusion relationships. Am Rev Respir Dis 1977; 116: 919.

Zimmerman JL, Dellinger RP. Blood gas monitoring. Crit Care Clinics 1996; 12: 865.

Astrup P, Severinghaus JW. The history of blood gases, acids and bases. Copenhagen: Radiometer A/S, 1986.

Berne RM, Levy MN. Physiology. 4th ed. St. Louis: Mosby-Year Book, 1998.

Ganong WF. Review of medial physiology. Norwalk, CN: Appleton & Lange, 1995.

Guyton AC, Hall JE. Textbook of medical physiology. 9th ed. Philadelphia: Saunders, 1996.

Kokko JP, Tannen RL, eds. Fluids and electrolytes. 3rd ed. Philadelphia: Saunders, 1996.

Malley WJ. Clinical blood gases. application and non-invasive alternatives. Philadelphia: Saunders, 1990.

Prange HD. Respiratory physiology: undersrtanding gas exchange. New York: Chapman & Hall, 1995.

Rose, BD. Clinical physiology of acid-base and electrolytes. 4th ed. New York: McGraw Hill, 1994.

Shapiro BA, Peruzzi WT, Kozelowski-Templin RL. Cliniical application of blood gases. 5th ed. Chicago: Mosby-Year Book, 1994.

Tisi GM. Pulmonary physiology in clinical medicine. 3rd ed. Baltimore, MD: Williams & Wilkins, 1992.

West JB. Respiratory physiology - the essentials. 5th ed. Baltimore, MD: Williams & Wilkins, 1998.

West JB. Ventilation/blood flow and gas exchange. 5th ed. Philadelphia: Lippincott, 1990.

訳者後書き

「わかる血液ガス」の第1版が翻訳出版された1993年当時は，わが国では動脈血液ガスの解釈は専門領域の医師の仕事であって，一般臨床医，ましてコ・メディカルには難解なものとされていました。しかし，血液ガスについて正しく勉強したいと希望する人は多く，呼吸ケアに関する講習会では血液ガスの講義は大変人気がありました。第5回呼吸療法セミナー：汎太平洋呼吸療法フォーラム1993（古賀俊彦会長，1993年福岡市にて開催）では，著者Laurence Martin先生も講師として参加し，血液ガスの講演と症例検討会を行い，臨床肺生理学的に明快な解釈法を紹介しました。多くの受講者は感銘し，また教育的立場にある医師は血液ガスの解釈の教育法に関して，彼から学ぶところが多くありました。この初版が広く受け入れられたのは，そのような背景とともに他に類を見ない簡潔明瞭だが臨床肺生理学の本質をカバーする優れたテキストであるからでした。以来，動脈血液ガスは専門医のみならずコ・メディカルの人たちにも広く浸透していきました。

血液ガスの解釈法の世界では，この間に生理学の基本的なところは変化してはいません。しかし検査法の変遷がありました。この頃からパルスオキシメータが普及し始め，低価格化していき，在宅呼吸療法の発展と相俟って，SpO_2を用いた患者評価は日常的な患者評価手段となっていきました。そして動脈血液ガスの検査はかなりの数がパルスオキシメトリーで代用されることが多くなったのです。このような時代にパルスオキシメトリーや呼気終末炭酸ガスモニタリングなどの非侵襲的血液ガスデータに関する追加情報を載せた第2版が出版されたことは「わかる血液ガス」をさらに内容の充実した教科書に仕立てました。また，幾つかの重要な生理学的事項が追加され，初版で血液ガスを勉強した人で何か物足りなく思っている人にとっては，その知的欲求をまさしく満たしてくれる臨床肺生理学の教科書となっています。第1版より発展を遂げた第2版を翻訳することを決断するのに時間はかかりませんでした。パルスオキシメータが普及した今日，パルスオキシメトリーを含め肺生理学の正しい理解はさらに重要なものになってきています。

最後に本書翻訳の資料の整理に惜しみなく協力頂いた(株)マルコ レスピラトリ・ケアニュース編集部 伊原夕可里氏，月野孝子氏，小川一彦氏にここに謝意を表します。また，本書の刊行の意義を認め，厳密な訳と読みやすい文章を両立させるとともに出版の実務に携わった編集部長須摩春樹氏と小林香織氏に深く感謝します。

索　引

【記号・欧文索引】

記号
［BB］　136
％COHb　19, 35
％MetHb　19, 35
2,3-diphosphoglycerate　90, 103, 214

A
acetazolamide →アセタゾールアミド
acidemia →アシデミア
acidosis →アシドーシス
actual bicarbonate　123
AG →アニオンギャップ
alkalemia →アルカレミア
alkalosis →アルカローシス
ARDS　158

B
BE →ベースエクセス
BG →バイカーボネイトギャップ
blue bloater →ブルーブローター
BTPS　43

C
C.O.　208
CaO_2 →動脈血酸素含量
carbon monoxide　233
carboxyhemoglobin　233
chronic obstructive pulmonary disease (COPD) →慢性閉塞性肺疾患
CO →一酸化炭素
　－オキシメータ　25, 33, 34, 116, 235
　－オキシメトリー　34, 111, 195
　－Hb →一酸化炭素ヘモグロビン
CO_2濃度測定　58
CvO_2　210

D
DKA　206

E
end-capillary PO_2　76

F
Fe^{2+} (ferrous)　25
Fe^{3+} (ferric)　25
FEV_1 →一秒量
Fick等式　209, 210
F_IO_2　37, 45, 71, 73, 82, 209
FVC (forced vital capacity)　233

H
H^+　26
H_2CO_3　120
Hb　209
HCO_3^-　19, 25, 47, 121, 141, 209
Heme →ヘム

hemodynamic　213
Henderson-Hasselbalch式　19, 21, 25, 42, 47, 120, 121, 141, 239
hyperventilation　234
Hypoxemia →低酸素血症
Hypoxia →低酸素症

K
K^+欠乏　28

M
MetHb →メトヘモグロビン

N
NH_4Cl　143
nM/L　26
non-steady state　20

O
oxgen →酸素
oximetry →オキシメトリー
oxygen transfer →酸素移動

P
$P(A-a)O_2$ →肺胞気・動脈血酸素分圧較差
$P(A-a)O_2/PaO_2$　82
P_{50}　103
PaCO　107
P_ACO_2 →肺胞気炭酸ガス分圧
$PaCO_2$ →動脈血炭酸ガス分圧
P_AO_2 →肺胞気酸素分圧
PaO_2 →動脈血酸素分圧
PaO_2/F_IO_2　78, 82, 84
P_B →大気圧
PCO_2式　42, 43
PCO_2値　76
P_E　78
$PetCO_2$ →呼気終末炭酸ガス分圧
pH　19, 32, 33, 42, 66, 90, 103, 120, 121, 141, 209
P_{H_2O}　39
P_IO_2　44, 71, 73, 78, 83, 209
PO_2　76, 93, 208
pressure →圧
PvO_2　208, 209, 214

R
RQ　71

S
SaO_2　19, 35, 46, 87, 88, 89, 90, 93, 100, 112, 208, 209
SpO_2　112, 115, 205
steady state　20
STPD　43
submaximal exercise　55

SvO_2　89, 207, 208, 209, 210, 212

T
torr　237

V
$\dot{V}/\dot{Q}$不均衡　76, 77, 95
$\dot{V}/\dot{Q}$比　75
$\dot{V}_A$　20, 21, 43, 52, 57
$\dot{V}CO_2$　20, 21, 43, 54
$\dot{V}_D$　43
$\dot{V}_E$　43, 52
venoarterial paradox　215
$\dot{V}O_2$　211

【和文索引】

ア
アシデミア（酸血症）　26, 141, 151, 235
アシドーシス　26, 141, 153, 233
アスピリン　129
アセタゾールアミド　143, 168, 233
アセチルサリチル酸　129
圧　233
アニオンギャップ　28, 126, 143, 145, 146, 151, 154, 175, 205, 233
アルカレミア（アルカリ血症）　26, 141, 151, 233
アルカローシス　26, 141, 153, 233

イ
異常ヘモグロビン　95
1次性酸・塩基異常　26
1次性酸・塩基平衡障害　141
一秒量（FEV_1）　233
一回換気量　53, 233
一酸化炭素　24, 32, 103, 108, 233
　－ヘモグロビン　24, 25, 100, 101, 102, 107, 109, 110, 112, 116, 174, 206, 233
　－中毒　24, 34, 95, 96, 102, 111, 164, 205, 206

ウ
ウィーニング　62, 169

エ
エア →空気
塩素イオン　143

オ
横隔膜麻痺　143
黄疸　112, 114
嘔吐　143, 167
オキシヘモグロビン　109, 110, 116, 174
オキシメトリー　234

カ

解剖学的死腔　53
海面位　41
過換気　20, 45, 52, 54, 234
拡散　74, 75, 83, 90, 234
ガス　234
　－交換　69, 70, 82
カチオン　127
カプノグラフィー　58
カルボキシヘモグロビン → 一酸化炭素ヘモグロビン
換気　53, 66, 234
　－血流のマッチング　60
換気・血流比　64, 75, 90, 234
　－不均衡　60, 72, 74, 83, 193, 234
還元ヘモグロビン　100, 234
間質性腎炎　28, 143
間質性肺線維症　75
緩衝系　47, 122
乾燥空気　38
灌流　112, 208, 234

キ

気管支炎　234
気泡　221
吸気相　59
急性肺塞栓　143
吸入気中酸素濃度　39
胸郭の機能不全　28
ギラン・バレー症候群　28

ク

空気　234
クッシング症候群　28, 143
クリプトン　32

ケ

血管攣縮　112
血行動態　213
血漿中溶存酸素　23
血清CO_2　29
血液ガス　32, 234
　－分析装置　34
結合酸素(量)　88, 93, 94
ケトアシドーシス　28, 143
下痢　143
嫌気性代謝　212

コ

高アルドステロン　28, 143
高塩素イオン血症性代謝性アシドーシス　29
高気圧室　109
高クロル血症例代謝性アシドーシス　192
高炭酸ガス血症　20, 21, 30, 52, 55, 56, 82, 147, 235
抗凝固剤　221
恒常状態　20
拘束性障害　234
呼気終末
　－PCO_2　59, 81, 195, 216
　－炭酸ガス分圧($PetCO_2$)　58, 60, 62, 205, 216
呼吸
　－仕事量　54
　－商　71
　－数　43, 54
　－不全　27, 28, 235
呼吸性
　－アシドーシス　27, 28, 125, 141, 148, 208, 235
　－アルカローシス　27, 29, 141, 125, 148, 235
黒色皮膚　113
混合静脈血　70, 207, 235
　－酸素含量(CvO_2)　83, 209, 210
　－酸素飽和度　207
混合性
　－代謝障害　129
　－酸・塩基平衡障害　30, 146, 29, 141

サ

酸・塩基平衡　19, 25, 42, 66, 120, 122
　－異常　29, 142, 134, 151, 235
　－障害　31, 142, 147
酸・塩基マップ　145
酸(素)化(型)ヘモグロビン　100, 109, 235
酸素　32, 39, 235
　－運搬量　209, 213, 207, 212
　－摂取量　209, 71, 210
　－分圧　40, 41, 87
　－移動　22, 74, 83
　－解離曲線　23, 24, 90, 94, 107, 112, 103, 104, 105, 108, 214, 235
　－含量　23, 87, 95, 208, 235, 209
　－含量式　19, 42, 45
　－吸入　235
　－結合部位　89
　－親和性　95
　－と炭酸ガスのガス交換　70
　－濃度　37
　－飽和度　87, 112, 208, 235
酸素化　19, 42, 66, 192
　－テスト　113
　－能　207

シ

シアン化合物中毒　213
死腔　236
　－換気　20, 43, 52, 236
　－気量　53
シャント　76, 209, 236
　解剖学的右-左-　90
　右-左-　173, 213, 76
重症
　－筋無力症　28
　－喘息発作　143
　－貧血　95
重炭酸
　－イオン　32, 236, 123, 136, 144
　－イオンギャップ　236
　－緩衝系　47

終末毛細管　70
受動的拡散　70
上気道疾患　143
上気道閉塞　143
静脈血
　－・動脈血逆転　215
　－酸素供給量　209
　－ガス　207
　－酸素運搬量　209
　－混合　72, 75, 77, 89
ショック　63
人工呼吸器　62, 169
人工呼吸療法　161
腎尿細管性アシドーシス　143
腎性代償　144, 153
心臓性右-左シャント　83
心停止　63
腎尿細管(性)アシドーシス　28, 145
心拍出量　209, 65, 96, 208
心不整脈　112
腎不全　154
信頼帯域　236

ス

水蒸気圧　71
水蒸気分圧　39
水素イオン濃度　120, 121, 25
スパイロメトリー　236

セ

正常換気(状態)　20, 52
正常炭酸ガス血症　20, 52
生理学的死腔　53, 236
全換気量　20, 52
全乾燥ガス圧　41
全酸素含量　94
喘息発作　29, 143

ソ

組織酸素摂取量　211
組織低灌流　153

タ

体温　103
大気　236
　－圧(P_B)　37, 45, 73, 209, 237
大気中の水蒸気量　38
胎児ヘモグロビン　112, 114
代謝性
　－アシドーシス　27, 29, 125, 141, 145, 148, 237
　－アルカローシス　27, 28, 29, 125, 141, 146, 237
代償　26, 141, 237
　－性呼吸性アシドーシス　137
　－性変化　142
脱水　167
脱酸素化ヘモグロビン　100, 109
脱窒素化　237
炭酸　120
炭酸ガス　237, 32, 39, 120, 142
　－産生過剰　55

－産生量　20, 43, 54
　－蓄積　75
　－排泄量　71
　－分圧　41
単純性
　－呼吸性アルカローシス　193
　－酸・塩基障害　30

チ
チアノーゼ　97, 237
窒素　32, 39, 237
　－分圧　41
中枢神経(系の)抑制　28, 143
中毒　143

テ
低$\dot{V}/\dot{Q}$　77
低換気(状態)　20, 45, 52, 54, 83, 237
低酸素症　96, 237
低酸素血症　237, 24, 29, 76, 82, 96, 74
低体温　112
低炭酸ガス血症　20, 237, 147, 30, 52
鉄イオン　101
　－Fe^{2+}　25
　－Fe^{3+}　25
電解質　120, 237

ト
撓骨動脈穿刺　5
動静脈瘻　76
糖尿病性ケトアシドーシス　206, 146
動脈血
　－酸素供給量　209
　－サンプル　33
　－酸素運搬量　209
　－酸素分圧(PaO_2)　19, 22, 33, 42, 46, 70, 73, 77, 82, 87, 88, 107, 113, 208, 209
　－酸素飽和度　107
　－静脈血酸素含量較差　210
　－ガス　19, 97
　－酸素含量(CaO_2)　19, 23, 45, 46, 88, 89, 92, 100, 117, 207, 209
　－炭酸ガス分圧　19, 25, 30, 33, 42, 43, 44, 52, 54, 62, 71, 73, 90, 103, 113, 120, 121, 141, 209
動脈循環の酸素分配　209
動脈穿刺　5
ドキサプラム　160
トレッドミル　43

ナ
ナノモル　238

ニ
乳酸アシドーシス　28, 126, 141, 143, 145, 153, 211, 212
尿毒症　133, 154

ハ
バーター症候群　28, 143

敗血症　29, 143, 213
肺
　－炎　29, 143
　－気腫　238
　－気量　53
　－循環　89
　－水腫　29, 143
　－尖肺胞　76
　－塞栓症　29
　－底部肺胞　76
　－動脈塞栓症　205, 78
　－内シャント　95
　－の酸素移動　77
　－右−左シャント　83
肺胞
　－換気(状態)　19, 20, 42, 54, 66, 90, 238
　－換気量　43, 52, 56, 57
　－毛細管　70
　－毛細血管膜　70
肺胞気　74
　－・動脈血酸素分圧較差($P(A-a)O_2$)　22, 77, 78, 83, 84, 205, 209, 238
　－酸素分圧(P_AO_2)　22, 44, 66, 70, 71, 73, 77, 78, 89, 103, 209
　－式　21, 238, 19, 42, 44, 69, 71, 73
　－炭酸ガス分圧　43
バイカーボネイト　124
　－ギャップ　29, 129, 130, 146, 154, 194, 236
ハイパーカービア　238
ハイポカービア　238
白金酸素電極　5
発熱　142, 153
パルスオキシメータ　25, 109, 112, 115, 238
パルスオキシメトリー　97, 100, 111, 113, 115, 174, 195, 205, 208

ヒ
ピークフロー　238
非恒常状態　20
非侵襲的検査　109
非侵襲的方法　42
非測定陰イオン　28
皮膚色素沈着　112
肥満　143
氷冷　221
貧血　153

フ
不安　29
フェラス　238
フェリック　238
不活性ガス　238
副腎皮質ホルモン　143
ブドウ糖　32
ブルーブローター　161
フレイルチェスト　143
フロー　238
分圧　238

分時換気量　43, 238

ヘ
ベースエクセス　19, 32, 136, 239
平均気道圧　41
平均肺胞気酸素分圧　69
閉塞性障害　239
経鼻胃管吸引　143
ヘム　87, 100, 239
ヘモグロビン　32, 88, 89, 96, 239
　－結合　100
　－分子　87, 103
　－含量　46, 94, 95
　－結合酸素　23
ヘリウム　32, 239

ホ
飽和水蒸気圧　41
ポリオ　143
ポルフィリン　87

マ
麻酔剤　143
慢性閉塞性肺疾患　143, 150, 159, 239
慢性的CO_2蓄積　154

ミ
ミトコンドリアの中毒性障害　96
脈拍数　43

ム
無呼吸酸素化　114

メ
メチレンブルー　111, 112
メトヘモグロビン　34, 25, 35, 100, 109, 111, 112, 116, 239
　－血症　96, 24

モ
毛細管終末炭酸ガス分圧　60
毛細血管終末　239

ヤ
薬物中毒　28

ユ
有熱患者　41

ヨ
溶解係数　23, 46, 93
溶存酸素　92, 93, 94, 95
　－含量　117
　－分子　89, 90, 93
　－量　88

リ
利尿剤　143, 192

【著者】
Lawrence Martin, M.D.
1943年生まれ
Chief, Division of Pulmonary and Critical Care Medicine, Mt. Sinai Medical Center
One Mt. Sinai Drive, Cleveland, OH 44106, U.S.A.

Associate Professor of Medicine, Case Western Reserve University School of Medicine

主要著作
- Breathe Easy: A Guide to Lung and Respiratory Diseases for Patients and Their Families, Prentice Hall, Englewood Cliffs, 1984
- Pulmonary Physiology in Clinical Practice, C.V. Mosby Co., St. Louis, 1987, 邦訳あり
- "Pickwickian" and Other Stories of Intensive Care. Medical and Ethical Challenges in the ICU, Lakeside Press, Cleveland, 1991
- All You Really Need to Know to Interpret Arterial Blood Gases
 第1版, 1992
 第2版, 1999

【翻訳者】
古賀俊彦
1945年4月　福岡県久留米市生まれ
1971年3月　九州大学医学部卒業
1994年～2001年
　　　　　　医療法人天神会 古賀病院 院長
2001年～　　古賀医療研究所 所長
2002年～　　SRアカデミー 会長
2002年～　　千葉西総合病院 顧問
日本気管支学会 評議員
日本医工学治療学会 理事・呼吸器分科会 会長
"Respiratory Care"誌 associate editor, FIAARC
レスピラトリ・ケア ニュース（電子出版）発行人

主要研究テーマ
在宅呼吸療法，睡眠時無呼吸症候群，気管支鏡，呼吸器病学

主要著書，翻訳書など
- Steven Bishop & Neal Kelsey：レスピラトリー・ケア・レビュー呼吸指針，東海大学出版会, 1990（翻訳）
- Lawrence Martin：臨床の肺生理学 ―患者のケアと評価のエッセンシャルズ―，東海大学出版会, 1991（監訳）
- Lawrence Martin：わかる血液ガス 第1版，秀潤社, 1993（翻訳）
- Richard O Cummins 編集：高度循環救命法（Advanced Cardiac Life Support: American Heart Association），マルコ出版部, 1997（翻訳）
- Nisha Chibber Chandra, Mary Fran Hazinski 編集：基礎的救命法（Basic Life Support for Healthcare Providers: American Heart Association），マルコ出版部, 1997（監訳）
- EBM 呼吸ケアハンドブック，照林社, 1998（編集）
- Lawrence Martin：わかる血液ガス 第2版，秀潤社, 2000（翻訳）

わかる血液ガス 第2版
ステップ方式による検査値の読み方

1993年 8月25日　第1版 第1刷発行
2000年 8月25日　第2版 第1刷発行
2012年 7月 1日　第2版 第6刷発行

著　者　　　Lawrence Martin（ローレンス　マーチン）
翻訳者　　　古賀俊彦（こが としひこ）
発行人　　　須摩春樹
編集人　　　影山博之
（企画編集）　小林香織
発行所　　　株式会社 学研メディカル秀潤社　〒141-8414　東京都品川区西五反田2-11-8
発売元　　　株式会社 学研マーケティング　　〒141-8415　東京都品川区西五反田2-11-8
印刷・製本　 株式会社 廣済堂

この本に関する各種お問い合わせ
【電話の場合】●編集内容については Tel. 03-6431-1211（編集部直通）
　　　　　　　●在庫，不良品（落丁・乱丁）については Tel. 03-6431-1210（営業部直通）
【文書の場合】〒141-8418　東京都品川区西五反田2-11-8
　　　　　　　学研お客様センター『わかる血液ガス 第2版 ステップ方式による検査値の読み方』係
【電子メールの場合】info@shujunsha.co.jp　（件名『わかる血液ガス 第2版 ステップ方式による検査値の読み方』にて送信ください）
©T. Koga 2000 Printed in Japan.
●ショメイ：ワカルケツエキガス ダイニハン　ステップホウシキニヨルケンサチノヨミカタ

本書の無断転載，複製，頒布，公衆送信，翻訳，翻案等を禁じます．本書に掲載する著作物の複製権・翻訳権・上映権・譲渡権・公衆送信権（送信可能化権を含む）は株式会社 学研メディカル秀潤社が管理します．本書を代行業者等の第三者に依頼してスキャンやデジタル化することは，たとえ個人や家庭内の利用であっても，著作権法上，認められておりません．
学研メディカル秀潤社の書籍・雑誌についての新刊情報・詳細情報は，http://gakken-mesh.jp/　をご覧ください．

カバー・表紙・扉デザイン　花本浩一（株式会社 麒麟三隻館）
カバーイラスト　　　　　　千須和正之
DTP，イラスト　　　　　　井上美香，有限会社ブルーインク